新 食品・栄養科学シリーズ　ガイドライン準拠

# 食品学総論

食べ物と健康❶

森田潤司　成田宏史　編

第3版

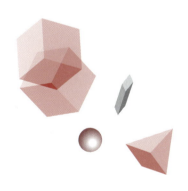

化学同人

## 編集委員

森田潤司（同志社女子大学名誉教授）
成田宏史（京都栄養医療専門学校管理栄養士科教授）

## 執筆者

| | | |
|---|---|---|
| 森田潤司 | （同志社女子大学名誉教授） | 1章, 2章, 5章, 9章 |
| 池田清和 | （神戸学院大学名誉教授） | 2章, 7章 |
| 成田宏史 | （京都栄養医療専門学校管理栄養士科教授） | 2章, 6章 |
| 衣笠治子 | （園田学園女子大学人間健康学部教授） | 2章, 6章, 9章 |
| 吉田宗弘 | （関西大学化学生命工学部教授） | 2章, 4章, 6章 |
| 土井裕司 | （武庫川女子大学名誉教授） | 3章 |
| 小関泰平 | （武庫川女子大学生活環境学部教授） | 6章 |
| 山本　寿 | （同志社女子大学生活科学部教授） | 8章 |

（執筆順）

---

**新 食品・栄養科学シリーズ
企画・編集委員**

坂口守彦（京都大学名誉教授）
成田宏史（京都栄養医療専門学校管理栄養士科教授）
西川善之（元 甲子園大学栄養学部教授）
森　孝夫（前 武庫川女子大学生活環境学部教授）
森田潤司（同志社女子大学名誉教授）
山本義和（神戸女学院大学名誉教授）

（五十音順）

# はじめに

　科学技術や物流機構が発達し，手に入る食品の種類や量は今日非常に豊かになってきたが，健康な食生活を送るためには，これら食品に関する正確な知識をもつことが大切である．
　食品学は，食品成分と栄養・健康とのかかわり，食品成分と色，味，香り，物性，品質などとのかかわり，また，調理，加工，保蔵中に起こる食品成分の化学変化，栄養性変化など，食品の本質を研究し体系づける学問である．
　この『食品学総論　第3版』では，2015（平成27）年から実施の管理栄養士国家試験出題基準（ガイドライン）の出題科目「食べ物と健康」から基本的なものを取りあげている．
　大項目「人間と食品（食べ物）」からは，食文化と食生活（食物の歴史的変遷，食物連鎖，食品と栄養），食生活と健康，食料と環境問題について述べている．「食品の分類と食品の成分」からは，食品の分類の種類と食品成分表の理解を取りあげている．「食品の機能」からは，一次機能（栄養性）をもつ食品成分の化学的性質とその化学変化，食品成分の栄養素としての有効性（食品の栄養価），食品中の有害物質について述べ，二次機能（嗜好性）をもつ食品成分の化学的性質とその化学変化，食品の物性（テクスチャー）とおいしさの関係，食品のおいしさの総合評価である官能評価について述べている．「食品の機能」全般と三次機能については新しく章を設けた．「食品の表示と規格基準」についても食品表示法の施行に伴い，新しく節を設けて健康や栄養に関する表示の制度を述べている．
　なお，大項目のうち個々の食品の成分，栄養性，表示・規格基準は，本シリーズの『食品学各論』で取りあげており，「食品の生産・加工・保存・流通」や加工食品の規格と表示制度は，『食品加工学』で取りあげている．また，「食事設計と栄養・調理」は『調理学』で，「食品の安全性」全般は『食品衛生学』で取りあげている．
　今回第3版の執筆にあたっては，前版と同様，とくに次の点に留意した．第一に，管理栄養士国家試験への対策を考慮し，出題基準（ガイドライン）に沿った内容を上述のように盛り込んだうえで，学習しやすいよう章立てを工夫した．第二に，食品の本質を簡潔にかつ網羅的に学べるように基本的で重要な項目に限って横断的・総括的に説明した．第三に，食事摂取基準の改定，食品成分表の改訂，関連法令の改正にあわせて内容を最新のものにした．第四に，各章末に練習問題を設けた．これを解いていくことにより，各分野のポイントがよく把握でき，理解を確かなものにできるであろう．
　「食べ物と健康」の分野で取り扱う項目は多い．しかしながらカリキュラムや講義時間数の関係で，おそらくどの栄養士・管理栄養士養成施設においても出題基準（ガイドライン）のすべての内容を講義時に詳しく取りあげることは難しい状況であろう．本書ではできるだけ丁寧な記述をこころがけたので，講義時に詳しく取りあげられなかった箇所についても独学でしっかりと学ぶことができるであろう．また他の出題科目を学ぶ際にも本書の関連項目を参照していただければ，食品についての理解がより深まるであろう．
　終わりに本書の改訂出版にあたりご尽力いただいた㈱化学同人の皆様に感謝申し上げる．とくに編集で多大なご協力をいただいた山本富士子さんには心より御礼申し上げる．

2016年3月

（2021年9月増刷にあたって）執筆者を代表して

森田潤司・成田宏史

# 新 食品・栄養科学シリーズ —— 刊行にあたって

　今日，生活構造や生活環境が著しく変化し，食品は世界中から輸入されるようになり，われわれの食生活は多様化し，複雑化してきた．また，近年，がん，循環器病，糖尿病などといった生活習慣病の増加が健康面での大きな課題となっている．生活習慣病の発症と進行の防止には生活習慣の改善，とりわけ食生活の改善が重要とされる．

　食生活は，地球環境保全や資源有効利用の観点からも見直されなければならない．われわれの食行動や食生活は直接的・間接的に地球の資源や環境に影響を与えており，ひいては食料生産や食品汚染などさまざまな問題と関係して，われわれの健康や健全な食生活に影響してくるからである．

　健康を保持・増進し，疾病を予防するためには，各人がそれぞれの生活習慣，とりわけ食生活を見直して生活の質を向上させていくことが必要であり，そのためには誰もが食品，食物，栄養に関する正しい知識をもつことが不可欠である．

　こうした背景のなかで栄養士法の一部が改正され，2002（平成14）年4月より施行された．これは生活習慣病など国民の健康課題に対応するため，また少子高齢社会における健康保持増進の担い手として栄養士・管理栄養士の役割が重要と認識されたためである．

　とりわけ管理栄養士には，保健・医療・福祉・介護などの各領域チームの一員として，栄養管理に参画し業務を円滑に遂行するため，また個人の健康・栄養状態に応じた栄養指導を行うために，より高度な専門知識や技能の修得とともに優れた見識と豊かな人間性を備えていることが要求されている．栄養士・管理栄養士養成施設では，時代の要請に応じて，そうした人材の養成に努めねばならない．

　こうした要求に応えるべく，「食品・栄養科学シリーズ」を改編・改訂し，改正栄養士法の新カリキュラムの目標に対応した「新 食品・栄養科学シリーズ」を出版することとした．このシリーズは，構成と内容は改正栄養士法の新カリキュラムならびに栄養改善学会が提案している管理栄養士養成課程におけるモデルコアカリキュラムに沿い，管理栄養士国家試験出題基準（ガイドライン）に準拠したものとし，四年制大学および短期大学で栄養士・管理栄養士をめざす学生，および食品学，栄養学，調理学を専攻する学生を対象とした教科書・参考書として編集されている．執筆者はいずれも栄養士・管理栄養士の養成に長年実際に携わってこられた先生方にお願いした．内容的にはレベルを落とすことなく，かつ各分野の十分な知識を学習できるように構成されている．したがって，各項目の取り上げ方については，教科担当の先生方で授業時間数なども勘案して適宜斟酌できるようになっている．

　このシリーズが21世紀に活躍していく栄養士・管理栄養士の養成に活用され，また食に関心のある方々の学びの手助けとなれば幸いである．

新 食品・栄養科学シリーズ<br>
企画・編集委員

# 食品学総論
## 目次

## 1 人間と食品(食べ物)

### 1.1 食品の歴史的変遷 ……………………………………………………………1
(1) 食品，食物，栄養 ……………… 1
(2) 人間は雑食性動物 ……………… 1
(3) 食品の変遷 ……………………… 2

### 1.2 食物連鎖 …………………………………………………………………………3
(1) 食物連鎖 ………………………… 3
(2) 食物連鎖と有害化学物質の蓄積 … 4
(3) 人間の雑食性と人類の繁栄，そして生態系の破壊 ……………………… 5

### 1.3 食生活と健康 ……………………………………………………………………5
### 1.4 食嗜好の形成 ……………………………………………………………………5
### 1.5 食料と環境問題 …………………………………………………………………6
(1) フードマイレージ(食料総輸送距離) ……………………………………… 6
(2) 食料生産と食料自給率 ………… 7
(3) 食べ残し，食品廃棄の低減 …… 8

### 1.6 食品の成分 ………………………………………………………………………9
### 1.7 食品成分の状態 …………………………………………………………………9
### 1.8 食品の分類 ………………………………………………………………………9
(1) 原料起源による分類 …………… 10
(2) 生産業種による分類 …………… 10
(3) 加工法・保蔵法などによる分類 … 10
(4) 食品成分の含量による分類 …… 10
(5) 食品成分表，国民健康・栄養調査などにおける分類 ………………… 10
(6) 供給される主要栄養素による分類 … 11
(7) 食習慣による分類 ……………… 12
(8) 法令による分類 ………………… 13

## 2 食品の主要成分

### 2.1 水 …………………………………………………………………………………15
(1) 水の特性 ………………………… 15
(2) 食品中の水の状態 ……………… 18
(3) 食品の加熱と冷凍 ……………… 22

コラム●飲料水(水道水)の基準 ── おいしい水とは？…23

### 2.2 タンパク質 ……………………………………………………………………23
(1) アミノ酸 ………………………… 24
(2) アミノ酸の性質 ………………… 26
(3) ペプチド ………………………… 29
(4) タンパク質の構造 ……………… 30
(5) タンパク質の形状による分類 … 32
(6) タンパク質の性質 ……………… 32
(7) タンパク質の変性 ……………… 34
(8) タンパク質の分類 ……………… 35
(9) 酵素 ……………………………… 36

コラム●アミノ酸の味…28／熱と酵素…38

v

## 2.3 糖 質 …………………………………………………………………… 39
　（1）糖質の定義と分類 …………… 39
　（2）食品と糖質 …………………… 39
　（3）単糖 …………………………… 40
　（4）誘導糖 ………………………… 44
　（5）オリゴ糖 ……………………… 47
　（6）多糖 …………………………… 48
　（7）配糖体 ………………………… 56
　（8）糖タンパク質，糖脂質 ……… 56
　　コラム●はちみつはなぜ甘い？…47／「ノンシュガー」「糖質ゼロ」とは？…55

## 2.4 脂 質 …………………………………………………………………… 56
　（1）脂質とは ……………………… 57
　（2）脂肪酸 ………………………… 58
　（3）油脂 …………………………… 61
　（4）複合脂質と不ケン化物 ……… 67
　　コラム●特殊な油脂…63／これでやせられる？──食事性脂肪代替食品…67

## 2.5 無機質 …………………………………………………………………… 69
　（1）人体中の元素と無機質 ……… 69
　（2）灰分と食品中の無機質含量 … 70
　（3）無機質のおもな機能 ………… 70
　（4）おもな無機質 ………………… 72

## 2.6 ビタミン ………………………………………………………………… 76
　（1）ビタミンとは ………………… 76
　（2）脂溶性ビタミン ……………… 76
　（3）水溶性ビタミン ……………… 81

## 2.7 核 酸 …………………………………………………………………… 85
　（1）核酸の構成成分 ……………… 86
　（2）タンパク質合成 ……………… 86
　（3）ATP …………………………… 87
　（4）核酸と食品 …………………… 87

**練習問題** ……………………………………………………………………… 88

# 3 食品中の嗜好・有害成分

## 3.1 食品の品質・おいしさにかかわる成分 …………………………… 91
　（1）味の成分 ……………………… 91
　（2）香りの成分 …………………… 97
　（3）色の成分 ……………………… 98

## 3.2 食品中の有害物質 …………………………………………………… 105
　（1）植物中の有害物質 ………… 105
　（2）動物中の有害物質 ………… 107
　（3）微生物由来の毒 …………… 107
　（4）アレルゲン ………………… 107
　　コラム●化合物の名前の意味は？…109

**練習問題** …………………………………………………………………… 109

# CONTENTS

## 4 食品の栄養価

### 4.1 栄養素の有効性に影響を及ぼす要因 ……… 111
- （1）ヒトに関連する要因 …………… 111
- （2）栄養素の化学形態に関連する要因 …………… 111
- （3）共存成分に関連する要因 ………… 111

### 4.2 食品のエネルギー換算 ……………………… 112

### 4.3 タンパク質の栄養効果 …………………… 112
- （1）化学的評価法 ……………… 112
- （2）生物学的評価法 …………… 113

### 4.4 炭水化物の栄養効果 ……………………… 114
- （1）糖質の消化吸収率 ………… 114
- （2）食物繊維の溶解性と機能 ……… 115

### 4.5 脂質の栄養効果 …………………………… 115
- （1）エネルギーとしての脂肪の栄養価 …………… 115
- （2）脂肪酸の種類と機能 ……… 116

### 4.6 ビタミンと無機質の有効性 ………………… 118
- （1）脂溶性ビタミンの有効性 ……… 118
- （2）水溶性ビタミンの有効性 ……… 118
- （3）無機質の有効性 …………… 118

### 4.7 体によい食品 ……………………………… 120

練習問題 …………………………………………… 121

## 5 食品の機能と表示

### 5.1 食品の機能 ………………………………… 123

### 5.2 食品の機能性成分―生体調節機能の分類 …… 124
- （1）消化器系に対する機能 ……… 124
- （2）循環器系に対する機能 ……… 127
- （3）内分泌系に対する機能 ……… 129
- （4）生体防御免疫系に対する機能 …… 129
- （5）神経系に対する機能 ……… 130
- （6）骨系に対する機能 ………… 130
- （7）その他 ……………………… 130

### 5.3 食品表示制度 ……………………………… 131
- （1）表示義務 …………………… 131
- （2）保存方法および期限表示 …… 132
- （3）原材料名，添加物の表示 …… 132
- （4）アレルゲンの表示 ………… 132
- （5）栄養成分の含有量表示 …… 133
- （6）栄養強調表示 ……………… 134
- （7）栄養成分無添加強調表示 …… 138
- （8）栄養成分の機能表示 ……… 138
- （9）食品添加物の表示 ………… 138
- （10）遺伝子組換え食品の表示 …… 140
- （11）生鮮食品の表示 ………… 140

## 5.4 健康志向型食品にかかわる制度 …………………………… 141
 （1）特別用途食品制度 ………………… 141
 （2）保健機能食品制度 ………………… 143
 （3）「いわゆる健康食品」……………… 150
 （4）虚偽・誇大広告などの禁止 ……… 150

**練習問題** ………………………………………………………………………………… 152

# 6 食品成分の化学変化

## 6.1 油脂の酸化 ………………………………………………………………… 155
 （1）活性酸素 …………………………… 155
 （2）自動酸化 …………………………… 156
 （3）その他の酸化 ……………………… 159
 （4）物理的酸化防止および化学的酸化防止（抗酸化剤）…………………… 161

 コラム●一重項酸素と三重項酸素 … 156

## 6.2 タンパク質の変化 ……………………………………………………… 163
 （1）タンパク質の構造に関する変化 … 163
 （2）アミノ酸残基の化学反応を伴うタンパク質の変化 ………………… 167

## 6.3 糖質の変化 ………………………………………………………………… 169
 （1）デンプンの酵素による分解 ……… 169
 （2）加熱による変化 …………………… 169

## 6.4 ビタミンの変化 ………………………………………………………… 172
 （1）廃棄による損失 …………………… 172
 （2）水溶性ビタミンの溶出 …………… 173
 （3）ビタミンの酸化 …………………… 173
 （4）ビタミンの分解 …………………… 174
 （5）食品加工によるビタミン活性の増加 ………………… 174

## 6.5 成分間相互作用 ………………………………………………………… 175
 （1）エマルションの形成と安定化：タンパク質-脂質間相互作用 …… 176
 （2）デンプンと脂質による包接化合物の形成：糖質-脂質間相互作用 …… 177
 （3）タンパク質-糖質間相互作用 ……… 177

## 6.6 褐　変 ……………………………………………………………………… 178
 （1）酵素的褐変 ………………………… 178
 （2）非酵素的褐変 ……………………… 179

## 6.7 酵素による成分変化 …………………………………………………… 183
 （1）食品にとって好ましくない酵素反応の抑制 …………………… 183
 （2）酵素反応の積極的な利用 ………… 184

## 6.8 高圧処理による変化 …………………………………………………… 187
 （1）成分変化の特徴 …………………… 187
 （2）高圧処理の食品への利用 ………… 187
 （3）エクストルーダー ………………… 187

**練習問題** ………………………………………………………………………………… 188

# 7 食品の物性

## 7.1 食品の物性とおいしさ ……… 191
## 7.2 コロイドの科学 ……… 191
　（1）分散系 ……… 191
　（2）分散系の分類 ……… 192
　（3）コロイドとは ……… 192
　（4）エマルション，エマルシフィケーション，サスペンション ……… 193
　（5）ゾルとゲル ……… 193
## 7.3 レオロジー ……… 194
　（1）フックの弾性の法則と弾性 ……… 194
　（2）ニュートンの粘性の法則 ……… 195
　（3）粘弾性 ……… 197
## 7.4 サイコレオロジー ……… 198
## 7.5 テクスチャー ……… 199
## 7.6 食品物性の測定 ……… 200
　（1）粘度の測定 ……… 200
　（2）粘弾性の測定 ……… 201
　（3）テクスチャーの測定 ……… 201
　（4）個々の食品の物性測定 ……… 201
　コラム●ねばねば食品のねばねばの本体は？ ……… 201
練習問題 ……… 202

# 8 食品のおいしさの総合評価 ── 官能評価

## 8.1 食品情報と官能評価 ……… 203
　（1）味と味覚 ……… 203
　（2）においと嗅覚 ……… 206
　コラム●味盲 ……… 206
## 8.2 官能評価 ……… 207
　（1）官能評価の手法と解析 ……… 207
　コラム●味覚センサ ……… 209
練習問題 ……… 211

# 9 食品成分表

## 9.1 日本食品標準成分表の目的，刊行の経緯 ………………………………… 213
## 9.2 日本食品標準成分表 ……………………………………………………………… 214
（1）日本食品標準成分表2020年版（八訂） ……………………… 214
（2）日本食品標準成分表2020年版（八訂）アミノ酸成分表編 ……… 216
（3）日本食品標準成分表2020年版（八訂）脂肪酸成分表編 ………… 217
（4）日本食品標準成分表2020年版（八訂）炭水化物成分表編—利用可能炭水化物，糖アルコール，食物繊維，有機酸 …… 218

## 9.3 食品成分表利用における留意点 ……………………………………………… 217
## 9.4 食品成分の分析方法とその算定 ……………………………………………… 217
（1）エネルギー(energy)計算 ……… 219
（2）水分(water) ……………………… 219
（3）たんぱく質(protein)，アミノ酸組成によるたんぱく質 ……… 220
（4）脂質(lipid) ……………………… 220
（5）灰分(ash) ……………………… 221
（6）炭水化物(carbohydrate) …… 221
（7）有機酸(organic acids) ……… 222
（8）無機質(mineral) ……………… 223
（9）ビタミン(vitamin) …………… 223
（10）食塩相当量(NaCl equivalent) …… 225
（11）アルコール(alcohol) ………… 225
（12）備考(remarks) ………………… 225

練習問題 …………………………………………………………………………………… 226

**参考書**── もう少し詳しく学びたい人のために ……………………………………… 227

**索引** …………………………………………………………………………………………… 229

**章末練習問題・解答** ……………………………………………………………………… 237

# 1 人間と食品（食べ物）

## 1.1 食品の歴史的変遷
### （1）食品，食物，栄養
　人間を含めて生物は，生命を維持し，健康な日常生活を営み，その種を保存・繁殖していくために，さまざまな物質を外部環境から体内に取り入れなければ（食べなければ）ならない．取り入れた物質を分解してエネルギーを得たり，物質を組み立て直して体組織を構成したり，生理機能調節物質を合成している．

　人間が生命・生活活動のために外部環境から取り入れなければならない物質を**栄養素**(nutrient)といい，それらを生命・生活活動に利用することを**栄養**(nutrition)という．栄養素のうち，① 糖質（炭水化物），② 脂質，③ タンパク質，④ 無機質（ミネラル），および ⑤ ビタミンを五大栄養素という．

　**食品**(food material)とは，1 種類以上の栄養素を含み，有害なものを含まず，摂取するのに好ましい性質（嗜好性）をもつ天然物質およびその加工品のことである．食品を配合，調理して食べられるようにしたものが**食物（食べ物）**(food, diet)である．

### （2）人間は雑食性動物
　植物は太陽エネルギーを利用して二酸化炭素($CO_2$)からデンプンを合成するほか（炭酸同化＝光合成ともいう），アンモニア($NH_3$)を取り入れて有機化合物を合成する能力をもっている（窒素同化という）．しかし，人間を含めて動物には植物のように無機化合物を同化する能力がないので，動物は植物の同化産物を食べるしかない．あるいは，植物を食べた動物を食べるしかない．人間が食べるものは，水や食塩などを除けば，人間以外の生物である．人間ほど多種類の生物を食べる動物はほかにはない．人間は**雑食性動物**なのである．

　人間は他の動物と比べて，自己の体内で自身の活動に必要な化合物を生合成する能力が低い．また体力的にも劣る．このため，人間は栄養面からも，食物獲得競争の面からも，何でも食べる雑食性にならざるを得なかったと考えられる．一方で，雑食性であることが，栄養面でも，食料供給面でも重大な利点を人間にもたらすことになった．何でも食べる人間は地球上のあらゆる所に住む

ことができ，そこにあるものを食べて生きていけるからである．その結果，気候変動などによる生物種や生物数の変動にも耐えられ，現在のような人口の増加をみたといえる．

初期の人類は，自然の生態系の範囲内で山野や海の動植物を手で直接捕まえ，採取していた．やがて，火であぶって食べることを覚え，採取した余剰の収穫物を貯蔵することを覚えた．火を通すことは消化性を向上させたので，それまで食べられなかった植物や動物も食べられるようになった．同時に，食品衛生学的にも進歩をもたらした．さらに，土器の使用で汁を損なわずに加工・調理することが可能になり栄養学的にも進歩した．このように，そのままでは少々まずいものや有害物質を含んでいるものも，渋やアクを抜き，水で煮るなど調理・加工すると食べられるようになることを覚え，さらにさまざまなものを食べるようになっていった．

弓矢や網などの道具を使い始めると，動物の捕獲量は急速に増大したが，このことは生物の数や種の減少をもたらした．やがて，安定した食料を得るために野生の動物を飼育したり，自生の植物を栽培するようになる．こうして，農業，牧畜が行われ安定した食料が得られるようになり，定住生活が始まった．

食物素材を貯蔵したり調理・加工したりすることは，必要な食べ物（食料）を安定に得るために発達した技術であり，食物素材を貯蔵したり調理・加工したりして得られる食品は人間の文化の産物といえる．食品という概念は人間以外の生物にはないものであり，食品の種類や量は人類の文化の発展とともに増加してきたのである．

### （3）食品の変遷

人類は，長年，定住した土地の気候・風土に適した生産物を食料の基本とする，食生活を営んできた．したがって，民族，国，地域ごとにそれぞれ独特の食品が食料として存在している．しかし，近年，人間の移動が激しく，また，加工貯蔵流通手段の発達により地球全体の規模で食品が輸送されるようになってきたことにより，多種多様な食品が手に入るように変化してきた．

食品の変遷をみてみると，旧石器～縄文時代の遺跡からは，貝殻や魚，は虫類，鳥類，ほ乳類などの骨が多く発見され，その数は実に100種類近くにもなる．また，どんぐり，くり，くるみなどの木の実も発見されている．きのこや山菜が発見された例もあり，海藻なども食べていたと考えられる．想像以上に豊かな食生活を送っていたことがうかがえる．

弥生～古墳時代には青銅器文化が伝来し，漁具，狩具，農具も改良され，生活様式は向上した．稲の栽培が始まり，デンプン食品は米に替わり，肉，魚介類，野菜類などは狩猟により採取され，主食，副食の区別が生じてきた．米は水分含量が15％と低く，貯蔵性が高いことから貧富の差を生むことにもなった．

奈良時代には鉄器が使用され農耕が盛んとなり，栽培植物種および生産量は

増大する．仏教伝来とともに食品数が増大し，調理法，加工法も発達した．

平安・鎌倉時代になると，加工法はさらに発達し保存食品数がますます増加した．仏教の影響で肉食が禁止されたので，貴族の食生活は栄養バランスが悪く，病気がちであったが，庶民は雑穀や野山の動植物も食べていたので栄養バランスはむしろよかった．

室町・安土桃山・江戸時代になると，16世紀にはオランダ，ポルトガルとの交流が始まり，新しい食品，新しい作物やその種子，アメリカ大陸からヨーロッパに伝わった作物なども入ってきた．

明治時代になり，欧米の文物，科学，キリスト教が入ってくると，作物や家畜が改良され，肉食が盛んとなり，食品加工法が合理化された．ここでも食品数はさらに増加した．

太平洋戦争以後になると，以前にも増して外国の食品が多種多量に輸入されるようになった．この傾向は貿易の自由化とともにますます盛んとなり，結果として，食生活の西欧化が進んだ．現在，食品は量的には飽和段階に達し，健康志向，安全性志向，簡便性志向，本物志向などに関心が移ってきている．食品数は現在数千種類にも及ぶ．

## 1.2 食物連鎖
### (1) 食物連鎖

それぞれの生物がどのようなものを取り入れる（食べる）かというと，動物には植物のように無機化合物を同化する能力がないので，植物の同化産物を食べるしかない．動物は植物の光合成（炭酸同化）産物や窒素同化産物に依存している．植物を食べず，植物を食べた動物を食べることもあるが，起点は植物である．

つまり，植物は，二酸化炭素（$CO_2$）＋水（$H_2O$）＋太陽エネルギー $\longrightarrow$ 植物体＋生命活動＋酸素（$O_2$）という反応を行い，動物は，植物体（食物）＋$O_2$ $\longrightarrow$ $CO_2$＋$H_2O$ という反応を行っている．

こうして，$CO_2$，$H_2O$ を主とするつながりのある輪ができる．これが**食物連鎖**である．食物連鎖はおおまかに**生食連鎖**と**腐食連鎖**に分けられる（図1.1）．

**生食連鎖**は食物取得により積み上げられた生物の支配構造とも考えられる．生食連鎖の流れは，光合成で有機化合物をつくる植物 ⇒ その成分を捕食する草食動物や微生物 ⇒ 肉食動物 ⇒ すべての段階の生物を捕食する雑食動物（人間），という順番になる．多くの動物では捕食する生物は決まっており，個体数は捕食される生物の個体数によって制限される．

生食連鎖で使われなかった物質（動物の遺骸や排泄物）は，**腐食連鎖**をたどる．これらは細菌や菌類などの微生物によって分解され，複雑な有機化合物や無機化合物になる．そしてこの無機化合物は植物に利用され，再び生食連鎖あるいは腐食連鎖へ利用されていく．

生食連鎖は，文字どおり生きたものを食べる生物たちの流れである．実際には食べられずに一生を終える動植物がほとんどのため，おもに行われているのは生食連鎖より腐食連鎖のほうであるが，生食連鎖のほうは目にみえてわかるので，一般に食物連鎖というと生食連鎖をイメージしやすい．

生物が進化するにしたがって，食物連鎖（生食連鎖）の頂点に立つものは変化していった．たとえば古生代のデボン紀には軟骨魚類が，中世代の三畳紀には恐竜が食物連鎖の最上位を占めた．現在最上位を占めるのは生物学的には猛獣・猛禽であるが，人間は知能によって動植物や微生物を操っており，人間が現在の食物連鎖の頂点に立つといってよい．

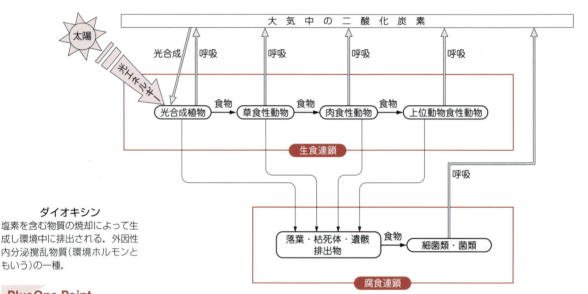

図1.1 食物連鎖（生食連鎖と腐食連鎖）

**ダイオキシン**
塩素を含む物質の焼却によって生成し環境中に排出される．外因性内分泌撹乱物質（環境ホルモンともいう）の一種．

**PlusOne Point**

**生物濃縮の例**
難分解性で脂溶性の化学物質が生物濃縮されやすい．生物濃縮による健康障害の有名な例として，水俣病（有機水銀の害）がある．工場廃水に含まれた有機水銀が魚に生物濃縮されて蓄積し，それを食べた人間や猫が中枢神経を冒されてしまったのである．また，別の例としてイタイイタイ病のおもな原因は，稲や野菜に生物濃縮されたカドミウムであった．
先進国では環境汚染物質に対する対策が遅まきながら進展しているが，発展途上国では生産性が優先されるあまり，ほとんど野放しの状態にあり，地球規模でみると環境汚染物質は確実に増加している．その結果，食物連鎖の上位にある魚や動物などに有害化学物質の蓄積量が増大している場合がある．

### （2）食物連鎖と有害化学物質の蓄積

食物連鎖と関連して，大いに考えねばならない問題として，残留農薬，有害重金属，あるいはダイオキシンなどの有害化学物質の<u>生物濃縮</u>があげられる．

生物濃縮とは特定の物質が個体の生理的な働きや食物連鎖を通じて，生物個体や器官に蓄積され環境中にあったときより高濃度となる現象をいう．生物が周囲の環境から取り入れた物質のなかには，代謝によって体内に蓄積するものや，体内で分解されにくいもの，排出されにくいために体内に蓄積され，周りの環境や食物に含まれる濃度よりも高濃度になるものがある．また高濃度になった物質を蓄積した生物を食べる上位の生物には，さらに高濃度に濃縮され蓄積されることがある．そして，最終的に人間がこれらの生物を食べた場合，健康に深刻な影響が出ることがある．このような有害物質が土，河川，海などに拡散された場合，環境中での濃度は低くても環境汚染と考えねばならない．

## （3）人間の雑食性と人類の繁栄，そして生態系の破壊

ところで，人間が雑食性で生食連鎖のさまざまな段階の生物を食べるため，食物連鎖の流れを複雑なものにしている．さらに，人間は道具を使って動植物，魚類の過度な採集を行うので地球上の生態系のバランスに影響を与えている．農業や牧畜においても同様である．いまでも，焼き畑農業，過度な放牧，無秩序な自然林の伐採，魚類の乱獲，農薬・化学肥料の使用は生態系の破壊，砂漠化，環境汚染などさまざまな影響をもたらしている．異種生物から遺伝子をもち込んだ遺伝子組換え作物についても生態系への影響を懸念する声がある．同じ地球に住む生物として他の生物たちと共存できる方法，環境を守る方策をとる必要がある．

## 1.3 食生活と健康

健康と疾病や死との関係は独立したものではなく，相互に関連したものである．そして，健康，疾病と生活習慣，とりわけ食習慣との間には密接な関係がある．疾病のなかには「食習慣，運動習慣，休養，喫煙，飲酒などの生活習慣がその発症，進行に深く関与する疾患群」があり，これを生活習慣病という．おもな生活習慣病には高血圧，糖尿病，脂質異常症（高脂血症），肥満，心筋梗塞，脳卒中（脳出血，くも膜下出血，脳梗塞），悪性新生物がある．生活習慣病は食生活やライフスタイルを改善することにより発症の予防，症状の改善，進行の抑制が可能であることがわかっている．

予防のためには日常から良い生活習慣，とりわけ良い食生活習慣を実践することが大切であるが，健康診断の結果，少しでも異常が発見されたら，早期に気づき，何をすべきかを学び，改善を実行していくことが必要である．栄養士・管理栄養士はそのために健常人，傷病者の栄養ケアと栄養マネジメントに取り組むことになる．

## 1.4 食嗜好の形成

食べ物の嗜好は先天的要因と後天的要因で形成される．先天的要因として，人種，民族，性別，遺伝的体質（消化吸収能など），個人の体質などがあげられるが，味覚も生理的欲求に基づく生来なものであり，食嗜好に大きく影響する．

加えて，授乳，離乳食，離乳後を通した食経験の積み重ねで食嗜好が形成される．食べ物の味，香り，テクスチャーなどの知覚が，食べたときの食事環境，食べたあとの満腹感や体調など生理的快感，心理的快感とともに記憶され，学習され，次の食事のおいしさの評価となる．この食事行動の繰り返しが食嗜好を形成する．食嗜好形成の基本は「慣れの現象」である．食べられなかったものが好きになったり，食べたあと体調が悪くなるといった生理的不快体験によって，食べ物が嫌いになる場合もある．

食嗜好は，幼いときからの経験により形成されるので，個人によって特有な

面もみられるが，その形成には個人を取りまく自然環境的要因，社会環境的要因も関わっている．居住地域の気候・風土，習慣，食文化，家族，生活環境，経済，さらにはさまざまな健康情報や食情報，教育の影響がある．最近では食べ物（食品材料，食物，食事）を提供する側からの情報（広告など）の影響も大きい．また，形成された食嗜好も後天的要因や加齢，疾病，運動状況など生理状態の変化によって変わっていく．おいしさや食嗜好は総合的な評価である（8章参照）．

## 1.5　食料と環境問題

現代の食生活は外部化，多様化，国際化が進んでいるが，その結果，健康や食料資源の問題を発生させている．また食生活は環境問題とも関係していることを認識しておく必要がある．

人間が食べるということが，生物環境や地球環境とどう関係しているのか改めて考える必要がある．食物連鎖の輪のなかで，食べるという行為が生物環境にどのような影響を与えているのか，食材を獲得すること，食料生産，農業や牧畜，農薬や化学肥料の使用，食糧輸送，遺伝子組換え作物など食べることすべてが地球資源や地球環境にどのような影響を与えているのか，さまざまな角度から検証し，人間と地球環境との共存の方策を探らなければならない．

### （1）フードマイレージ（食料総輸送距離）

食料の安定な供給のためには備蓄が必要であり，生産地から遠く離れた消費地へ輸送する場合もある．食品の貯蔵加工技術はこの目的のために発達してきた．食品売り場に行くと，野菜，水産物，肉類など輸入品が豊富にある．この数と量の多さは輸入品が比較的低価格であるうえに，品質もよいことを反映している．このように私たちの食生活は輸入食品に頼っているところが大きい．

ところで，食料輸送は $CO_2$ ガス排出により環境に負荷（地球温暖化など）を与えていることから，食料の価値を高い，安いだけでなく，環境への負荷の大きさから考える**フードマイレージ（食料総輸送距離）**という考え方がある．農林水産省の農林水産政策研究所が，輸入食料が環境に与える負荷の大きさを表す指標として提唱しているもので，日本向けの農産物輸出量（トン）に輸送距離（km）をかけて算出する．

農林水産政策研究所の試算によると，2001年の日本のフードマイレージは総量9002億トン・kmとなり，韓国や米国と比較すると，日本は韓国の2.8倍，米国の3.0倍のエネルギーを使っていることになる．米国は輸送距離の短いメキシコからの輸入が中心で，日本は輸送距離が長い米国やカナダ，オーストラリアから農産物を多く輸入していることが増加の要因である．これは，さまざまな国からいろいろな食料を輸入して多彩な食生活を送っている今の日本の姿を表している．豊かな食生活を送っている半面，日本の食料自給率は低く，食料の安定供給の面で問題があり，地球環境へ大きな負荷をかけていることも

---

**フードマイレージ**
「食料の生産現場から食卓までの輸送距離（フードマイル）」に着目した英国の消費者運動家ティム・ラング氏らが提唱した．「食料を遠距離運ぶと燃料を余分に使い，$CO_2$ ガス排出量が増加するなどさまざまな環境負荷が増大する」との視点から，なるべく地域内で生産された農産物を消費することにより，環境負荷を低減させていこうという運動である．
しかし，環境負荷の面からみると，国産なら無条件によいとはいえない．輸入農産物でも場合によっては環境への負荷は国産とほとんど変わらないこともある．$CO_2$ 排出量からみた環境への影響は，輸送手段で大きく変わるからである．同じ積み荷を同じ距離だけ運ぶ場合，飛行機1機が排出する $CO_2$ 量は，トラック6台分，鉄道30車両分，船40隻分に相当するという英国のデータもある．国産の場合でも流通段階での環境負荷を減らす工夫が必要ということである．

示している．また，残留農薬などについてのトレーサビリティ（食品の生産過程の追跡）が不十分になり，食品の安全性の確認が困難になる可能性を示している．

近年，各地で推進されている地産地消は「その地でとれたものは，その地で食べよう」という考え方で，フードマイレージ低減への取組みという側面がある．日本には昔から「三里四方のものを食え」，「身土不二」〔身体と土（環境）は不可分で，住んでいる近所の食物を飲食して暮らせば健康でいられる〕という言葉もある．いきすぎた国産食品信仰は，消費者として決して賢い選択とはいえず，保護貿易主義に陥りやすい危険性もあるが，フードマイレージを意識することは，グリーンコンシューマーとしての意思表示の一つでもある．また，スローフード運動も食品生産と消費者の関係から食品選択と環境の関係を考えるものである．

### （2）食料生産と食料自給率

食料自給率とは，国内の食料消費が国産でどの程度まかなえているかを示す指標である．

食料自給率の示し方には，品目ごとに単純に重量で計算する品目別自給率と，食料全体について共通の「ものさし」で単位をそろえることにより計算する総合食料自給率の二つがあり，総合食料自給率には，供給カロリーで計算する供給熱量ベース総合食料自給率（カロリーベース総合食料自給率）と生産金額で計算する生産額ベース総合食料自給率の二つがある．

カロリーベースの食料自給率は，昭和40（1965）年度の73％から大きく低下し，近年は40％前後で横ばい傾向で推移している．また，生産額ベースの食料自給率も低下傾向で，直近は66％となっている．先進各国のカロリーベースの食料自給率は，米国127％，フランス129％，ドイツ92％，イギリス72％となっており，わが国は先進国のなかで最低の水準となっている．

---

**品目別自給率**

各品目の自給率について重量ベースで計算したものである．

$$品目別自給率 = \frac{品目の国内生産量（トン）}{国内消費仕向量（トン）} \times 100$$

（＝国内生産量＋輸入量－輸出量－在庫の増加量（または＋在庫の減少量））

（例）小麦の品目別自給率（2015年度）は，小麦の国内生産量が100.4万トンなので，国内消費仕向量（658.1万トン）の15％である．

**総合食料自給率**

食料全体における自給率を示す指標として，次の2通りの方法で算出する．畜産物・加工品については，国産であっても輸入飼料・輸入原料を使って生産された分や，それらの輸入額を控除して計算している（国産には算入しない）．

**供給熱量ベース総合食料自給率（カロリーベース総合食料自給率）**

「日本食品標準成分表」に基づき，重量を供給熱量に換算したうえで，各品目を足しあげて算出する．なお，国民1人1日当たりの総供給熱量とは，純食料に単位カロリーを乗じ

---

### PlusOne Point

2002年に起こった中国からの輸入冷凍野菜の残留農薬の問題，ダイエット食品への薬剤混入の問題は安全性確認が困難となった例である．

**グリーンコンシューマー**
「緑の生活者」と訳されることがある．環境のことを考え，環境に配慮した商品を選択して購買する消費者のこと．

**スローフード**
その土地の風土に合った伝統的な食文化，食材，料理を見直し生活の質向上を目指す運動，または，その食品や食べ物自体を指す言葉．食材となる生物種の多様性を守る運動，高品質食品を提供する小生産者を守る運動，生産者と消費者とを結ぶ運動，消費者にこうした意義がわかるように味覚教育を進める運動などがある．1986年にイタリア・ピエモンテ州の小さな町ブラでファストフードへの反対をきっかけに始まった．ただし，単なる反ファストフード運動や伝統的な和食・郷土料理への回帰ではない．

たものである．

$$\text{供給熱量ベース総合食料自給率} = \frac{\text{国民1人1日当たり国産供給熱量(kcal)}}{\text{国民1人1日当たり供給熱量(kcal)}} \times 100$$

(例) 2015年度のカロリーベース総合食料自給率は，1人1日当たり国産供給熱量が954 kcal なので，1人1日当たり供給熱量(2,417 kcal)に対して39％である．

**生産額ベース総合食料自給率**
「農業物価統計」の農家庭先価格等に基づき，重量を金額に換算したうえで，各品目を足しあげて算出する．これは，食料の国内生産額を食料の国内消費仕向額で除したものに相当する．

$$\text{生産額ベース総合食料自給率} = \frac{\text{食料の国内生産額(円)}}{\text{食料の国内消費仕向額(円)}} \times 100$$

(例) 2015年度生産額ベース総合食料自給率は，食料の国内生産額が10.5兆円なので，食料の国内消費仕向額(16.0兆円)に対して66％である．

## (3) 食べ残し，食品廃棄の低減

食生活の変化による食べ残し，生ごみなど，食品廃棄物および食品容器や包装の廃棄物が増加し，生食連鎖や腐食連鎖に影響を及ぼし，環境問題となっている．食品製造段階では動植物性の残渣が産業廃棄物として排出される．流通段階(食品流通)では売れ残りが，消費段階(外食産業，家庭)では調理くず，食べ残しなどの食品廃棄物が，一般廃棄物として排出されている．

供給量と実際に消費した量との差が食料の無駄，エネルギー資源の無駄となるわけだが，農林水産省から発表される食品ロス統計調査(図1.2)によると，年々増大していたその値が近年減少してきている．

食べ残しや食品廃棄物を極力低減し，ごみの発生を抑制することは，食品を余すところなく使うことである．需要に見合った量の提供をするということにもなり，給食管理面ではコスト低減，家庭では食費支出削減にもつながる．

プラスチックのような難分解性の食品容器や包装の廃棄物は，環境汚染，エネルギー負荷の両面で深刻である．限りある資源の有効利用，環境への負荷低減，食料生産の基盤である自然環境の保護のために，行政，製造メーカー，流

**食品ロス統計調査**
農林水産省2014年度食品ロス統計によると，家庭(世帯食)の食品ロス率は3.7％であった．2009年度の調査では3.7％であったので前回とほぼ変わらないが，2005年度調査までは4.1％を超えていたので，やや下回ってきている．これを食品ロスの発生要因別にみると，過剰除去によるものが2.0％，食べ残しによるものが1.0％，直接廃棄によるものが0.7％となっている．
外食産業では，食品の食べ残し量の割合(飲料類を除く)を調査しているが，2009年度の統計調査によると食堂・レストランでは3.2％，結婚披露宴では13.7％，宴会では10.7％，宿泊施設では14.8％であった．食堂・レストランにおける食品の食べ残し量の割合は2003年度3.6％であったが，その後やや減少し，2005年度以降はほぼ横ばいである．
食品ロスは食品使用量(可食食料，純食料)に対する食べ残しおよび食品の廃棄の割合であり(図1.2)，食料廃棄量は他の形での廃棄も含めるとさらに多くなる．

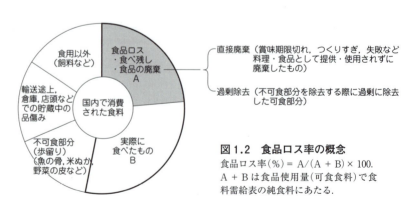

**図1.2 食品ロス率の概念**
食品ロス率(％) = A/(A + B) × 100.
A + B は食品使用量(可食食料)で食料需給表の純食料にあたる．

通業者，そして消費者がそれぞれ協力し合って，もっとも効果的で経済的な資源化システムを構築していくことが望まれる．

## 1.6 食品の成分
　食品にはどのような成分が含まれているのだろう．2,000種以上に及ぶ食品を化学的に詳しく分析すれば，何十万，何百万種以上の化学物質がみつかるだろうが，化学的性質や栄養性からみてみると，次のように分類される．

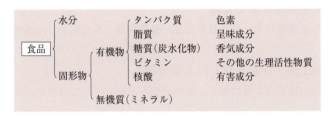

　食品成分のなかで，量的にもっとも多く含まれているのは水分であり，残りが固形物である．固形物はその大部分を占める有機物と無機質(ミネラル)に分類され，有機物のおもなものはタンパク質，脂質，および糖質(炭水化物)で，その他の成分は量的には少ない．タンパク質と脂質は動物性食品に多く含まれ，糖質は植物性食品に多く含まれる．核酸は生物学的には重要な物質であるが，通常の食品にはわずかしか含まれていないので，成分表には記載がない．ビタミン，無機質(ミネラル)は微量成分であるが栄養学的に重要なので，成分表にその含量が記載されている．タンパク質，脂質，糖質，ビタミンおよび無機質(ミネラル)を**五大栄養素**という．

　そのほかに，色素，呈味成分，香気成分などの嗜好成分，生理活性物質などとして数多くの有機物が含まれる．3章で述べるように，これらの物質はその含量が少なくても，食品の品質・評価に大きな影響を与えるので重要である．食品が有害成分を含む場合には，当然ながら食物となる前の加工調理過程で安全レベル以下に除去されなければならない．

## 1.7 食品成分の状態
　ほとんどの食品では，水分，タンパク質，脂質，糖質(炭水化物)をはじめ多くの成分が互いに複雑に混じりあった状態で存在する．したがって，液体状，半固体状，固体状のいずれの状態であっても，「食品は複雑な多分子不均一分散系」である．分散系については7.2節で述べる．

## 1.8 食品の分類
　近年，嗜好性の変化や加工技術の進歩にともなって，新食品がどんどん開発され，輸送手段の発展により輸入食品も増えるなど，食品の種類と数は急増している．

# 1章 人間と食品(食べ物)

食品はその共通の性質や特徴をもとに,さまざまな観点から分類され,目的に応じて使い分けられる.どのような分類法があるか,次に列挙する.

## (1) 原料起源による分類

ほとんどの食品の原料は生物起源で,植物性食品と動物性食品のいずれかに分類されるが,食塩や重曹などの鉱物性食品もある.食品そのものではないが,食品添加物のなかには,自然界にあるものを取り出して化学的な処理を施したものや,自然界にはなく化学的に合成したものもある.

### 原料起源による分類

| | |
|---|---|
| 植物性食品 | 穀類,いも類,種実類,豆類,野菜類,果実類,きのこ類,藻類など |
| 動物性食品 | 魚介類,獣鳥鯨肉類,卵類,乳類 |
| 鉱物性食品 | 岩塩,海水,炭酸水素ナトリウム(重曹) |
| 化学合成品 | 化学修飾誘導体,造塩化合物など |

## (2) 生産業種による分類

食品の生産業種によって,**農産食品,畜産食品,林産食品,水産食品**に分類される.

## (3) 加工法・保蔵法などによる分類

加工食品の種類は非常に多く,その分類も多様で一定ではない.以下はその数例である.

| | |
|---|---|
| 加工法による分類 | 乾燥食品,くん製食品,調味食品,発酵食品(醸造食品),練り製品など |
| 保蔵法による分類 | 塩蔵食品,糖蔵食品,冷凍食品,冷蔵食品,乾燥食品など |
| 容器・包装法による分類 | 缶詰食品,びん詰食品,レトルトパウチ食品(レトルト食品ともいう)など |
| その他 | インスタント食品(大部分の調理操作が完了しており,少し手を加えれば食べられる食品),コピー食品(イミテーション食品ともいう) |

### レトルトパウチ食品

無菌のプラスチックフィルムあるいはアルミ箔などを積層したラミネートフィルムなどの容器(気密性および遮光性をもつものに限る)に調製した食品を入れ,熱溶融によって密封し,高圧加熱し,高温滅菌したもの.レトルトとは高圧釜のことで,パウチとは袋状容器のこと.

### コピー食品
―本物以上に本物

異種の原料で物性,色,香りを模倣してつくられたもので,低カロリー性など本物より長所をもつ食品もある.たとえば,魚肉ソーセージ,植物油や植物タンパク質を使ってつくるイミテーションミルクやコーヒーホワイトナー(↔乳,クリーム),植物性硬化油を使ってつくるマーガリン(↔バター),ショートニング(↔ラード),アナログチーズ(↔チーズ),多糖のアルギン酸を原料とする人工かに足,人工いくらなど.

## (4) 食品成分の含量による分類

食品に多量に含まれる成分によって,**糖質食品**〔炭水化物食品,デンプン質食品ともいう.穀類,いも類,豆類(大豆およびその製品を除く)〕,**タンパク質食品**〔魚介類,食肉(獣鳥鯨肉類)およびその加工品,卵類,乳類および乳製品,大豆およびその製品〕,**脂質食品**(油脂食品ともいう.バター,ラード,マーガリン,植物油などの油脂類)に分類される.

## (5) 食品成分表,国民健康・栄養調査などにおける分類

栄養状態の評価のための分類である.

### (a) 日本食品標準成分表

2015(平成27)年に改訂された「日本食品標準成分表2015年版(七訂)」には,「調理加工食品」を加えて18群2,191品目が収載されている.

1~9群は植物性食品,10~13群は動物性食品,14~18群は加工食品である.また,1~3, 5, 14, 15群は主としてエネルギー源となる食品で,うち1~3, 15群は主として糖質食品,5, 14群は主として脂質食品である.4, 10~13群は主としてタンパク質源となる食品である.6~9群は無機質,ビタミン源となる食品である.

### 日本食品標準成分表による分類

1. 穀類,2. いもおよびデンプン類,3. 砂糖および甘味類,4. 豆類,5. 種実類,6. 野菜類,7. 果実類,8. きのこ類,9. 藻類,10. 魚介類,11. 肉類,12. 卵類,13. 乳類,14. 油脂類,15. 菓子類,16. 嗜好飲料類,17. 調味料および香辛料類,18. 調理済み流通食品類

## （b）国民健康・栄養調査の食品群別表

厚生労働省が国民の栄養摂取状況を毎年1回調査するときに利用される．食品を18群に分類している．

## （c）FAOによる11食品群別分類

FAOが食糧生産と消費に関する世界的な調査統計を行うときに利用される．食品を11群に分類している．

## （d）食料需給表

農林水産省が食料の需給状況，価格および消費状況について調査統計を行うときに利用される．FAOの分類に準拠して，食品を16群に分類している．

### （6）供給される主要栄養素による分類

日常的に摂取している食品を，含まれている栄養素の特徴をもとに分類したもので，献立作成や栄養指導の際に利用している．各食品群の食品をバランスよく組み合わせて食べることで，だれでも必要な栄養素を十分摂れるよう工夫されている．三色食品群，四つの食品群，六つの基礎食品群，などの分類方法がある．

#### （a）三色食品群

食品を，含まれている栄養素の役割の特徴から，血や肉となる赤色，力やエネルギーとなる黄色，からだの調子を整える緑色の3群に分ける（表1.1）．食品にはいろいろな働きがあることを明らかにできるので，初歩的な栄養指導に適している．

表1.1　三色食品群

| 群別 | 分類 | 食品 | おもな栄養素 |
|---|---|---|---|
| 赤色群 | 血や肉をつくるもの | 魚介類・肉類<br>牛乳および乳製品・卵類<br>豆類 | タンパク質 |
| 黄色群 | 力や体温となるもの | 穀類・油脂類・いも類・砂糖類 | 糖質<br>脂質 |
| 緑色群 | からだの調子をよくするもの | 緑黄色野菜・淡色野菜・藻類・きのこ類 | ビタミン<br>無機質 |

1952（昭和27）年に広島県庁の岡田正美が提唱．
栄養改善普及会の近藤とし子らが知識や関心の薄い層への普及に尽力した．

#### （b）四つの食品群

食品を，含まれている栄養素の役割の特徴から四つに分類する（表1.2）．各群の食品の80 kcalに相当する量を1点とし，1～3群から3点ずつ摂取し，4群でエネルギー量を調節する．この方法に従うと，各栄養素の食事摂取基準値相当を比較的たやすく取り入れられるので献立作成に便利である．

#### （c）六つの基礎食品群

栄養指導でもっともよく利用されている分類法である．食品に含まれている

---

**国民健康・栄養調査の食品群**

1.穀類, 2.種実類, 3.いも類, 4.砂糖類, 5.菓子類, 6.油脂類, 7.豆類, 8.果実類, 9.緑黄色野菜, 10.その他の野菜類, 11.きのこ類, 12.海藻類, 13.調味・嗜好飲料, 14.魚介類, 15.肉類, 16.卵類, 17.乳類, 18.その他の食品

**FAO**

Food and Agriculture Organization of the United Nations（国際食糧農業機関）．

**FAOによる食品群**

1.穀類, 2.いも類およびデンプン, 3.砂糖類, 4.豆類, 5.野菜類, 6.果実類, 7.肉類, 8.卵類, 9.魚介類, 10.牛乳類および乳製品, 11.油脂類

**食料需給表による分類**

1.穀類, 2.いも類, 3.デンプン, 4.豆類, 5.野菜, 6.果実, 7.肉類, 8.鶏卵, 9.牛乳および乳製品, 10.魚介類, 11.海藻類, 12.砂糖類, 13.油脂類, 14.みそ, 15.しょうゆ, 16.その他

表1.2 四つの食品群

| 群別 | 分類 | 食品 | 供給される栄養素 |
|---|---|---|---|
| 1群 | 各種の栄養素に富んだ食品 | 牛乳および乳製品, 卵類 | 良質のタンパク質*, 脂質, カルシウム, ビタミンA, $B_1$, $B_2$ |
| 2群 | 血や肉をつくるもの | 魚介類・肉類・豆と豆製品 | 良質のタンパク質*, 脂質, カルシウム, ビタミンA, $B_2$ |
| 3群 | からだの調子をよくするもの | 緑黄色野菜・淡色野菜, 藻類・きのこ類, いも類 | ビタミンA, C, 無機質, 繊維 |
| 4群 | 力や体温となるもの | 穀類, 油脂類, 砂糖類 | 糖質, タンパク質, 脂質 |

*「良質」の意味については, 4章を参照. 1930(昭和5)年元女子栄養大学学長, 香川綾の考案.

栄養素の特徴から6群に分類している(表1.3). 5群(穀類)を主食, 1群(動物性食品と大豆製品)を主菜とし, これに2, 3, 4, 6群の食品を組み合わせて副菜として献立を考え, バランスよく食べると, 必要な栄養素が摂れる. 厚生省(現 厚生労働省)が, アメリカで行われていた食品分類を参考に, わが国の状況に応じたものとして考案した.

表1.3 六つの基礎食品群

| 群 | 食品 | 特徴 | 供給される栄養素 |
|---|---|---|---|
| 1群 | 魚, 肉, 卵, 大豆製品 | おかずの主材料となる食品群<br>筋肉や骨をつくる<br>エネルギー源となる | 良質のタンパク質<br>ほかに脂肪, 鉄<br>ビタミンA, $B_1$, $B_2$ |
| 2群 | 牛乳・乳製品,<br>海藻, 小魚類 | 骨や歯をつくる<br>日本人の食事では不足しがちな栄養素の供給源 | カルシウム<br>ほかに良質のタンパク質<br>ビタミン$B_2$, ヨウ素 |
| 3群 | 緑黄色野菜*<br>(にんじん, ほうれんそう, こまつな, かぼちゃなど) | ビタミンAの供給源 | カロテン(ビタミンA)<br>ほかにビタミンC, $B_2$<br>鉄, カルシウム |
| 4群 | その他の野菜・果実類<br>(だいこん, みかん, りんごなど) | 身体の機能を調節する | ビタミンC<br>ほかにビタミン$B_1$, $B_2$, カルシウム |
| 5群 | 米, 小麦粉, パン, めん,<br>いも類, 砂糖 | 主食となる食品群<br>糖質エネルギー源 | 糖質<br>ほかにビタミン$B_1$ |
| 6群 | 油脂類, 脂肪の多い食品 | 脂肪性エネルギー源となる<br>緑黄色野菜を油で炒めると, カロテンの吸収がよくなる | 脂肪, ビタミンA, D |

*原則として100g中に600μg以上カロテンを含むもの. あわせてアスパラガス, いんげんまめ(さやいんげん), さやえんどう, ししとうがらし, たらのめ, トマト, 青ピーマンおよびリーキの8種はカロテン含量が600μg/100g未満であっても, 摂取の量および頻度を勘案して栄養指導上は緑黄色野菜とする.

## (7) 食習慣による分類

### (a) 主食・副食(主菜・副菜)

生命の維持, 健康の保持・増進には, 身体に必要な栄養素を過不足なく摂ることが大切である. それには, さまざまな食品をバランスよく摂取する工夫が

必要となる．食品をそのまま食べることは少なく，ふつうは食品を調理し，料理の形態にして食べる．この際，料理を **主食** と **副食（主菜・副菜）** に大きく分類することがある．

主食に用いられる食品は米，パン，めん類などの穀類で，おもに糖質エネルギーの供給源となる．副食はいわゆるおかずであるが，これを主菜と副菜に分ける．主菜に用いられる食品は魚や肉，大豆製品，卵などが多く，おもに良質のタンパク質および脂質の供給源となる．副菜に用いられる食品は，野菜やいも類が多く，主食や主菜だけでは不足しがちなビタミンおよび無機質（ミネラル）などの供給源となる．

こうした料理の分類は栄養バランスをとるための自然な工夫といえるが，主食，副食（主菜・副菜）にそれぞれ主としてどのような食品を食べるかは地域で異なり，食習慣によることが多い．

#### （b）食事バランスガイド

**食事バランスガイド** は，1日の食事の望ましい組合せとおおよその量をわかりやすくイラストで示したもので，厚生労働省・農林水産省が決定した（図1.3）．健康のために必要な栄養素を得るにはいろいろな種類の料理・食品をバランスよく摂取することが大切であり，また生活習慣病の予防には摂取カロリーを適切にして体重を適正に保つことが大切であることを基本としている．

食事を五つの料理区分とし，各料理区分ごとに，1日に摂る料理の組合せとおおよその量をコマの形で示している．コマの最上部の層は主食（ごはん，パン，めん類）で炭水化物を含む料理群，上から2層目は副菜（野菜，きのこ，いも，海藻料理）でビタミン，ミネラル，食物繊維を含む料理群，上から3層目は主菜（肉・魚・卵・大豆料理）でタンパク質を含む料理群，最下部の4層目はカルシウムの供給源となる牛乳・乳製品ならびに果物である．なお，菓子・嗜好飲料は食生活のなかでの楽しみとして摂られているが，食事全体のなかで量的なバランスを考えて摂る必要があるので，コマをバランスよく回すためのヒモとして表し，「楽しく適度に」と注記している．水やお茶といった水分も食事のなかで欠かせないものであることを，コマの軸として強調している．

「何を」「どれだけ」食べたらよいのか，わかりやすい形で示されているので，生活習慣病の予防のために，男性肥満者，単身者，子育て世代などへの食事指導や学校教育現場で使われている．

### （8）法令による分類

国が，安心・安全および健康増進の面から，食品をその機能（p.123参照）や用途により分類し制度化したものには，**健康増進法** による **特別用途食品**（p.141参照）と **食品表示法** による **食品表示基準** に規定される **保健機能食品（特定保健用食品，機能性表示食品，栄養機能食品）** がある．保健機能食品のうち特定保健用食品は特別用途食品の一つとしても位置づけられているので，健康増進法と食品表示法（食品表示基準）の両法で規定されていることになる．

---

**食事バランスガイド**

食事を摂取するにあたっては，次の五つが大切である．

① 毎食，主食は欠かせない．主菜，副菜との組合せで，適宜，ごはん，パン，めんを組み合わせる．

② 副菜はできるだけ意識的に主菜の倍程度（毎食1〜2品）を目安に十分な摂取を心がける．日常の食生活のなかで，どうしても主菜に偏りがちになることが多い．

③ 主菜は多くならないように注意する．とくに油を多く使った料理では，脂質およびエネルギーの摂取が過剰に傾きやすくなる．

④ 牛乳・乳製品は，毎日コップ1杯の牛乳を目安に摂取するようにする．

⑤ 果物を，毎日，適量を欠かさず摂るように心がける．

1章 ■人間と食品(食べ物)

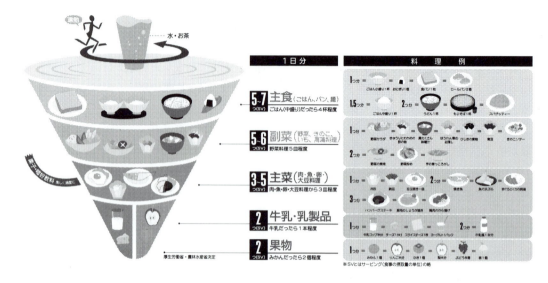

**図 1.3 食事バランスガイド**

食事バランスガイドのコマの形は，食事のバランスが悪くなると倒れてしまうということ，回転(運動)によって初めて安定することを表している．

各料理について1回当たりの標準的な量を「一つ」あるいは「1 SV(サービング)」として表し，1日分の料理・食品の目安量を示している．水分の大切さや菓子・嗜好飲料の楽しみ方も示している．各層に含まれる料理・食品群をバランスよく摂取し，運動することが健康な食生活に必要である．なお，イラストの例は，1日ほとんど座って仕事をしている運動習慣のない男性にとっての適量な食事バランスである．この料理の組合せ例では，エネルギー量はおよそ2,200 kcalとなる．

実際には自分の食事内容から『料理例』を参考にいくつ(SV)摂っているかを確かめ，自分の1日の目安の数値と比べるとよい．http://www.maff.go.jp/www/press/cont2/20050621press_2b.pdf

　　このほかに法令で分類できない健康志向型の食品も多いが，「健康食品に係る今後の制度のあり方について(提言)」〔平成16(2004)年6月9日，厚生労働省〕では，健康志向型の食品のうち，特別用途食品と保健機能食品を除いたものを，いわゆる健康食品と表現している(p.148参照)．

# 2 食品の主要成分

　食品中の主要成分はタンパク質，糖質(炭水化物)，脂質であり，これにビタミンと無機質，さらに核酸を加えたものが食品の一般成分である．水は栄養素ではないが，食品の重要な成分である．

　この章では，これら七つの主要成分の化学的特性を中心に述べる．

## 2.1　水

　水(water)は栄養素ではないが，生物にとって不可欠なものである．人体は約60%が水で構成され，生命維持に必要な水は1日あたり約2Lであり，このうち飲料水として約1Lを摂取している．残りの水は食品中の水および栄養素が代謝過程で酸化されるときに生成される水(代謝水)である．飲料水は無機質の供給源でもある(2.5節参照)．生体中の水はさまざまな物質を溶解・分散したり，反応の媒体となるばかりでなく，タンパク質など生体高分子の構造の保持と機能の発現にも関わっている．また発汗により体温を調節している．食品の多くは生物由来のものなので，水を含まないものはない．食品の水分含量は，90%以上から数%以下まで幅広い範囲にわたっている(表2.1)．食品の水分含量は，食品の鮮度，保存性，物性，食味などに大きく影響する．また，食品の調理・加工においても水の果たす役割は大きい．蒸す，煮る，濃縮，焙煎，凍結，膨潤，浸透，吸収，浸出など，いずれの操作も水の性質が関わっている．

### (1) 水の特性

#### (a) 水の特異な性質

　水分子は$H_2O$と比較的簡単な分子式で示されるが，水分子の集合体である液体の水はかなり特異な性質をもっている．

　水の融点(0℃)や沸点(100℃)は同族化合物の分子量から予想される融点($-100$℃)や沸点($-80$℃)よりかなり高く，低分子であるにもかかわらず常温で液体である(表2.2)．また，液体で存在する温度幅も広い．同様に，水の比熱容量，融解熱，蒸発熱，表面張力，粘性率もふつうの液体のなかでもっとも大きい．これは，水分子間には分子間力が存在し，液体の水でも水分子が大き

表2.1
主要食品の水分含量(%)

| 植物性食品 | | 動物性食品 | |
|---|---|---|---|
| 野菜 | 86～96 | 乳類 | 87～89 |
| きのこ | 88～96 | 貝類 | 72～88 |
| 果実 | 70～90 | 卵類 | 71～75 |
| いも類 | 64～83 | 魚類 | 62～83 |
| 豆類 | 10～17 | 鶏肉 | 62～76 |
| 穀類 | 12～16 | 牛肉 | 53～77 |
| 種実(油性) | 4～6 | 豚肉 | 46～74 |

表2.2
さまざまな水素化合物の融点と沸点(℃)

| | 分子量 | 融点 | 沸点 |
|---|---|---|---|
| $CH_4$ | 16 | $-182.8$ | $-161.5$ |
| $NH_3$ | 17 | $-77.7$ | $-33.4$ |
| $H_2O$ | 18 | 0.0 | 100 |
| HF | 20 | $-83.6$ | 19.5 |
| $H_2S$ | 34 | $-85.5$ | $-60.7$ |

な集団(会合体)をつくっているためである．また，水はさまざまな物質を溶解・分散できる．さらに，食品成分と結合している水は液体の水とはまた異なる性質を示す．

### (b) 水分子の構造

水分子はなぜ集団を形成したり，タンパク質や糖質を溶かしたりすることができるのだろうか．水分子の構造をみてみよう．

図2.1のように，水分子のHとOの結合は水素原子Hと酸素原子Oが1個ずつ電子を出し合った**共有結合**からできており，半径約0.14 nm(1.4Å)の球状分子である．しかし，酸素原子の**電気陰性度**(電子を自分のほうに吸引する力)は水素原子に比べてはるかに大きいため，結合電子対はいくぶん酸素原子のほうに偏っている．さらに，酸素原子は結合に関わらない**非共有電子対**を2組もっている．その結果，酸素原子はいくらか負(−)に帯電し，水素原子はいくらか正(+)に帯電している．

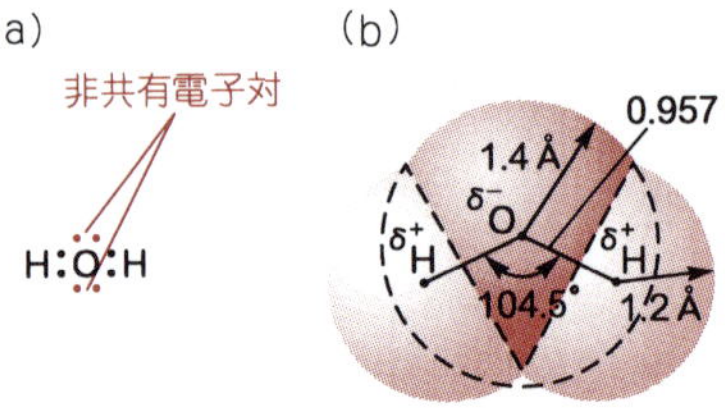

**図2.1 水分子の構造**
(a) 水分子の電子式．
(b) 水分子の模型．

つまり，水分子は全体でみると中性であるが，部分的には正と負に分極している**極性分子**である．極性分子と他の極性分子との間には静電気的な力(**クーロン力**)が生じるので，水分子の正に帯電した水素原子は，隣接した別の水分子の負に帯電した酸素原子とクーロン力で互いに引き合う．その結果，水分子

---

**PlusOne Point**

**単位の接頭語**

| 記号 | 接頭語 | 大きさ |
|---|---|---|
| T | テラ(tera) | $10^{12}$ |
| G | ギガ(giga) | $10^{9}$ |
| M | メガ(mega) | $10^{6}$ |
| k | キロ(kilo) | $10^{3}$ |
| h | ヘクト(hect) | $10^{2}$ |
| da | デカ(deka) | 10 |
| d | デシ(deci) | $10^{-1}$ |
| c | センチ(centi) | $10^{-2}$ |
| m | ミリ(milli) | $10^{-3}$ |
| μ | マイクロ(micro) | $10^{-6}$ |
| n | ナノ(nano) | $10^{-9}$ |
| p | ピコ(pico) | $10^{-12}$ |

1Å(オングストローム)
　= 0.1nm = $10^{-10}$m
1mμ(ミリミクロン) = 1nm
　= $10^{-9}$m

**クーロン力**
陽イオンと陰イオンの間，極性分子間，イオンと極性分子の間など電荷間に働く静電気的な力．

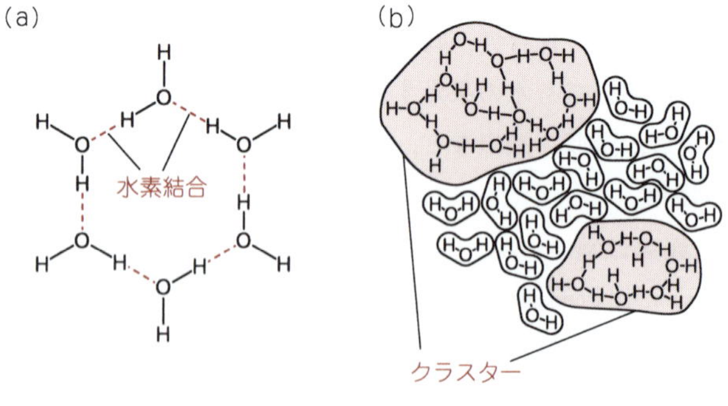

---

**図2.2 水の構造モデル**
(a) 水分子間の水素結合．(b) 水の構造モデル．水の構造モデルはいくつかあるが，これはフランク(Frannk)とウェム(Wem)のクラスターモデル．水分子が水素結合で会合したクラスター部分と，その間に単独の水分子が入り込んだ部分が混合している．この図では二次元で示したが，実際のクラスターは正四面体構造である．

は水素原子を介して結合する．このようにしてできる結合を水素結合という．水分子には水素結合を形成する能力をもつ水素原子が2個と酵素原子の非共有電子対が2組存在するので，1個の水分子が最大4個の水素結合をつくることができる．多数の水分子間にこの水素結合が起こるので，水分子は会合体（クラスター）を形成している（図2.2）．水素結合は弱い結合であるが，形成される数が多いと，分子間力は強くなり，会合体である水の場合も高分子化合物のような物理化学的性質を示す．

**（c）氷と水の構造**

固体状の水（氷）や液体状の水（通常の水）は，多数の水分子が水素結合によって会合した物質である．水は0℃，1気圧で氷となる．その際には，1個の水分子のまわりに4個の水分子が正四面体状に水素結合したクラスターが，三次元状に広がったすき間のある構造（図2.2参照）をとって膨張する．水は4℃で最大密度となり，水が氷になると密度が小さくなり約10％も体積が増加する．このため，氷結晶の体積増加による食品の組織破壊が起こり，解凍に伴って軟化したり，ドリップを生じるなど品質が劣化する（p.22参照）．

**（d）溶媒としての水——水和**

水のように物質を溶かしている液体を溶媒といい，溶けている物質を溶質という．水ほどさまざまな物質を溶かす溶媒はない．塩化ナトリウムやスクロースは水に溶けやすい．物質の溶解度は，その物質どうしの相互作用よりも物質と溶媒の相互作用のほうが強くなると増大する．

**i）イオンの水和**

塩類などの物質は溶液中では解離してイオンとして存在している．そして，生じた正の電荷をもつ陽イオンや負の電荷をもつ陰イオンは，クーロン力で水分子を引きつける．このようにイオンに水が結合することをイオン水和という．図2.3に示すように，イオンは4～6個の水分子と結合（水和）して，イオンどうしの接触が妨げられるので，イオンに解離する塩類は水によく溶けるのである．

また，アミノ基，カルボキシ基の解離基（$-NH_3^+$，$-COO^-$などのイオン）もクーロン力で水和している．

**ii）極性分子の水和**

水分子はヒドロキシ基，カルボニル基，アミド基，エステル結合など電荷をもたない非解離型の極性基の水素原子，酸素原子，あるいは窒素原子と水素結合する（図2.4参照）．分子内で水素結合に関与する極性基の占める割合が大きくなると，分子全体が水に取り囲まれる状態になるので水に溶ける．これが極性分子の水和である．この例としてエタノール，スクロース，尿素などがある．タンパク質や多糖，核酸なども解離型や非解離型の極性基をたくさんもつので，高分子であるにもかかわらず水溶性である．

イオン水和も，極性分子の非解離型の極性基との水和も水の自由を奪うことになるので，水の活動度を低下させる．

**原子・分子間に働く力の大きさ**

| 結合の種類と特徴 | 切り離すのに必要なエネルギー | 例 (kcal/mol) |
|---|---|---|
| 化学結合 | | |
| 〈共有結合〉電子を出し合い共有電子対をつくってできる原子—原子 | 50～150 | H—H 104.2<br>C—C 85.2 |
| 〈イオン結合〉陽イオンと陰イオン間の電気的引力イオン—イオン | 20～200 | $Na^+$—$Cl^-$ ～200 |
| 〈金属結合〉自由電子による結合原子—原子 | 10～30 | Na—Na 18.0 |
| 分子間力 | | |
| 〈水素結合〉極性分子間の水素原子を介する結合 | 3～7 | —O—H…O 6.1 |
| 〈ファンデルワールス力〉すべての分子間に働く電気的な力．多くの気体粒子間で主として働いている力 | 2以下 | Ar…Ar 1.9 |

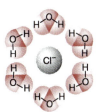

**図2.3 無機イオンへの水和**

### （2）食品中の水の状態
#### （a）結合水，準結合水，自由水

食品は水を多く含むが，水が食品から流出することはほとんどない．食品中の水の状態はどうなっているのだろうか．

食品中の水には結合水，準結合水および自由水の3種類がある．**結合水**(bound water)は，食品構成物質の表面に単分子層で並び，タンパク質や糖質のヒドロキシ基，アミノ基，カルボニル基と水素結合やイオン結合で結びついている**単分子層吸着水**である．前項で述べた食品成分と水和(結合)した水のことで運動性が束縛されている．**準結合水**(semi-bound water)は，水単分子層の外側にさらに水2～3分子層で存在する**多分子層吸着水**や，非常に細い毛細管(直径1μm以下)に閉じ込められている水である．結合水と準結合水は食品成分から離れにくく，タンパク質，核酸などの高次構造を保持する役目をもっており，自由に運動できない状態にあることから束縛水ともいわれる．その周囲に自由に動き回れて，蒸発が容易な水が存在する．これが**自由水**(free water)で，**遊離水**ともいわれる．自由水には，細胞や網状組織の膜，毛細管(直径1μm以上)，繊維などによって物理的に閉じ込められている水と，コロイド状物質中で多分子層吸着によって生じた**凝縮水**があり，これらは搾汁や蒸発が容易である(図2.4)．

> **PlusOne Point**
>
> **食品成分の官能基**
>
> ヒドロキシ基　　—OH
> (水酸基ともいう)
> アルデヒド基　　—CHO
> (ホルミル基ともいう)
> ケトン基　　　　＞CO
> カルボニル基
> (アルデヒド基とケトン基をまとめていう)
> カルボキシ基　　—COOH
> ニトロ基　　　　—NO$_2$
> アミノ基　　　　—NH$_2$
> スルホ基　　　　—SO$_3$H
> アミド基　　　　—CONH$_2$
> エステル結合　　—CO—O—
> エーテル結合　　—O—

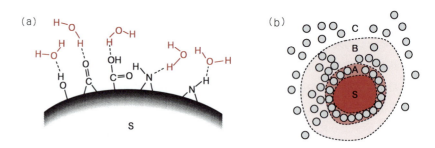

**図2.4　結合水と自由水**
（a）食品成分の官能基と水分子(結合水)の水素結合(水和)．
（b）結合水，準結合水，自由水の分布モデル．
○：水分子，S：タンパク質や糖質，A：結合水，B：準結合水，C：自由水．

したがって，結合水は自由水に比べて，① 蒸発しにくい，② 凍結しにくい(食品成分と強く相互作用している水には，−80℃でも凍結しないものがある．)，③ 溶媒としての働きがない，④ 誘電率が低い，⑤ 酵素反応や微生物に利用されにくいなどの特徴をもっている．

#### （b）水分活性

食品の保存に際しては，微生物の繁殖や食品に含まれている酵素の作用，食品成分間の相互作用が問題となり，これらの作用は水分含量に大きく影響される．しかし，食品の保存性は必ずしも「水分含量」(p.15参照)には相関しない．

> **PlusOne Point**
>
> **結合水の測定**
>
> 氷点降下法，熱量計算法，NMR(核磁気共鳴法)が用いられるが，結合水の量を正確に求めることはむずかしい．

食品中の水の生物学的反応は，自由に動き回れ，自由に気化・液化できる水（自由水）の量によって決まるからである．また，食品の水分含量はその食品の置かれている環境（温度や湿度）によって常に変化する．食品中の水の指標としては水分含量を求めるだけでは不十分で，食品中の実質的水（自由水）の量を求める必要があるが，一般には**水分活性 $A_W$**（water activity）を求めて自由水の指標としている．

食品の水分活性 $A_W$ とは，同じ温度での純水の蒸気圧と食品の蒸気圧との比と定義されている．つまり，$A_W$ の値は，食品を密閉した容器に入れて放置し，水分が平衡になったときの容器内の相対湿度（RH，関係湿度ともいう，単位は％）の 1/100 に等しいといえる．

$$水分活性(A_W) = 食品の蒸気圧(P_A) / 純水の蒸気圧(P_W)$$
$$= 相対湿度(RH)/100$$

ここで，食品の蒸気圧を求める方法には，① 水分平衡状態に達した器内の平衡蒸気圧を検圧計で直接測定する方法（蒸気圧法）と，② 一定の相対湿度下における食品の平衡重量（水分）を測定する方法（重量平衡法）とがある．

純水の $A_W$ は 1 であるが，食品には自由に気化・蒸発できない結合水があるので，$P_A \leq P_W$ であり，食品の $A_W$ は常に 1 より小さな値となる．

### （c）等温吸湿脱湿曲線
#### ——「しける」と「ひからびる」

乾燥食品を湿度の高い状態に置くと吸湿が起こるが，このときの水分活性（$A_W$）と水分含量の関係を表すと，逆Ｓ字型（シグモイド）曲線になる（図2.5）．これは，吸湿の過程ではまず食品の表層に水の単分子層が形成され（A領域），続いて水の多分子吸着が起こり（B領域），次いで細孔や毛管部へ水が取り込まれる（C領域）からである．したがって，最初，水分含量と $A_W$ はともに変化す

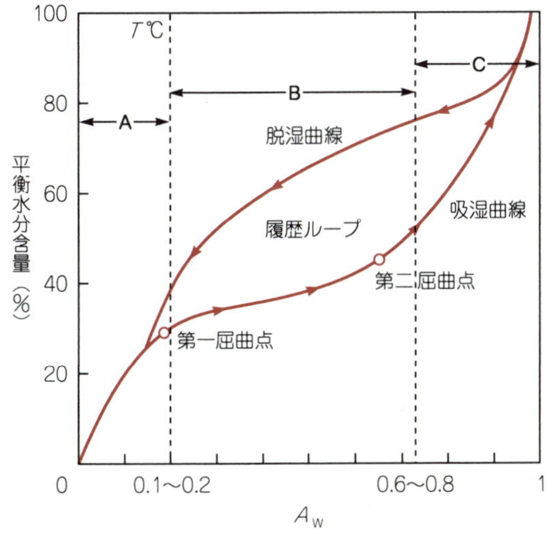

**水分活性測定法**
**——重量平衡法**
重量平衡法による水分活性の測定法では，コンウェイユニットを用いるグラフ挿入法が広く用いられている．密閉容器に特定の塩類の飽和溶液を入れて，一定のRHに保ち，この中に食品を置き一定温度で一定時間放置し，吸湿あるいは脱湿させる．水分が平衡に達した時点で食品の重量の増減量を求める．縦軸に増減量，横軸にRHをとったグラフにプロットし，重量変化がゼロのときのRHを内挿で求め，これに 1/100 を掛けると $A_W$ が求められる．

**図2.5**
**食品の平均的な等温吸湿脱湿曲線**
A：単分子層吸着水（結合水），
B：多分子層吸着水（準結合水），
C：細孔や毛管部へ取り込まれた凝縮水（自由水）．

る．続いて水分含量はあまり変化しないが，$A_W$はどんどん変化し，湿度が高い条件になると水分含量は変化するが，$A_W$はあまり変化しない．A領域は結合水に，B領域は準結合水に，C領域は自由水にほぼ対応する．

逆に$A_W$が1に近いような食品を乾燥状態に置くと，脱湿は表層で起こり，内部の水がなくならないため，最初水分含量は変化するが，$A_W$はあまり変化しない．続いて水分含量はあまり変化しないのに，$A_W$はどんどん変化する．

したがって一般に吸湿過程と脱湿過程を表す曲線は異なり，脱湿するときに比べて吸湿するときのほうが同一$A_W$でも水分含量は少ない．このように吸湿過程と脱湿過程で食品の水分含量に差がみられる現象を**履歴現象**（ヒステリシス）という．食品は意外に湿らしにくく，乾かしにくいのである．

実際の食品の$A_W$と水分含量をグラフに書いてみると（図2.6），加熱乾燥された食品は吸湿曲線の近くにプロットされ，「しける状態」，すなわち吸湿状態にあることを示す．また，水分が多い動植物食品の多くは脱湿曲線近くにプロットされ，「ひからびやすい状態」にあることがわかる．「ひからび」は，細孔に入っている自由度のもっとも大きい自由水が失われることによって起こる．$A_W$ 0.65〜0.85の食品を**中間水分食品**という（p.21参照）．

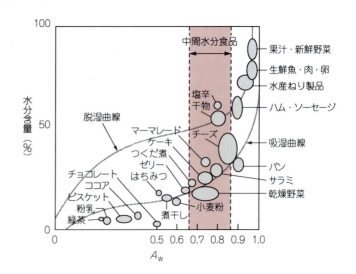

図2.6
さまざま食品の水分活性と水分含量および中間水分食品

**（d）水分活性と食品の変質**

食品のさまざまな変質の原因と水分活性の関係を図2.7に示す．細菌，酵母，かびなどの微生物の生育は$A_W$と密接に関係している．一般に，細菌は$A_W$ 0.90以下，酵母は0.85以下，かびは0.80以下で生育できなくなる．かびは乾燥に強いので，比較的乾燥した食品にもかびが生えることがある．$A_W$が0.60以下になるとすべての微生物の生育が抑えられる．

水分活性が関係するその他の反応には，次のようなものがある．① 非酵素的褐変反応のアミノ・カルボニル反応（6.6節参照）は糖とアミノ酸が反応する

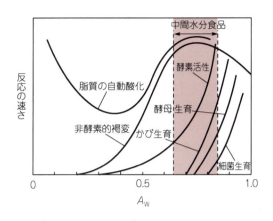

図2.7 食品の変質と水分活性

ために水が必要であり，水分活性が高いほど反応が速く進む．しかし，あまり水が多すぎても反応基質が希釈されるために反応は遅くなる．したがって，褐変はある水分活性でもっとも速く進む．② 加水分解酵素が関与する反応は水が多いほど速く進む．③ 水の単分子層をはぎとるほど水分活性を低くすると，脂質の自動酸化（6.1節参照）は進みやすくなる．空気中の酸素と脂質が直接触れるのを，水が防御しているためである．また，水分活性が一定以上高くなると溶存酸素の量が増え，酸化を触媒する重金属イオンとの接触機会が増すので，脂質の酸化は進みやすくなる．しかし，高水分活性では反応系が希釈されるので反応性は低下する．

**（e）中間水分食品**

図2.7からわかるように，食品の腐敗による変質は水分活性を低くすることで防止できる．水分活性を低くするには二つの方法がある．

第一の方法は，水分含量をできるだけ低くして自由水の量を減らすことである．古くから食品の保存のために乾燥が行われてきた．果汁，牛乳など加熱によって変質するものは，減圧低温濃縮すると水分を除去できるので保存性が高められる．寒天，凍り豆腐など凍結脱水による乾燥食品もある．しかし，乾燥食品類は水で戻しても復元性が悪く，また乾燥により組織が脆弱化して機械的な損傷を受けやすい欠点がある．また，脂質の酸化が進みやすくなる問題もある．

第二の方法は，食品中の水分含量は変えずに自由水の量を減らして微生物の生育を抑えて保存性を高めるものである．これには冷凍処理や塩蔵，糖蔵があげられる．冷凍すると保蔵性がよくなるのは，低温であることと，自由水が凍って結合水が増加することによる．ただ冷凍食品には，解凍によってドリップを生じて品質が劣化する（次ページ参照），保存機器が必要であるなどの欠点がある．

塩蔵や糖蔵では，結合水の比率を増やして水分活性を低下させ，食品の保蔵性を高める．すでに述べたように（p.19参照），塩類は水溶液中ではイオンに

解離し，イオン原子と水分子の間にクーロン力(静電気的な力)が働いて水和が起こる．糖類およびその誘導体も，多くのヒドロキシ基を分子内にもっているので水素結合で多量の自由水を捉える．したがって，食品に食塩やリン酸など適当な無機塩類あるいはスクロースや糖アルコールなどの糖質を加えることで，水分活性を適当に調節することが可能である．これらは**保水剤**(保湿剤)といわれる．

水分含量を抑えたり保水剤を加えて，$A_W$ を 0.65〜0.85 に調節した食品は**中間水分食品**(IMF)とよばれる(図2.6，2.7 参照)．これらはおよそ20〜40%の水分を含むので，乾燥食品のように復水しなくても食べられ，また，微生物の生育が抑えられているので冷蔵しなくても保存性がよい．伝統的な保存食品のなかにも，ようかんや乾燥果実，魚介干物，求肥(ぎゅうひ)のように中間水分食品にあたるものが多い．

ただ，食塩の過剰摂取は高血圧との関係が問題となり，また，スクロースはその高カロリー性やう触性が問題となる．プロピレングリコールも安全性に問題がある．さらによい保水剤(保湿剤)の開発と，嗜好性に合った，保存性の高い中間水分食品の製造開発が望まれる．

### (3) 食品の加熱と冷凍

水の特徴の一つは，液体で存在する温度幅が広いことである．このため水を使って食品を煮炊きできる．

食品を加熱すると，デンプン粒子のミセル構造(6.3節参照)に水分子が浸入し膨潤する．タンパク質も変性する．このため，分解酵素の攻撃を受けやすくなり消化性がよくなる．100℃では軟らかく煮えない豆，玄米，動物のすじや骨なども，圧力なべ(1気圧加圧で水の沸点は約120℃となる)を使えば調理できるようになる．

食品を低温で保蔵すると，さまざまな酵素反応や化学反応が抑えられ，微生物の生育も抑えられるため，食品の品質は長期間劣化しない．食品を凍結しない程度の低温で保蔵することを**冷蔵**といい，氷温以下で凍結させるのが**凍結保蔵**である．凍結保蔵は，自由水や準結合水をほとんど凍結できるのですぐれた保存方法であるが，水は氷になる際に約10%も体積が増加するため，その圧力で野菜類では組織破壊が起こり，解凍時には組織が軟化する．また，冷凍肉ではタンパク質変性も同時に起こるため，保水性がさらに低下し，解凍時に細胞質の流失(**ドリップ**)を生じてパサパサした肉になるなど食品の品質劣化を招く．

0〜−5℃の間を**最大氷結晶形成温度帯**といい，この温度に保たれる時間の長短によって食品中に生成する氷の結晶の大きさが決まるので，食品を凍結させるときには，最大氷結晶形成温度帯をできるだけ短時間に通過させることが大切である．家庭用冷凍庫(フリーザー)では−18℃くらいで凍結保蔵しているが，氷の結晶が大きくなりやすく，細胞組織が氷結晶によってこわされやすい欠点がある．これを防止するため，工業的には−40℃以下まで急速冷凍し，

```
    CH₃
    |
    CHOH
    |
    CH₂OH
```
プロピレングリコール

### PlusOne Point
**解凍のコツ**

解凍は，食品の種類や状態によって，ゆっくりと解凍したほうがよい場合と急速に解凍したほうがよい場合がある．一般に魚や肉類は緩慢解凍したほうがドリップが少なく，色彩もよい．加熱後凍結した野菜やえび，かには急速解凍がよい．家庭で冷凍食品を解凍する場合は，電子レンジで0℃付近まで解凍したのち，できるだけ低温で自然解凍するとよい．

## 飲料水（水道水）の基準――おいしい水とは？

飲料水としての条件は，①病原生物に汚染されていないこと，②有害物質を含まないこと，③臭気，味，色のないこと，④pHおよび濁度が正常値であること，などである．水道水は厚生労働省が設定した「水道水の水質基準」によって，管理，監視されているが，さまざまな化学物質による地下水や河川水の汚染が進んでおり，浄水場での多量の塩素の投入が必要となる．その結果，カルキ臭などの異臭味が増え，また，塩素とフミン質などの有機物との反応で発がん性のトリハロメタンを生成する問題もでてきている．

ところで，「おいしい水」とはどんな水であろうか．一般的にいうと，おいしい水の第一条件は冷たいことで，10〜15℃の水，とくに13〜14℃の水をおいしいと感じる人が多い．成分については無機質やガス（二酸化炭素や酸素）が適度の濃度で，しかもバランスよく溶け込んでいることである．とりわけ，$Ca^{2+}$，$K^+$，$SiO_2$が適度に多く，$Mg^{2+}$，$SO_4^{2-}$の少ない水がおいしい水とされる．また，水のクラスターの大きさが適当で，均一な水がおいしい水とする説もある．

水に対するニーズは多様化し，安全でおいしい水道水だけでは満足しきれず，健康をより増進させる品質の高い水が求められるようになってきた．このため，ミネラルウォーター，家庭用浄水器，アルカリイオン水生成器の売り上げが伸び，飲食店でも大量に利用しているところがある．このような水の食品への影響は明らかではなく，今後の研究が待たれる．

---

最大氷結晶形成温度帯を素早く通過させて氷の結晶をできるだけ微小にする工夫がされている．

**チルド保蔵**は0℃で食品を保蔵するもので，食品中の水は0℃では凍結せず，品質が保たれることを利用したものである．生クリーム，チーズ，ヨーグルトなどの乳製品，納豆など発酵食品，ちくわなど練り製品，生麺などの保存に適する．

**氷温保蔵**は−1〜−2℃で食品を保蔵するもので，食品中の水がこの温度帯でも凍結しないことを利用したものである．生もの（肉，魚介類など）の鮮度を保ったまま保存するのに適している．

**パーシャルフリージング保蔵**は−3℃付近で保蔵するもので，この温度では食品中の自由水の一部は凍結するが，細胞破壊をするほど完全凍結しないことを利用したものである．解凍不要なので，肉や魚介類，刺身，ハムなどをすぐに調理できる状態で保存するのに適している．

## 2.2 タンパク質

**タンパク質**（protein）は，われわれの身体や食品を構成する重要な成分の一つである．食事として摂取したタンパク質は，体内において消化・吸収され，その後，体の構成成分や酵素，ホルモンなどのさまざまな重要な成分となって利用される．

タンパク質は，**アミノ酸**（amino acid）が連なってできた高分子性物質である．ヒトの体内や食品に含まれるタンパク質は，それぞれ複雑な三次元的な広がりをもった形をしているが，このような形をとることによって，酵素作用，ホル

---

**PlusOne Point**

**タンパク質の名称は？**
proteinはオランダの化学者のムルダー（G.J. Mulder, 1803〜80）によってはじめて用いられた．ギリシャ語の*proteios*に由来し，生体にとって"第一に重要なもの"という意味をもっている．漢字で「蛋白質」と書くが，「蛋」は「卵」の意味である．

## PlusOne Point

**アミノ酸の名前の由来**

〈分離されたときの性状に由来〉
グリシン：ゼラチンから得られた甘味をもつ物質．ギリシャ語の「甘い(*glykys*)」から命名．
ロイシン：筋肉から分離された白い物質．ギリシャ語「白い(*leukos*)」から命名．
アルギニン：銀塩として分離．ラテン語の「銀(*argentum*)」から命名．

〈分離された食品や物質に由来〉
アスパラギン：アスパラガスから分離．
グルタミン：小麦のグルテンから分離．
チロシン：チーズ(ギリシャ語の「チーズ(*tyros*)」)から分離．
トリプトファン：トリプシン消化物から分離．
シスチン：尿石から分離．ギリシャ語の「膀胱(*kystis*)」から命名．

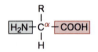

**図2.8　α-アミノ酸の構造式**

**α炭素原子**
分子内のカルボキシ基に隣接する炭素原子のことで，炭素原子の鎖長に従って順番にβ位，γ位，δ位，ε位とよばれる．

$-\overset{|}{\underset{|}{C}}{}^{\varepsilon}-\overset{|}{\underset{|}{C}}{}^{\delta}-\overset{|}{\underset{|}{C}}{}^{\gamma}-\overset{|}{\underset{|}{C}}{}^{\beta}-\overset{|}{\underset{|}{C}}{}^{\alpha}-COOH$

## PlusOne Point

**9番目の必須アミノ酸：ヒスチジン**

必須アミノ酸のうち，ヒスチジンについては従来ヒトの成長期に必須であるが，成人では非必須アミノ酸であると考えられていた．ところが，近年成人での必須性が確認され，必須アミノ酸の一つになっている．

---

モン作用などさまざまな働きを発現している．

食品には，それぞれに特有のタンパク質が含まれている．食品の種類によって，タンパク質を構成するアミノ酸の構成割合(アミノ酸組成)が異なり，これが食品のタンパク質栄養価の違いとなって現れる．したがって，アミノ酸組成の違いは，栄養学の観点から重要である．また一方で，食品のタンパク質は，大豆から豆腐がつくられたり，小麦粉からパンがつくられたりするように，食品の加工性や調理性とも密接に関係している．このように，タンパク質の性質について理解することは栄養学や食品科学の面から，大切な学習課題となっている．

### (1) アミノ酸

#### (a) タンパク質の生合成に使われるアミノ酸

タンパク質の生合成に使われるアミノ酸は20種ある(表2.3)．このうちプロリンを除いたものがすべてα-アミノ酸である．

**α-アミノ酸**とは，分子内の**α炭素原子**にアミノ基($-NH_2$)が結合したα-アミノカルボン酸〔カルボン酸はカルボキシ基($-COOH$)をもつ酸の意味〕をいい，一般構造式は図2.8のとおりである．アミノ酸は，側鎖(Rで表す)の違いによって，表2.3に示すように七つのグループに分類される．アミノ酸のうち，プロリンは前述の一般構造式には従わないイミノ酸〔イミノ基($-NH$)をもった酸〕である．

アミノ酸のうち，バリン，ロイシン，イソロイシン，トレオニン，リシン，フェニルアラニン，メチオニン，トリプトファン，ヒスチジンの9種類のアミノ酸はヒトでは食事から摂取することが必要であり，**必須アミノ酸**(essential amino acid)とよばれる(表2.3参照)．

#### (b) その他のアミノ酸

アミノ酸にはタンパク質を構成していない**非タンパク質態アミノ酸**や，アミノ酸類縁化合物も多くある(表2.4)．これらは，代謝上重要な働きをしているものが多い．また，これらの化合物には，アリインやテアニンなどのように，

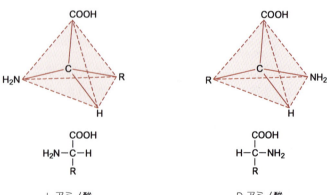

**図2.9　アミノ酸の光学異性体**　　L-アミノ酸　　D-アミノ酸

## 2.2 タンパク質

表2.3 タンパク質を構成するおもなアミノ酸

| 分類 | アミノ酸 | 化学式（色のついた部分は側鎖を表す） | 溶解性** (25℃, 水100gに溶けるg数) | 三文字略号 | 一文字略号 | 等電点 | 備考 |
|---|---|---|---|---|---|---|---|
| 脂肪族アミノ酸 | グリシン | H₂N-CH-COOH \| H | 24.99 | Gly | G | 5.97 | 不斉炭素原子がないので、光学活性でない 甘味がある |
| | アラニン | H₂N-CH-COOH \| CH₃ | 16.51 | Ala | A | 6.00 | 肉類，魚介類，あまのり，大豆製品など多くの食品に広く分布 |
| | バリン* | H₂N-CH-COOH \| CH(CH₃)₂ | 8.85 | Val | V | 5.96 | 貝類に不足しがちなアミノ酸 |
| | ロイシン* | H₂N-CH-COOH \| CH₂-CH(CH₃)₂ | 2.19 | Leu | L | 5.98 | いも類（じゃがいも），野菜類で不足しがちなアミノ酸 |
| | イソロイシン* | H₂N-CH-COOH \| H₃C-CH-CH₂-CH₃ | 4.12 | Ileu または Ile | I | 6.02 | |
| | セリン | H₂N-CH-COOH \| CH₂-OH | 38.0 (20℃) | Ser | S | 5.68 | アルコール性ヒドロキシ基をもつ |
| | トレオニン* | H₂N-CH-COOH \| H₃C-CH-OH | 14.1 (52℃) | Thr | T | 5.60 | アルコール性ヒドロキシ基をもつ |
| 酸性アミノ酸 | アスパラギン酸 | H₂N-CH-COOH \| CH₂COOH | 0.50 | Asp | D | 2.98 | $\beta$-カルボキシ基をもつ 種実類，豆類，魚介類，肉類，乳類など多くの食品に分布 |
| | グルタミン酸 | H₂N-CH-COOH \| CH₂CH₂COOH | 0.84 | Glu | E | 3.22 | $\gamma$-カルボキシ基をもつ 植物性食品（例：小麦グルテン），肉類，乳類などに多く含まれる グルタミン酸塩はうま味を呈する |
| 酸性アミノ酸の酸アミド | アスパラギン | H₂N-CH-COOH \| CH₂CONH₂ | 3.00 （一水和物） | Asn | N | 5.41 | アスパラガスから分離 |
| | グルタミン | H₂N-CH-COOH \| CH₂CH₂CONH₂ | 4.25 | Gln | Q | 5.70 | |
| 塩基性アミノ酸 | リシン* | H₂N-CH-COOH \| CH₂CH₂CH₂CH₂NH₂ | 111.5 (50℃, 塩酸塩) | Lys | K | 9.74 | $\varepsilon$-アミノ基をもつ 穀類，種実類で不足しがちなアミノ酸 |
| | アルギニン | H₂N-CH-COOH \| CH₂CH₂CH₂NHCNH₂ ‖ NH | 40.0 (50℃) | Arg | R | 10.76 | グアニジノ基をもつ 苦味がある |
| | ヒスチジン* | H₂N-CH-COOH \| CH₂-[イミダゾール環] | 4.29 | His | H | 7.59 | イミダゾール基をもち，複素環アミノ酸でもある |
| 芳香族アミノ酸 | フェニルアラニン* | H₂N-CH-COOH \| CH₂-[ベンゼン環] | 2.97 | Phe | F | 5.48 | ベンゼン環をもつ |
| | チロシン | H₂N-CH-COOH \| CH₂-[ベンゼン環]-OH | 0.045 | Tyr | Y | 5.67 | フェノール性ヒドロキシ基をもつ |

(表2.3のつづき)

| 含硫アミノ酸 | システイン | H₂N-CH-COOH<br>   CH₂-SH | 易溶 | Cys | C | 5.02 | SH基をもち, ジスルフィド結合によってシスチンとなる |
|---|---|---|---|---|---|---|---|
| | メチオニン* | H₂N-CH-COOH<br>   CH₂-CH₂-S-CH₃ | 5.6<br>(30℃) | Met | M | 5.06 | 豆類に不足しがちなアミノ酸 |
| 複素環アミノ酸 | トリプトファン* | H₂N-CH-COOH<br>   CH₂-(インドール環) | 1.14 | Trp | W | 5.88 | インドール環をもつ |
| | プロリン | (ピロリジン-COOH構造) | 162.3 | Pro | P | 6.30 | イミノ酸である |

\*：ヒトの必須アミノ酸．　\*\*：日本生化学会 編,『生化学データブック』, 東京化学同人(1980).

**表2.4　タンパク質構成アミノ酸以外のアミノ酸および類縁化合物の代表例**

| 名　称 | 化学式 | 備　考 |
|---|---|---|
| オルニチン | H₂N-(CH₂)₃-CH-COOH<br>       NH₂ | 天然アミノ酸．尿素回路の中間体．抗菌性ペプチドや細菌細胞壁などに存在 |
| シトルリン | H₂N-C(=O)-NH-(CH₂)₃-CH-COOH<br>            NH₂ | 天然アミノ酸．尿素回路の中間体．すいかに含まれている．利尿作用 |
| クレアチン |    CH₃<br>H₂N-C(=NH)-N-CH₂-COOH | 筋肉などに含まれる．食肉の味に関係している |
| β-アラニン | H₂N-CH₂-CH₂-COOH | 天然界に存在する唯一のβ-アミノ酸．パントテン酸, カルノシン, アンセリンなどの構成成分 |
| アリイン | CH₂=CH-CH₂-S-CH-COOH<br>        NH₂ | システインの誘導体．にんにくの香気成分．アリシンに変わる |
| タウリン | H₂N-CH₂-CH₂-SO₃H | システインの誘導体．いか, たこ, かき(貝)などに多く含まれる．血清コレステロール低下作用(p.69参照) |
| テアニン | C₂H₅-NH-CO-(CH₂)₂-CH-COOH<br>          NH₂ | グルタミン酸の誘導体．緑茶のうま味成分 |
| γ-アミノ酪酸 | H₂N-CH₂-CH₂-CH₂-COOH | 抑制性神経伝達物質, 血圧降下作用 |

食品のフレーバーや味に関わるものもある．

### （2）アミノ酸の性質

#### （a）光学異性

　グリシンを除くすべてのアミノ酸のα炭素原子は, すべて異なる原子または官能基と結合しているキラル中心(不斉炭素原子)である(図2.9, 2.3節参照)．このようなキラル中心があるために, アミノ酸の構造は, 右手と左手のように**鏡像異性体**の関係にあり, D配置の**D-アミノ酸**とL配置の**L-アミノ酸**とに分けられる．自然界に存在するアミノ酸の大部分はL型で, また通常のタンパク質を構成するアミノ酸もL型である．したがって, ヒトの栄養に関係するのはL型のアミノ酸であり, D型のアミノ酸は栄養上微量成分である．

---

**PlusOne Point**

**D-アミノ酸も利用される？**
D型のアミノ酸は, ある種の植物(エンドウ幼植物など)や微生物(ペプチドグリカン, ペプチド性抗生物質など)などに存在している．摂取されたD-アミノ酸は, D-アミノ酸酸化酵素によって酸化的脱アミノされて2-オキソ酸となり, さらにアミノ基転移酵素によってL型に変換されて利用されると考えられている．

### （b）アミノ酸の溶解性

グリシン，アラニン，セリン，プロリンなどのアミノ酸は，水によく溶ける．一方，ロイシン，チロシンなどのアミノ酸は水に溶けにくい．脂肪族アミノ酸のなかでは，炭素鎖長が延びるにつれて，一般に水に溶けにくくなる（表2.3参照）．

アミノ酸のなかには，側鎖の部分（図2.8のR）が極性の低い原子団からなり，水との親和性の低い，つまり水を嫌うアミノ酸がある．これらのアミノ酸を**疎水性アミノ酸**という．疎水性アミノ酸には，ロイシン，イソロイシン，フェニルアラニン，トリプトファンなどがある．タンパク質（球状タンパク質）分子の内部には疎水性アミノ酸が多く存在し，疎水性アミノ酸どうしで疎水結合とよばれる結合をつくる．このようにしてできる疎水結合は，タンパク質の構造を支える重要な因子となる（p.31参照）．一方，Rが極性の高い親水性の原子団からなるアミノ酸を，**親水性アミノ酸**という．親水性アミノ酸には，セリン，トレオニン，グリシン，リシン，アルギニンなどがある．

### （c）水溶液中でのアミノ酸の挙動

アミノ酸分子内のカルボキシ基は，水溶液中で水素イオン（$H^+$）供与体となるので酸性の性質を示す．一方，アミノ基は水素イオン受容体となるので塩基性の性質を示す．したがって，アミノ酸は酸性および塩基性の両方の性質を示す．このような性質を示す物質を**両性電解質**（ampholyte）という．

つまりアミノ酸の分子内には，陽イオンとなる官能基のアミノ基と，陰イオンとなる官能基のカルボキシ基がある．このために，アミノ酸の水溶液では，水溶液のpHによってアミノ酸の分子形が異なっている．酸性の溶液では，分子全体として陽イオンの形で存在し，またアルカリ性では陰イオンの形で存在している．中性付近の溶液では両方の官能基が電離した**双性イオン**（zwitter ion）の形で存在する（図2.10）．側鎖に解離基があると荷電状態は複雑となり，

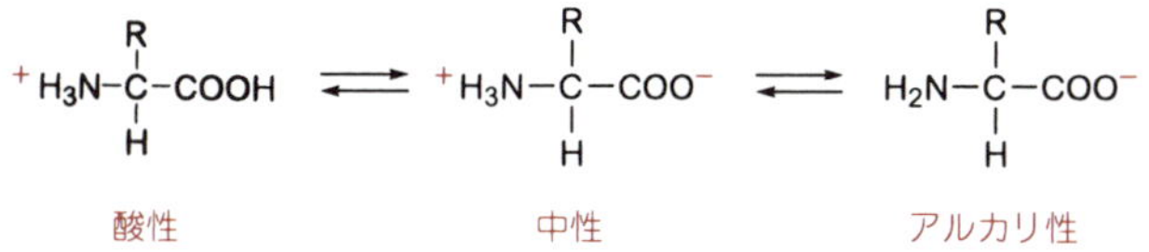

図2.10　アミノ酸の水溶液中での挙動

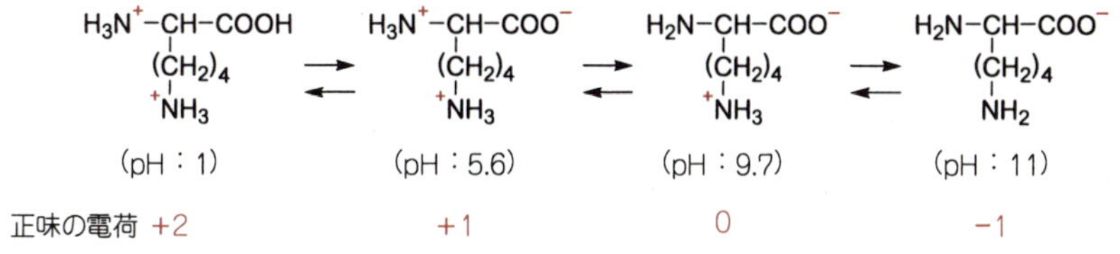

図2.11　塩基性アミノ酸リシンの水溶液中での挙動

## PlusOne Point

**食品表面に見られる白い粉は？**
食品を乾燥させると，多量に存在する成分や，溶解度の低い成分が，食品表面に白い粉のように析出してくる．その成分は，食品によって異なる．
するめ（タウリン），ゆでたたけのこ（チロシン），乾燥こんぶ（マンニトール），干しがき（果糖，ブドウ糖）．

**pH**
濃度の低い水溶液の酸性・塩基性の強弱は，水素イオン濃度[$H^+$]（mol/L）の逆数の常用対数（mol/L）の値を用いる．これを水素イオン指数といい，pHの記号で示す．
$pH=(\log 1/[H^+])=-\text{Log}[H^+]$
ところで，酸の分子が電離したときに生じる水素イオン$H^+$は，ただちに水分子と結合してオキソニウムイオン$H_3O^+$（ヒドロニウムイオンともいう）となる．つまり，$H^+$は実は水溶液中に単独では存在しない．
$H^+ + H_2O \rightarrow H_3O^+$
しかし，$H_3O^+$は便宜上$H^+$と表すことが多いので，酸性・塩基性の強弱も古い定義にしたがって水素イオン指数pHで示す．

> ## アミノ酸の味
>
> アミノ酸はさまざまな味を呈する．甘味をもつアミノ酸として，グリシン，アラニン，トレオニン，セリン，プロリン，リシン（塩酸塩），ヒドロキシプロリン，グルタミンなどが知られている．このなかには，グリシンのように甘味だけが強いものもあれば，セリンやアラニンのように甘味とともにうま味を呈するものもある．また，プロリンなどは甘味とともに苦味を示す．D-アラニンやD-トリプトファンなどD系列のアミノ酸には，甘味を呈するものが多い．
>
> 一方，アミノ酸にはアルギニンなどのように苦味をもつものもある．フェニルアラニン，トリプトファン，イソロイシン，ロイシン，バリンなど，ヒトの必須アミノ酸には，苦味を呈するものが多い．
>
> グルタミン酸塩にはうま味があり，こんぶの味として古来さまざまな料理に利用されている．またグルタミン酸ナトリウム塩の結晶は，調味料として今日広く利用されている．塩の形ではないグルタミン酸やアスパラギン酸は酸味を呈する．

たとえばリシンでは次の四つの分子形が存在する（図2.11）．

このように，アミノ酸の解離の状態は溶液の環境（pH）によって変化する．正味の電荷がゼロのときのpHを**等電点**（isoelectric point，記号pI）という．各アミノ酸の等電点は表2.3に示したとおりである．等電点が酸性のものを**酸性アミノ酸**，アルカリ性（塩基性）のものを**塩基性アミノ酸**，中性付近のものを**中性アミノ酸**という．このような性質はタンパク質にも同様に見られる（表2.6参照）．

### （d）アミノ酸の呈色反応

アミノ酸特有の代表的な呈色反応として**ニンヒドリン反応**があげられる．アミノ酸をニンヒドリンとともに煮沸するとルーマン紫とよばれる色素を形成し，赤紫色〜青紫色を呈するようになる（吸収波長は570 nm）．ニンヒドリン反応には，アミノ酸が反応するのみならず，ペプチドやタンパク質も反応する．アミノ酸のうち，イミノ酸であるプロリンは，ニンヒドリン反応で黄色を呈する（吸収波長は440 nm）．また**キサントプロテイン反応**は，チロシンのオキシフェニル基がニトロ化して起こる反応で，チロシンやチロシンを含むペプチドやタンパク質が黄色を呈する．その他，特定のアミノ酸が個別に示す反応がいくつかある．たとえば，**ミロン反応**はフェノールが示す反応で，フェノール環をもつチロシンが褐色を呈する．その他，**ホプキンス-コール反応**（インドール核が示す反応で，トリプトファンが緑色の蛍光呈色する），**硫化鉛反応**（システイン，シスチンなどの含硫アミノ酸がこの反応を示し黒色を呈する），**坂口反応**（アルギニンのグアニジル基が示す反応で，アルギニンやアルギニンを含むタンパク質が赤色を呈する）などがあげられる．

### （e）アミノ酸の生理作用

食事として摂取されたタンパク質は，消化管内で管腔内消化を受ける．胃内ではペプシンによる消化を受け，その後，小腸内では膵酵素（トリプシン，キモトリプシン，エラスターゼ，カルボキシペプチダーゼなど）により消化され

る．次いで，小腸上皮細胞に存在する膜消化酵素によって，アミノ酸（ペプチドも一部含まれる）に加水分解されるとともに吸収される．門脈を通って吸収されたアミノ酸は肝臓に行き，アミノ酸プールへ供給されてゆく．アミノ酸プールは，アミノ酸が常に供給されるとともに，一方で常に分解されている．適切なタンパク質量を摂取している限りは，供給と分解とが活発に回転しながらアミノ酸のバランスがとられている．

食事に由来するアミノ酸から，細胞を構成するタンパク質や血液タンパク質，酵素などのさまざまなタンパク質が，肝臓，筋肉，その他の組織でつくられる．また一方で，生体に重要ないろいろな物質がアミノ酸から生合成される．これらの重要物質には，核酸，ホルモン，生理活性アミン，NAD，ヘムなどがあげられる．

### （3）ペプチド

アミノ酸が2個以上結合した化合物をペプチド (peptide) という．アミノ酸どうしが結合する場合には，一つのアミノ酸のCOOH基と別のアミノ酸のNH$_2$基とから，H$_2$O分子が脱離して，ペプチド(-CO-NH)結合がつくられる．

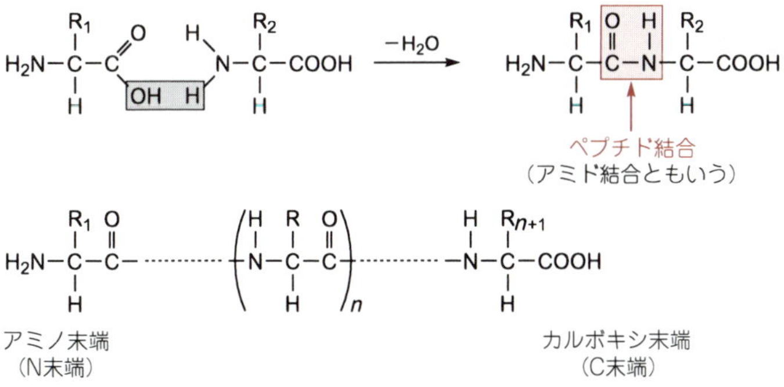

図2.12　ペプチド結合とペプチド

表2.5　生体および食品のペプチド

| (1) 生体・食品に含まれるペプチド | | |
|---|---|---|
| カルシトニン | 32個のアミノ酸からなる | カルシウム調節ホルモン |
| インスリン | A鎖 (21個のアミノ酸) とB鎖 (30個のアミノ酸) からなる | 血糖調節ホルモン (体細胞の糖の取り込み・利用の促進，グリコーゲン・タンパク質合成の促進など) |
| グルカゴン | 29個のアミノ酸からなる | インスリン拮抗ホルモン (血糖調節など) |
| グルタチオン | γ-グルタミルシステイニルグリシン | SH基の維持機能，解毒機能など．酸化・還元に関与 |
| アンセリン | β-アラニルメチルヒスチジン | 動物の筋肉に含まれる．カルシウムの体内輸送などに関与 |
| カルノシン | β-アラニルヒスチジン | 動物の筋肉や神経線維に含まれる，抗酸化作用などをもつ |
| (2) 食品の消化後に生じる生体調節機能をもつペプチド | | |
| カゼインホスホペプチド | カゼインの加水分解によって生じる | カルシウムの腸管吸収を促進させる |
| アンギオテンシンI変換酵素阻害ペプチド | ある種の食品タンパク質の加水分解によって生じる | 血圧調節に関係するアンギオテンシンI変換酵素阻害活性を示し，高血圧予防効果が期待されている |
| (3) 呈味ペプチド | | |
| アスパルテーム | アスパラチルフェニルアラニンメチルエステル | 人工甘味料．砂糖の約200倍の甘味をもつ |

ペプチドやタンパク質は，図2.12のようにアミノ酸が順次多数結合した形をしている．アミノ酸が二つまたは三つ結合したものをそれぞれ**ジペプチド**(dipeptide)，**トリペプチド**(tripeptide)，2〜10個程度結合したものを**オリゴペプチド**(oligopeptide)，多数結合したものを**ポリペプチド**(polypeptide)という．またポリペプチドのうち，アミノ酸数が50前後以上のものを**タンパク質**という．表2.5には，さまざまなペプチドの例をあげている．ペプチドには，**カルシトニン**，**インスリン**などのようなヒトの体内で重要な働きをするペプチド性ホルモンがある．また，食肉や魚介類などの**アンセリン**，**カルノシン**は食品の呈味に関係している．そのほか，みそやしょうゆ，乳製品などの発酵食品では，製造の過程で生じるペプチドが，食品に好ましい味をかもしだしている．

食品タンパク質の加水分解（消化）によって生じるペプチドには，さまざまな生体調節機能（食品の第三次機能）があって注目されている．さらに，人工甘味料**アスパルテーム**(aspartame)は低エネルギー志向の観点から広く利用されている呈味ペプチドである（3章，p.93参照）．

### (4) タンパク質の構造
#### (a) 一次構造

タンパク質は，約20種のα-アミノ酸がペプチド結合してできた構造をしている．タンパク質を構成している**アミノ酸の配列**(amino acid sequence)をタンパク質の**一次構造**とよび，結合しているそれぞれのアミノ酸を**アミノ酸残基**という．一次構造には，ペプチド結合によって連結した骨格を成す主鎖があり，またペプチド結合に関与していないアミノ酸残基の官能基が主鎖に対して側鎖として配置されている．一次構造の両端には，アミノ基が末端となる**アミノ末端**(N末端ともいう)と，カルボキシ基が末端となる**カルボキシ末端**(C末端ともいう)とがある．

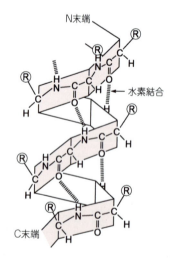

図2.13　αヘリックス構造図

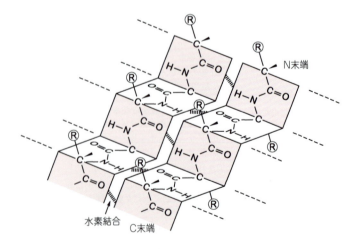

図2.14　平行βプリーツシート構造（平行型）

### (b) 二次構造

タンパク質の立体構造は，部分的にαヘリックス構造（α-helix structure，図2.13）や，βプリーツシート構造（β-pleated sheet structure，図2.14），また一定の構造をとらないランダムコイル構造（random coil structure）をしており，これらをタンパク質の二次構造という．αヘリックス構造は，アミノ酸3.6残基ごとに1回転する構造をしている．βプリーツシート構造はひだ状の平面的な構造で，2本のペプチド鎖が互いに同じ方向の平行型構造と，逆に反対の方向になる逆平行型構造とがある．タンパク質の二次構造は，主鎖のペプチド結合間が水素結合で支えられていて，安定した構造である．

### (c) 三次構造

タンパク質の構造には前述のようにアミノ酸の配列（一次構造）があり，またαヘリックス構造やβプリーツシート構造などの二次構造があるが，このようなタンパク質分子は，全体として一次構造，二次構造を含めて，三次元的な広がりをもった構造をしている．タンパク質の三次元的な空間をもった構造のことを三次構造という．図2.15には，タンパク質の三次構造の例を示してある．タンパク質の二次構造以上の構造を高次構造という．一般的に，水環境に存在するタンパク質の構造のなかでは，疎水性のアミノ酸が水を嫌うように分子の内部に配列し，疎水性アミノ酸どうしで疎水結合（疎水性相互作用ともいう，p.163参照）を形成する．一方，親水性のアミノ酸がタンパク質分子の表面に位置して，電離した親水性のアミノ酸側鎖と水とが静電気的な力で結合して水和して，水や塩類溶液（細胞内や血液内）などに溶けている．また水や塩類溶液に溶けているタンパク質が疎水的な環境に置かれると，疎水性のアミノ酸が表面に位置する構造となり，タンパク質分子内の相互作用が強くなって溶解しなくなることが多い．

タンパク質の三次構造は，タンパク質分子内の側鎖間の相互作用によって支えられている．そのような相互作用としては，疎水結合，ジスルフィド結合，イオン結合，水素結合などがあげられる（図2.16）が，とくに疎水結合の寄与が大きい．タンパク質の三次構造は，一次構造のレベルで決定されており，アミノ酸の配列が全体の形を決定していると考えられている．

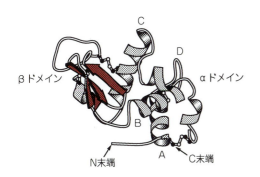

**図2.15 タンパク質の立体構造の例（結晶卵白リゾチーム）**
卵白リゾチームは，αドメインとβドメインとよばれる二つの領域からなっている．αドメインは，A～Dの四つのαヘリックス構造と，C末端の一つの特殊ならせん構造からなっている．βドメインは，三つのβプリーツシート構造と，一つの特殊ならせん構造（βプリーツシート構造の後ろにある）からなっている．

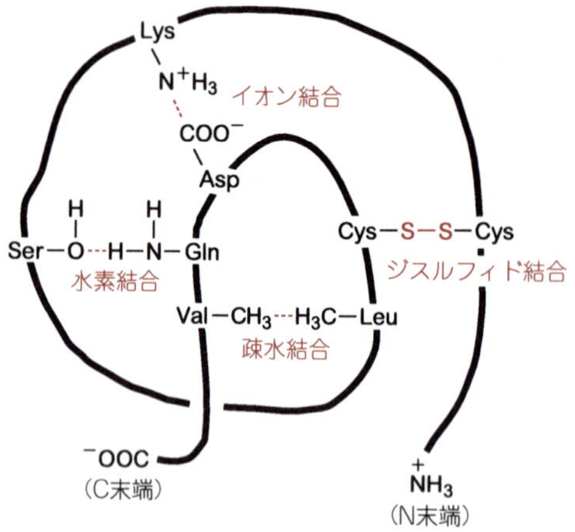

図2.16
タンパク質の三次構造を支える
さまざまな因子
右図は、さまざまな結合を例として
示したものであり、官能基の電離状
態は必ずしも一致していない。

### (d) 四次構造

三次元的な広がりをもったタンパク質分子がさらにいくつか寄り集まって(会合)，一つのタンパク質分子群の集団を形成することがある．これをタンパク質の四次構造といい，四次構造を構成する一つ一つのタンパク質単位をサブユニット(subunit)という．生体では四次構造をとることによって，タンパク質の高度な機能が発現されると考えられている．たとえば血液に含まれるヘモグロビンは，二つの$\alpha$サブユニットと二つの$\beta$サブユニットからなる四量体により構成されているが，このような構造をとることによって酸素結合能を調節している(酸素結合の協同性)．

### (5) タンパク質の形状による分類

タンパク質は，分子全体の形の上から，一般に球状または回転楕円体のような形をしている球状タンパク質(globular protein，三次構造)と，球状ではなく細長い形をした繊維状タンパク質(fibrous protein)とに分けられる．酵素タンパク質，アルブミン，グロブリンなどは球状タンパク質で，一方，コラーゲン，ケラチン，ミオシンなどは繊維状タンパク質である．

### (6) タンパク質の性質

### (a) 分子量

タンパク質は，多くのアミノ酸が連なったポリペプチドで，一般に分子量が1万以上のものをタンパク質というが，実際には分子量数千(とくに五千)以上のものをいうことが多い．分子量の大きいものでは数千万〜数億に達する巨大分子まで存在している(例：ウイルスタンパク質)．分子量が約10万以上のタンパク質では，四次構造をとっており複数のサブユニットからなるものが多い．タンパク質は高分子物質なので，セロハン膜のような半透膜は通過できない．このことを利用して，タンパク質溶液に共存する低分子の塩類を除去すること

が行われる(透析). タンパク質を分離したり，分析したりする場合，分子量の違いを利用することがよくあり，これには分子篩（サイズ排除）クロマトグラフィー(ゲル沪過ともいう)，ドデシル硫酸ナトリウム(SDS)を用いるSDS-ポリアクリルアミドゲル電気泳動，限外沪過などの方法がある．

### (b) タンパク質の定性・定量分析

#### ⅰ) 定性分析

タンパク質の存在を検出する定性分析には，キサントプロテイン反応やビウレット反応などが利用される．ビウレット反応は，強アルカリ水溶液中のタンパク質に硫酸銅を加えると赤紫色～青紫色を呈する反応である(吸収波長は540 nm)．

#### ⅱ) 定量分析

タンパク質の定量分析法にはさまざまな方法がある．

**ケルダール法**：タンパク質を構成する元素には，炭素，水素，酸素，硫黄とともに，必ず窒素がある．窒素の割合は比較的一定(質量比率で約16%)している．したがって，窒素含量を分析することによって，タンパク質含量の分析が可能となる．すなわち，ケルダール法(Kjieldahl法)あるいは燃焼法(改良デュマ法)によって食品中の窒素を測定し，求められた窒素含量に係数6.25(= 100/16)をかけると，タンパク質含量(粗タンパク質含量とよばれる)が得られる．係数6.25を窒素-タンパク質換算係数とよぶ(9章参照)．

**その他の方法**：ビウレット反応は，定性分析のみならず，定量分析にも利用できる．その他，ローリー法(Lowry法，ビウレット反応とリンモリブデン酸・リンタングステン酸還元反応の二つの原理を利用した方法)，ブラッドフォード(Bradford)法〔タンパク質に結合する色素，クマシーブリリアントブルー(CBB)を利用する方法〕などがある．

**タンパク質の分光学的性質**

タンパク質に含まれる，トリプトファン，チロシン，フェニルアラニンは，250～290 nmの紫外線を吸収する性質がある．したがって，タンパク質は280 nm付近に吸収の極大を示すので，簡便なタンパク質濃度の分析方法として利用されている．また，ペプチド結合の吸収が210 nm付近にあり，最近はこの付近の波長も分析方法に利用されている．

### (c) タンパク質の溶解性

タンパク質(球状タンパク質)は，水，塩類などの溶液に溶けてコロイド溶液となる(7.2節参照)．タンパク質の溶解性にはさまざまな因子が関係する．

#### ⅰ) pHの影響

タンパク質は，一般に酸性溶液やアルカリ性溶液にはよく溶ける．とくにアルカリ性溶液にはよく溶ける．一方，タンパク質分子の表面に存在する側鎖の官能基の電離状態が，図2.10のアミノ酸のように正電荷と負電荷で釣り合った状態になり，このため電場をかけたときにタンパク質が移動しない状態があ

---

**PlusOne Point**

**食品成分表のタンパク質含量**
日本食品標準成分表2020年版(八訂)では，食品のタンパク質含量について，食品に含まれるアミノ酸の脱水縮合物の総量によって求められた「アミノ酸組成によるタンパク質」とともに，窒素含量(基準窒素量)から定量されたタンパク質含量「窒素基準量から計算したタンパク質」が併記されている．

**PlusOne Point**

**タンパク質濃度**
280 nmでの吸光度が1.0であれば約1 mg/mL．

表2.6 タンパク質の等電点

| タンパク質 | pI |
|---|---|
| ペプシン | 2.2 |
| グリシニン | 4.3 |
| カゼイン | 4.6 |
| α-ラクトアルブミン | 4.6 |
| β-ラクトグロブリン | 5.2 |
| ミオシン | 5.4 |
| ミオゲン | 6.4 |
| リゾチーム | 10.8 |

大豆タンパク質の90%はグロブリン系のグリシニンである．

### PlusOne Point

**豆腐はどのようにできるのだろう？**

豆腐は，大豆から得られる豆乳に凝固剤を加えてつくられる．もめん豆腐の場合は，凝固剤に硫酸カルシウムや塩化マグネシウム（にがり）などの塩が用いられる．この凝固剤の二価金属イオンが大豆タンパク質中のカルボキシ基に結合して，油脂など他の成分を伴ってタンパク質が凝固して豆腐ができ上がる．凝固反応でできた凝固物の上澄みを除いたあとに，敷布を敷いた小孔のある型箱に入れ，押して成形すると，布目の付いたもめん豆腐ができる．小孔のない型箱に入れ，全体を固めるときぬごし豆腐ができる．きぬごし豆腐の凝固剤には，おもにグルコノ-δ-ラクトンが用いられる（p.46参照）．

る．このときのpHをタンパク質の等電点という（表2.6）．等電点では，タンパク質は一般にイオン的反発が弱くなって凝集しやすくなり，溶解度が低下する．タンパク質を等電点で沈殿させることを等電点沈殿（あるいは等電沈殿）といい，タンパク質の分離の方法として用いられる．近年，豆腐の製造にグルコノ-δ-ラクトン（水に溶けてグルコン酸になる，表2.11参照）が利用されているが，この加工方法は大豆タンパク質の等電点沈殿を利用したものである．他の食品の加工例としてヨーグルト，カッテージチーズがある．

**ⅱ）温度の影響**

タンパク質の溶解性は，一般に温度が上昇するにつれて高まる．一方，加熱温度がある段階より高くなると変性（後述）が起こり，逆に溶解度の低下がみられる．一般には40℃程度までは変性が顕著に起こらないので，この温度の範囲内では，タンパク質は温度の上昇とともに溶ける．

**ⅲ）塩類の影響**

塩類は，タンパク質の溶解性に影響を及ぼす．塩類の濃度の低いときには一般にタンパク質の溶解度が高まる．これを塩溶という．逆に濃度が高くなるとタンパク質の溶解度の低下が起こる．これを塩析という．塩溶は，塩の低い濃度でタンパク質と塩とが複合体をつくるために起こると考えられている．また塩析は，加えられた塩が水和して，タンパク質と結合する自由な水が減るために溶解度が低下すると考えられている．塩析の条件はタンパク質によって異なるうえ，低温でゆるやかに行うと変性を伴わないことが多いため，タンパク質の分離精製や濃縮に利用されている．

**ⅳ）有機溶媒の影響**

タンパク質の溶液に，アルコール，アセトンなどの両親媒性有機溶媒を添加すると，タンパク質分子間の引力が大きくなり，タンパク質の溶解度の低下が起こる．室温では，有機溶媒の添加によってタンパク質の変性が起こることが多い．低い温度（0～-20℃程度）では変性が起こりにくいので，アセトンなどの有機溶媒を添加して，タンパク質を分離することがしばしば行われる（溶媒沈殿法）．

### （7）タンパク質の変性

何らかの原因によって，タンパク質の高次構造が変化する現象をタンパク質の変性（denaturation）という．変性では，一次構造の切断を伴わない．本来，変性は可逆反応（可逆的変性）であり，変性したタンパク質が変性の原因の除去によって元に戻ることをタンパク質の再生という．また，部分的な微小な構造変化は絶えず起こっている．一方，変性は，加熱，凍結などの原因によって元の構造に戻らない，不可逆的な構造変化をすることがあり，これを不可逆的変性とよんでいる．一般にタンパク質が変性すると，タンパク質分子の内部の疎水領域が露出してくるために水との親和性が低下して，沈殿することが多い．変性の原因には，加熱，表面張力などさまざまな原因がある．変性がさらに進

行すると，不可逆的なタンパク質分子の凝集が起こる．生の球状タンパク質が変性すると，ときほぐされた状態となり，消化酵素のプロテアーゼの作用を受けやすくなり，消化性が向上する．古来，大豆などのタンパク質を多く含む食品が，加熱などの何らかの形で加工，調理されるのは，加熱などによってタンパク質が変性し，食品の食感が向上するとともに，タンパク質の消化性が改善されるからである．先人の知恵や経験のなかから生まれてきた，伝統的な調理方法・加工方法の多くには，このような食感の改善や，タンパク質の変性による消化性の改善，およびレオロジー改変など，食品物性の改善というような科学的合目的性がある．とくに大豆などの場合には，タンパク質からなる抗栄養物質（3.2節参照）も同時に変性して不活性化されるので，二重に消化性が改善されることになる．

### （8）タンパク質の分類

タンパク質は，われわれの体内や食品のなかで重要な働きをしている．タンパク質はその機能から，**構造タンパク質**，**貯蔵タンパク質**，**酵素**，**ホルモン**などに分類される．またタンパク質は構成成分により，アミノ酸だけからなる**単純タンパク質**と，糖質，脂質などの他の物質との複合体からなる**複合タンパク質**とに分けられる．単純タンパク質は，溶解性に基づいてさらに分類される（表2.7）．大豆には**グロブリン**（グリシニンとよばれる），また米には**グルテリン**（オリゼニンとよばれる），小麦には**グルテン**（グルテニンとグリアジンからなる）というように，食品を構成するタンパク質には組成上の相違点があり，

表2.7 単純タンパク質の分類

| タンパク質 | 特徴 | 代表例 |
|---|---|---|
| アルブミン (albumin) | 水，塩類溶液，希酸，希アルカリに可溶<br>高濃度の硫酸アンモニウムの添加（飽和溶液程度の濃度）で沈殿する<br>加熱によって凝固する | 卵白アルブミン（卵白）<br>ラクトアルブミン（牛乳）<br>血清アルブミン（血液）<br>ロイコシン（小麦） |
| グロブリン (globulin) | 水に不溶<br>塩類溶液，希酸，希アルカリに可溶<br>硫酸アンモニウムの添加（半飽和溶液程度の濃度）で沈殿する<br>加熱によって凝固する | グリシニン（大豆）<br>アラキン（落花生）<br>ラクトグロブリン（牛乳）<br>ファゼオリン（いんげん豆）<br>ミオシン（筋肉）<br>リゾチーム（卵白など） |
| グルテリン (glutelin) | 水，塩類溶液に不溶<br>希酸，希アルカリに可溶 | オリゼニン（米）<br>グルテニン（小麦） |
| プロラミン (prolamin) | 水，塩類溶液に不溶<br>70～90％エタノールに可溶<br>希酸，希アルカリに可溶 | グリアジン（小麦）<br>ゼイン（とうもろこし）<br>ホルデイン（大麦） |
| 硬タンパク質（アルブミノイド）(albuminoid) | ふつうの溶媒に不溶 | フィブロイン（絹糸）<br>ケラチン（爪，毛髪）<br>エラスチン（じん帯，羽毛）<br>コラーゲン（結合組織，軟骨）（コラーゲンを変性させるとゼラチンが得られる） |
| プロタミン (protamin) | 水，アンモニア溶液に可溶<br>熱凝固しない強塩基性タンパク質 | サルミン（さけ）<br>クルペイン（にしん）<br>スコンブリン（さば） |
| ヒストン (histon) | 水，希酸，濃アルカリに可溶<br>希アンモニアに不溶<br>熱凝固しない塩基性タンパク質 | 胸腺ヒストン |

表 2.8 複合タンパク質の分類

| タンパク質 | 特徴 | 代表例 |
|---|---|---|
| 糖タンパク質（glycoprotein） | 糖質と結合 | オボムコイド(卵白，トリプシン阻害活性を示す)<br>オボムシン(卵白) |
| リポタンパク質（lipoprotein） | 脂と結合 | リポビテリン(卵黄)<br>アビジン(卵白，ビオチンと特異的に結合する) |
| 核タンパク質（nucleoprotein） | 核酸と結合 | ヌクレオヒストン(胸腺，ヒストンとDNAとの複合体) |
| リンタンパク質（phosphoprotein） | タンパク質中のセリン，トレオニンのヒドロキシ基がリン酸とエステル結合 | カゼイン(牛乳)<br>ホスビチン(卵黄)<br>ビテリン(卵黄) |
| 色素タンパク質（chromoprotein） | 色素と結合 | ヘモグロビン(血液)<br>ミオグロビン(筋肉) |

これが食品それぞれの特徴になっている．表 2.8 に，食品に含まれる代表的な複合タンパク質の例をあげる．

### （9）酵素

われわれの体内で起こるさまざまな化学反応は，**酵素**(enzyme)とよばれる生体触媒によって円滑に進行する．体内には，数多くのさまざまな酵素が存在していて，代謝が行われている．また，食品の性質と酵素には密接な関係がある．食品の加工や調理に際して，酵素の働きを積極的に利用したり，一方で不必要な酵素や酵素阻害物質を不活性化する必要のあるときがある(6.7, 6.8 節参照)．このように，食品の性質を理解する観点から，酵素に関する基礎的な知識をもつことが重要となる．

#### （a）酵素の本体

酵素はタンパク質からできているが，タンパク質だけで構成されているものと，補助因子を必要とするものとがある．後者の場合，タンパク質部分を**アポ酵素**といい，補助因子を**補酵素**(酵素と可逆的に結合している補助因子，たとえば NAD，ピリドキサールリン酸など)および**補欠分子族**(補酵素より酵素に強固に結合している補助因子，たとえば FAD，ヘムなど)という．アポ酵素と補酵素・補欠分子族とが結合してできる複合体を**ホロ酵素**という．

#### （b）酵素の種類

酵素は，それが触媒する反応の種類によって 7 種類(EC 1 〜 EC 7)に大別される(表 2.9)．

#### （c）酵素の性質

**ⅰ）酵素の基質特異性・反応特異性**

酵素には，特定の**基質**(酵素が作用する物質)にだけ選択的に作用し，他の物質には作用しない性質がある．このような酵素の性質を**基質特異性**という．酵素分子内の反応の起こる部位を**活性中心**というが，活性中心と基質の関係は，鍵と鍵穴の関係によくたとえられる．

また酵素は，特定の反応においてだけ作用するが，これを**反応特異性**という．

---

**PlusOne Point**

水溶性ビタミンの多くは，補酵素の成分である．

## 2.2 タンパク質

表 2.9 酵素の分類

| | 分 類 | 触媒する反応 | 反応の例 | 酵素の例 |
|---|---|---|---|---|
| EC 1 | 酸化還元酵素(オキシドレダクターゼ) | 酸化還元反応 | 水素原子受容体が$O_2$以外のもの<br>水素原子受容体が$O_2$<br>酸素の添加 | デヒドロゲナーゼ(脱水素酵素)<br>オキシダーゼ(酸化酵素)<br>オキシゲナーゼ(酸素添加酵素) |
| EC 2 | 転移酵素(トランスフェラーゼ) | 原子団(官能基)の移動反応 | メチル基の移転<br>アミノ基の移転<br>リン酸基の移転 | トランスアミナーゼ<br>キナーゼ |
| EC 3 | 加水分解酵素(ヒドロラーゼ) | 加水分解反応 | エステル結合の切断<br>グリコシド結合<br>ペプチド結合 | エステラーゼ<br>グリコシダーゼ<br>プロテアーゼ |
| EC 4 | 脱離酵素(リアーゼ) | 基が取れて二重結合を残す反応 | C-C 結合の切断<br>C-O 結合の切断<br>C-S 結合の切断 | アルドラーゼ<br>デヒドラターゼ<br>システインスルホキシドリアーゼ |
| EC 5 | 異性化酵素(イソメラーゼ) | 元素組成は変えずに原子配置を変える | 官能基異性化<br>ラセミ間変換<br>シス-トランス変換<br>分子内転移 | イソメラーゼ<br>ラセマーゼ<br>シス-トランスイソメラーゼ<br>ムターゼ |
| EC 6 | 合成酵素(リガーゼ) | ATP の加水分解を伴う結合の生成 | C-O の結合の生成<br>C-N の結合, C-S 結合の生成<br>C-C の結合の生成 | シンテターゼ<br>カルボキシラーゼ |
| EC 7 | 輸送酵素(トランスロカーゼ) | イオンや分子などを生体膜を通過して輸送させる反応 | プロトンの移動を触媒<br>アニオンの移動を触媒<br>アミノ酸・ペプチドの移動を触媒 | アシルカルニチントランスロカーゼ<br>アデニンヌクレオチドトランスロカーゼ |

### ii) 酵素反応の速度パラメーター

酵素(E)は基質(S)と結合して ES 複合体をつくり,その後,生成物(P)がつくられる.

E + S → ES 複合体 → P + E

このような酵素反応において,反応を特徴づける値(速度パラメーター)がある.一つは,**最大速度**($V_{max}$)とよばれるもので,これは基質が過剰に存在するときの反応速度のことで,酵素の活性の強さを表すものである.またもう一つ重要な値は**ミカエリス定数**(Michaelis constant)$K_m$とよばれ,これは最大速度の 1/2 の反応速度を与える基質濃度にあたり,酵素と基質との親和力を表す.$K_m$が小さいほど酵素と基質との親和力が高いことを意味する.このように$V_{max}$やミカエリス定数を知ると,酵素反応の特徴をよく理解できるようになる.

$$v = \frac{V_{max} \times [S]}{K_m + [S]}$$

### iii) 最適 pH

酵素の活性は,pH によって影響される.図 2.17 に示すように,酵素活性の pH による変化は,左右対称の釣り鐘形のようになり,もっとも活性の高くなる pH(**最適 pH**)が存在する.

### iv) 最適温度

酵素の活性は,pH とともに温度によっても影響される.一般に化学反応の速度は温度の上昇につれて大きくなるが,酵素反応の速度も同様に温度の上昇とともに大きくなる.一方,酵素自体はタンパク質からなっているために温度が上昇するにつれて変性を起こし失活してくる.このように,温度の上昇に伴う反応速度の増大と変性の進行という二つの因子があるために,もっとも活性

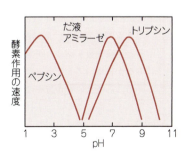

図 2.17 酵素活性と pH との関係

の大きくなる温度が存在し，これを最適温度という．多くの酵素は 30 ～ 40 ℃付近に最適温度がある．

**v）酵素の活性単位**

酵素の活性単位は，国際規約で決められた方法で表現される．つまり，標準状態(30 ℃)で 1 分間に 1 µmol の基質を変換する酵素活性の量を **1 ユニット(U)** という．最近は SI 単位系が用いられるようになってきており，**SI 単位系**では 1 秒間に 1 mol の基質を変換する酵素の量を **1 カタール(katal)** という．1 nkatal(ナノカタール，$1 \times 10^{-9}$ カタール) = 0.06 U となる．

**vi）酵素の阻害物質**

酵素の活性を特異的に阻害する物質が存在する(3.2 節参照)．この阻害物質が酵素と共存すると，酵素活性を不活性化してさまざまな働きを示す．酵素阻害物質の働きとしては，代謝の調節や生体防御作用があげられる．代謝の調節の例として，一連の代謝反応の最終産物が，その上流にある反応を触媒する酵素活性を阻害して，最終産物の生成量を調節する酵素阻害(**フィードバック阻害**という)がよく知られている．また生体の防御の例として，血液中の $\alpha_1$-アンチトリプシンによる，細菌や顆粒球のプロテアーゼ活性を阻害する働きがある．また，豆類や穀類などの植物種子には，トリプシンなどの酵素の活性を阻害する**プロテアーゼインヒビター**が含まれている．

**（d）食品の酵素**

食品にも多くの酵素が含まれており，食品のさまざまな性質の発現に密接に関係している．酸化還元酵素には，ポリフェノールオキシダーゼ(りんごの皮をむいたときや，やまのいもやれんこん，ごぼうを調理したときの褐変に関係)，リポキシゲナーゼ(脂質の酸化に関係)，アスコルビン酸オキシダーゼ(ビタミン C の酸化分解に関係)などがある．加水分解酵素にも，食品の性質と密接に関係したものがある．また，食品のフレーバー生成に関係する酵素もある．それぞれの例は 6.7 節で述べる．

---

**酵素阻害の形成**

酵素阻害の形式には，いくつかの形式がある．基質(S)と阻害物質(I)とが酵素(E)の活性中心を取り合う拮抗型阻害や，基質の結合する部位とは別のところに阻害物質が結合し ESI 複合体をつくって不活性にする非拮抗型阻害，また阻害物質が ES 複合体には結合するが酵素には結合しない不拮抗型阻害などの形式がある．

---

## 熱と酵素

タンパク質は，一般に熱に弱く，40 ℃以上に加熱すると熱変性をすることが多い．しかし，酵素タンパク質のなかには，アミラーゼのように比較的熱に強いものがある．石焼きいもが特有の甘味を呈するのは，焼き石で加熱する際にさつまいもに含まれる β- アミラーゼが作用してマルトースが生成するためである．

一方，100 ℃近くの温泉などの高熱の場所に生育する微生物(好熱菌)には，高い温度で変性しなかったり，あるいは高い温度で活性を示す耐熱酵素(熱安定酵素ともいう)が存在する．

## 2.3 糖質
### (1) 糖質の定義と分類

糖質(glucide, glycose)は動物，植物および微生物中に広く分布し，地球上で最も多量に存在する有機化合物であり，食品中の含量・種類はともに多い．

糖質は以前炭水化物(carbohydrate)とよばれた．炭水化物という名称は，発見されたころ，ブドウ糖(グルコース)$C_6H_{12}O_6$，ショ糖$C_{12}H_{22}O_{11}$，デンプン$(C_6H_{10}O_5)_n$のように元素の構成が$C_m(H_2O)_n$，つまり炭素(carbon)の水和物(hydrate)として表されることから名づけられたものである．その後，炭水化物の仲間でありながら，この式に当てはまらないアミノ糖，ウロン酸，デオキシ糖などの誘導体がみいだされ，また，乳酸$C_3H_6O_3$や酢酸$C_2H_4O_2$のように前述の式には当てはまるが，炭水化物の仲間でないものもみいだされた．したがって現在は，炭水化物という代わりに，脂質やタンパク質にあわせて糖質というのが一般的である．なお，食品成分表などではこれまでの経緯もあって炭水化物の名称を使っている．

糖質は化学構造から「同一分子内に2個以上のヒドロキシ基(-OH)と少なくとも1個のアルデヒド基(ホルミル基)(-CHO)あるいはケトン基(>CO)をもつ化合物(ポリヒドロキシカルボニル化合物)と，その誘導体およびそれらの縮合体」と定義される．

糖質は単糖，誘導糖(糖誘導体)，オリゴ糖(少糖ともいう)および多糖に大きく分類される．単糖と誘導糖はこれ以上加水分解されない単位であり，オリゴ糖と多糖が「縮合体」である．

また，単糖とオリゴ糖のうち二糖類は水に溶けやすく一般に甘味をもつことから，糖類(糖分，シュガー，sugar)とよばれる(p.55参照)．もっとも甘い糖は果糖(フルクトース)で，ショ糖(スクロース，サッカロース)がこれに次ぐが(p.92参照)，なかにはゲンチオビオースや$\beta$-D-マンノースのように苦味をもつ糖もある．

### (2) 食品と糖質

食品成分としての糖質の役割は，第一に，デンプンやグリコーゲンのように，栄養素としてエネルギー源やアミノ酸や脂質などの生体成分の構成素材になることである．第二に，食品に独特の物性を与えることである．植物のセルロースや甲殻類のキチンなどの支持組織や結合組織の多糖は，食品の構造組織を構成して食品の物性に重要な影響を与える．多糖のなかには「親水性コロイド」を形成して，高粘性，ゲル化性，乳化安定性を与えるものがあり，これらは安定剤や増粘剤などとして，食品物性改良の目的で利用される．第三に，嗜好性，とくに味，色，香りと大きく関わることである．単糖やオリゴ糖(少糖)は食品に味，とくに甘味を与える．ショ糖は古くから甘味料および保存料として重要であった．また，単糖は保蔵中や加工中にアミノ酸などの他成分と反応して，着色反応，着香反応を起こすので，その含量が少なくても食品の品質変化のう

---

**PlusOne Point**

「糖質」のことばの意味は？
糖質(glucide, glycose)はギリシャ語の*glykys*(甘い)に由来する．糖(saccharide)という語も使われるが，これは砂糖のラテン語 *saccharum* に由来する．

**PlusOne Point**

食品成分表，食品表示基準および食事摂取基準でいう炭水化物

食品成分表(p.214参照)，食品表示基準(p.131参照)および食事摂取基準では，「炭水化物」の名称を使っている．炭水化物の値は「食品の重量100gから，タンパク質，脂質，灰分および水分の重量を差し引いて算定」したものである．したがって炭水化物の値には，食物繊維や，一般の炭水化物とは体内での働きが異なる成分(たとえばクエン酸など有機酸)の値も含まれることがある．
そこで，食品成分表2020年版では炭水化物の値のほかに利用可能炭水化物(単糖当量)，利用可能炭水化物(質量計)，差し引き法による利用可能炭水化物，食物繊維総量，糖アルコールの値も記載している．また，炭水化物成分表編(2020年版)も新たに作成されている．

食品表示基準および食事摂取基準でいう糖質

食物繊維以外の炭水化物をいう．糖質の値は糖類，糖アルコール，デンプンなど消化性の多糖類が主であるが，一般の炭水化物とは体内での働きが異なる成分(たとえばクエン酸など有機酸)の値も含まれることがある．
食品表示基準では，糖質あるいは食物繊維の量は任意表示であるが，表示する場合は，次のように炭水化物の量とともに両者の量を表示しなければならない．

炭水化物　●● g
糖質　　　〇〇 g
食物繊維　△△ g

## PlusOne Point

**食品表示基準でいう糖類**
単糖類または二糖類であって，糖アルコールでないものに限る．糖・シュガーの名称も使われる．

## PlusOne Point

**数を表す接頭語**
1：mono-（モノ），uni-（ユニ）
2：di-（ジ），bi-（ビ）
3：tri-（トリ）
4：tetra-（テトラ）
5：penta-（ペンタ）
6：hexa-（ヘキサ）
7：hepta-（ヘプタ），
　　septa-（セプタ）
8：octa-（オクタ）
9：nona-（ノナ）
10：deca-（デカ）
11：undeca-（ウンデカ）
12：dodeca-（ドデカ）
20：icosa-（イコサ）
22：docosa-（ドコサ）
少：oligo-（オリゴ）
多：poly-（ポリ）

**キラル性（chirality）**
キラル中心をもつ分子をキラル分子といい，鏡像異性体をもち光学活性である（旋光性をもつ）．これをキラル性という．キラルとは，ギリシア語の手形に由来している．

---

えで重要である．第四にさまざまな生理機能に関わることである．多糖のなかにはエネルギー源など栄養素としては利用されないが，食物繊維としてヒトの健康維持に関わるものがある．セルロース，ペクチン，寒天などが糖質性食物繊維である（p.52，222参照）．誘導糖やオリゴ糖のなかには低カロリー性，低う触性，ビフィズス菌増殖作用，整腸作用，カルシウム吸収促進活性などの生理機能をもつものがある．最近では，さまざまな誘導糖やオリゴ糖が工業生産されるようになり，生理機能をもつ甘味料として用いられている．

### （3）単糖

**単糖**（monosaccharide）はこれ以上加水分解されない基本的な糖である．アルデヒド基-CHOをもつものを**アルドース**（aldose），ケトン基（>CO）をもつものを**ケトース**（ketose）という（図2.19参照）．また，分子中の炭素数によって，**トリオース**（triose，三炭糖），**テトロース**（tetrose，四炭糖），**ペントース**（pentose，五炭糖），**ヘキソース**（hexose，六炭糖）と分類される．食品では炭素数6のヘキソースがもっとも重要である．

二つの分類を組み合わせて，炭素数3のアルドースはアルドトリオース，炭素数3のケトースならケトトリオースなどという．

### （a）糖の立体構造

最も基本となる単糖は，アルドースでは**グリセルアルデヒド**（glyceraldehyde）で，ケトースでは**ジヒドロキシアセトン**（dihydroxyacetone）である．

グリセルアルデヒドを例に単糖の構造を見ておく．図2.18のように，グリセルアルデヒドでは2位の炭素は**キラル中心**（chiral center，**不斉炭素**ともいう）である．したがって，グリセルアルデヒドには**鏡像異性体**（enantiomer，エナンチオマー）（右手と左手のように重ね合わせることができないので**対掌**

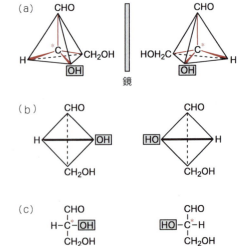

**図2.18 グリセルアルデヒドの構造と投影式による表し方**
（a）鏡像異性体：炭素原子の4個の結合の手は正四面体の各頂点を向いているが，グリセルアルデヒドの2位の炭素原子にはそれぞれに異なった置換基が結合している．こうした炭素をキラル中心という．キラル中心をもつ化合物は互いに鏡に映った形の立体異性体をもつ〔＊はキラル中心（不斉炭素）〕．
（b）キラル中心の立体配置：キラル中心の立体異性体を紙面上に表すときにはキラル中心に結合した—Hと—OHを結ぶ稜線が手前側にくるように正四面体をおく．
（c）（b）を上から見た投影図〔フィッシャー（Fischer）の投影式という〕．アルデヒド基が上部に，—Hが左側に，—OHが右側に描かれたものをD-グリセルアルデヒドといい，逆の立体配置のものをL-グリセルアルデヒドという．

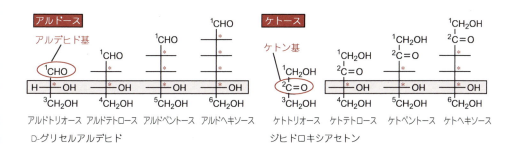

**図 2.19 アルドースとケトース**
キラル中心1個につき2個の立体異性体が存在するので，キラル中心を $n$ 個もつ単糖ではそれぞれのキラル中心ごとに可能な立体異性体を考えると，$2^n$ 個の立体異性体が存在することになる．たとえばアルドヘキソースは4個のキラル中心をもつので，その総数は $2^4 = 16$ 個であるが，その半数がD型，半数がL型となる．またすべてが天然に存在するわけではない．＊はキラル中心（不斉炭素）．

体ともいう）が存在する．D-グリセルアルデヒドとL-グリセルアルデヒドである．天然に存在するものは，このうちD-グリセルアルデヒドである．

図2.19のように，ジヒドロキシアセトンを除くどの単糖も1個以上のキラル中心をもつので，立体異性体が存在する．こうした単糖の立体異性体のうち，アルデヒド基，ケトン基からもっとも遠いキラル中心の立体配置（図2.19でうすい色の部分）において，ヒドロキシ基が右側のものをD系列の単糖といい，単糖の名称の前にD-をつける．ヒドロキシ基が左側にあるものをL系列の単糖といい，単糖の名称の前にL-をつける．単糖の全立体異性体は理論的にはD型とL型が半数ずつであるが，天然の単糖はほとんどがD型であり，L型の単糖はL-アラビノース，L-フコースなどを除けば，まず存在しない．

いくつかの立体異性体を比べてみよう．D-グルコースとL-グルコースとは厳密に鏡像になっており鏡像異性体である．一つの特定のキラル中心の周辺のヒドロキシ基の配置の異なる糖を**エピマー**とよぶ．たとえばD-グルコースとD-マンノース，あるいはD-グルコースとD-ガラクトースは互いにエピマーである．D-グルコースあるいはD-マンノースとD-フルクトースは官能基異性体である．

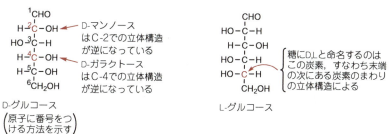

D型とL型は分子全体で鏡像関係になっている．

### (b) 糖の環状構造

これまで便宜的に単糖を直鎖構造で示してきたが，ペントース以上の炭素数の単糖は，結晶中や水溶液中では直鎖構造ではほとんど存在せず環状構造で存在している．

カルボニル基はヒドロキシ基と反応しやすく，ペントースやヘキソースでは，大部分のアルデヒド基やケトン基は自己の分子内のヒドロキシ基と**ヘミアセタール結合**して，五員環(フラノース)構造または六員環(ピラノース)構造をつくるからである．三員環構造や四員環構造はひずみが大きく開環型(直鎖型)より不安定であり，存在しない．グルコースの環状構造を図2.20に示した．環状構造の炭素の立体配置はしばしば**ハワース**(Haworth)**の式**で示される．

環状構造をつくると新しくキラル中心が生成するので，それぞれの環状構造に$\alpha$型と$\beta$型の2種の異性体(**アノマー**という)ができる．二つのアノマーの物理化学的性質は異なる．アノマーは水溶液中で直鎖型を介して速やかに互いに変化しており，平衡状態となっている．単糖が水溶液中でどんな環状構造の組成で平衡になるかは条件(pH，温度など)にもよるが，グルコースではほとんどがピラノース型であり(図2.20参照)，フルクトースではピラノース型67%，フラノース型33%で，リボースではピラノース型76%，フラノース型24%である．なお，オリゴ糖や多糖をつくるときは，グルコースはピラノース型，フルクトースとリボースはフラノース型をとる．

> **ハワースの式**
> 糖の環状構造の表し方．環構造を，紙面に直角にこちら側に出るようにして表す．置換基は環の上下に配置するが，フィッシャーの投影式で炭素鎖の右側にあるものは環の平面の下側に，左側にあるものは環の上側に位置するように表す．ハワースの式では環は一見平らにみえるが，実際には平らではない．環や置換基の実際の立体関係を表すには立体配座式が用いられる．ハワースの式では炭素原子や水素原子は省略されることも多い．また，ヒドロキシ基も省略して骨格についた|でヒドロキシ基の結合方向だけを示すこともある．

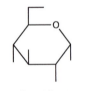

α-D-グルコピラノース

名称中のαやβ，DやL，およびピラノやフラノはその構造を強調しないときには省略される．

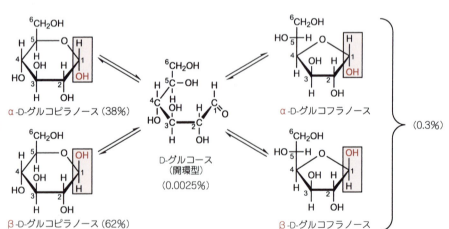

**図2.20 グルコースの水溶液中での平衡反応**
グルコースの直鎖構造をハワースの式で描くと，4位あるいは5位の炭素のヒドロキシ基と1位の炭素のアルデヒド基の位置は近く，反応可能なことがわかる．両者の間でヘミアセタール結合が起こり閉環する．この際新しくキラル中心が生成するので，新しい立体異性体が合計四つ生成する．OH：グリコシド性ヒドロキシ基(アノマー性ヒドロキシ基ともいう)．( )内の数字は溶液中の存在割合．

（c）単糖の性質
i）旋光性

キラル中心をもつ分子の溶液に平面偏光を通過させると，偏光面は時計回りの方向（+）（右旋性），あるいは反時計回りの方向（-）（左旋性）に回転させられる．これを**旋光性**という．旋光性を示す分子を**光学活性**であるという．光学活性は**比旋光度**で表す．たとえば，D-グリセルアルデヒドは右旋性であり，L-グリセルアルデヒドは左旋性である．両者は互いに偏光面の回転方向が逆方向の比旋光度をもつので**光学異性体**という．単糖は光学活性であるが，D系列の単糖の旋光度は必ずしも右旋性ではない．

ii）変旋光

グルコースの2種のアノマー（α-D-グルコピラノースおよびβ-D-グルコピラノース）は，いずれも純粋な結晶として単離されている．市販のグルコースはα-D-グルコピラノースで，この結晶を溶かした直後の比旋光度は+112.2°であるが，時間がたつとしだいに値が低下して+52.7°で一定になる．一方β-D-グルコピラノースを溶かすと，最初は+18.7°であるが，やはり値が時間とともに変化して，やがて+52.7°で一定になる．

$$\alpha\text{-D-グルコピラノース} \rightleftarrows 平衡溶液 \rightleftarrows \beta\text{-D-グルコピラノース}$$
$$[\alpha]_D +112.2° \qquad [\alpha]_D +52.7° \qquad [\alpha]_D +18.7°$$

この現象を**変旋光**（mutarotation）という．これは，α型とβ型の2種のアノマーがどちらも水溶液中で直鎖型を介して互いに変化して，α型とβ型がある割合で平衡状態となるためである．

水溶液中のα型とβ型の混合割合は温度によって変わってくる．果物を冷やすと甘く感じるが，これは，甘味の主体であるフルクトースのうち3倍甘味の強いβ-フルクトースの割合が低温で増えるためである（3.1節参照）．

iii）グリコシド結合形成

アルドースの環構造のC1のヒドロキシ基，およびケトースの環構造のC2のヒドロキシ基は**グリコシド性ヒドロキシ基**とよばれる．反応性が高く，他の化合物のヒドロキシ基などと反応してグリコシド結合を形成し，オリゴ糖，多糖，配糖体を形成する（p.56参照）．

iv）還元性

単糖は**還元糖**（reducing sugar）といわれ，フェーリング液を還元して，酸化銅（I）$Cu_2O$の赤色沈殿を生成する性質がある．またアンモニア性硝酸銀溶液を加えて加熱すると，銀の錯イオンが還元されて銀が析出する．これを**銀鏡反応**という．

こうした単糖の還元性は環状構造のものの反応ではなく，わずかに存在する開環型のアルデヒド基（図2.20参照）の反応性による（ケトースでは開環型中のヒドロキシケトン構造の反応性による）．

---

偏光
ナトリウムランプのような単色光は，あらゆる方向に振動面をもつ光波の集まりである．このような光を偏光板を通過させると，光波の振動方向がすべて同じ平面偏光が得られる．

比旋光度
$$[\alpha]_D^{25} = \frac{回転角度(°)}{光路の長さ(dm) \times 濃度(g\,cm^{-3})}$$
25：測定温度25℃
D：測定波長ナトリウムのD線（589.3nm）
右旋性（時計回り）+で表す
左旋性（反時計回り）-で表す

**PlusOne Point**

純粋なアノマーの比旋光度とその溶液の最終の比旋光度から，水溶液中での各アノマーと開環型の平衡混合割合が算出できる．

還元
1個あるいはそれ以上の電子を与えることを還元という．還元剤は相手を還元し，同時に自らは酸化される．

ヒドロキシケトン構造
ケトン基そのものには還元性がない．

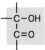

> **PlusOne Point**
>
> **接尾語で糖を見分ける**
> 還元糖　→　-ose
> 　例：グルコース (glucose)
> アミノ糖　→　-osamine
> 　例：グルコサミン
> 　　　(glucosamine)
> アルドン酸　→　-onic acid
> 　例：グルコン酸
> 　　　(gluconic acid)
> ウロン酸　→　-uronic acid
> 　例：ガラクツロン酸
> 　　　(galacturonic acid)
> 糖アルコール　→　-itol
> 　例：ソルビトール (sorbitol)
> 配糖体　→　-side
> 　例：ヌクレオシド
> 　　　(nucleoside)
> 多糖　→　-an
> 　例：グルコマンナン
> 　　　(glucomannan)

### （c）おもな単糖

おもな単糖として，ペントースおよびヘキソースの構造と存在場所，性質などについて，表 2.10 にまとめた．カロリー源として重要な単糖はヘキソースの**グルコース**と**ガラクトース**，および**フルクトース**である．ペントースはアミノ酸との反応性がグルコースなどのヘキソースより数倍大きく，**キシロース**や**アラビノース**はみそ，しょうゆの醸造中に多糖から遊離した場合，色調形成に重要な役割をもつ．

### （4）誘導糖

**誘導糖** (sugar derivative, 糖誘導体) は単糖から誘導されたと考えられるものをいう．N を含む**アミノ糖**や S を含む**イオウ糖**など C, H, O の 3 元素以外にほかの元素を含むもの，また，**ウロン酸**，**デオキシ糖**など C, H, O の 3 元素からできているが分子式が $C_m(H_2O)_n$ とならないものをいう．誘導糖もオリゴ糖や多糖に構成糖として含まれている．表 2.11 におもな誘導糖をまとめた．

#### （a）アミノ糖

アミノ糖 (amino sugar) とはヒドロキシ基の一つ以上がアミノ基 (-NH$_2$) に置換された糖で，そのアミノ基がアセチル化された **N-アセチル-D-グルコサミン** (N-acetyl-D-glucosamine)，**N-アセチル-D-ガラクトサミン** (N-acetyl-D-galactosamine) はともに生物学上重要な多糖成分である．

#### （b）アルドン酸，ウロン酸

アルドースの 1 位の C のアルデヒド基が酸化されてカルボキシ基 (-COOH) となったものを**アルドン酸** (aldonic acid) という．グルコースからは**グルコン酸**が生成する．また，アルドースの 6 位の C の第 1 級ヒドロキシ基が酸化されてカルボキシ基 (-COOH) となったものを**ウロン酸** (uronic acid) という．グルコースからは**グルクロン酸**が，ガラクトースからは**ガラクツロン酸**が生成する．マンノースからは**マンヌロン酸**が生成する．

アルドン酸もウロン酸も分子内エステルをつくり，五員環または六員環のラクトンをつくる傾向が強い．**D-グルコノ-δ-ラクトン** (D-glucono-δ-lactone) はグルコン酸のラクトンで，水溶液ではラクトンとグルコン酸の平衡状態となる．

#### （c）糖アルコール

糖アルコール (sugar alcohol, glycitol) は，還元糖のカルボニル基 (-CHO または >C=O) が還元された糖で，**グリセロール**と環状アルコールの**ミオ-イノシトール**は脂質成分として重要である．**エリトリトール**や**キシリトール**，**ソルビトール**などは無糖 (シュガーレス) のガムやキャンデーの低カロリー性甘味料として用いられる．

> **PlusOne Point**
>
> 糖アルコール入りのキャンデーは口に含むとひやりと感じる．これは，糖アルコールがだ液に溶けるときに融解熱を奪うからである．

#### （d）デオキシ糖

単糖のヒドロキシ基が還元されて水素原子に変わったものをデオキシ糖 (酸素がとれた糖，deoxy sugar) という．もっとも重要な糖は **2-デオキシ-D-リボース**で DNA の糖リン酸主鎖を構成する．ほかに **L-ラムノース**や **L-フコース**

## 2.3 糖質

表2.10 食品中に存在するおもな単糖

| 名称 | 構造式（直鎖構造／環状構造） | 存在, 性質 |
|---|---|---|
| **ペントース（五炭糖）** | | |
| D-リボース (D-ribose) | (直鎖構造／環状構造の化学式) | リボ核酸(RNA), ATP, ADP, 補酵素(NAD, NADP, FAD), 核酸系うま味成分(GMPナトリウム, IMPナトリウム)の構成糖 |
| D-キシロース (D-xylose) (木糖) | (直鎖構造／環状構造の化学式) | 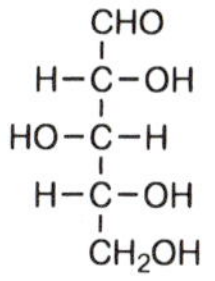 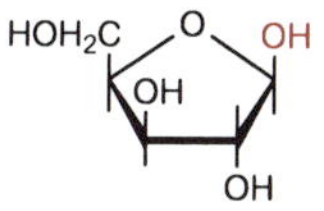 たけのこに遊離の状態で存在, ヘミセルロース, 植物ガム(ゴム), 粘質多糖の構成糖 |
| L-アラビノース (L-arabinose) | (直鎖構造／環状構造の化学式) | 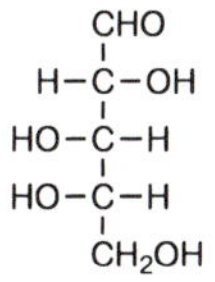 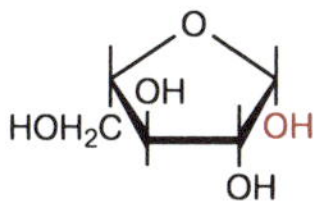 キシロースとともに, 大豆多糖の主要構成糖である. みそ, しょうゆなどの製造中こうじの作用で大豆多糖が分解して, 遊離のアラビノース, キシロースが生成される |
| **ヘキソース（六炭糖）** | | |
| D-グルコース (D-glucose) (ブドウ糖) | (直鎖構造／環状構造の化学式) | 果実, はちみつに含まれる. その他の天然の食品中での濃度は低い |
| | | オリゴ糖(ラクトース, スクロースなど)あるいは多糖(デンプン, セルロース)の構成糖として広く存在. 代表的還元糖 |
| | | 加工食品には甘味料として多量のグルコースを含むものもある |
| D-ガラクトース (D-galactose) | (直鎖構造／環状構造の化学式) | 遊離の状態ではほとんど存在しない |
| | | オリゴ糖(ラクトース, ラフィノース, スタキオース)あるいは多糖(寒天, アラビアガムあるいはアラビアゴム)の構成糖 |
| D-マンノース (D-mannose) | (直鎖構造／環状構造の化学式) | 遊離の状態ではほとんど存在しない |
| | | 象牙やし, こんにゃくの多糖(マンナン)の構成糖 |
| D-フルクトース (D-fructose) (果糖) | (直鎖構造／環状構造の化学式) | 果実, 花, はちみつに遊離の状態で存在し, オリゴ糖(ショ糖, ラフィノース), 多糖類(イヌリン)の構成糖でもある |
| | | $\beta$-D-フルクトースの甘味はショ糖の1.8倍で, $\alpha$-D-フルクトースの甘味は0.6倍である(表3.1参照) |
| | | 結晶や水溶液中ではピラノース構造(下図)をとっているが, オリゴ糖として結合した場合にはフラノース構造(上図)をとっている |

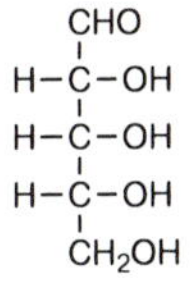

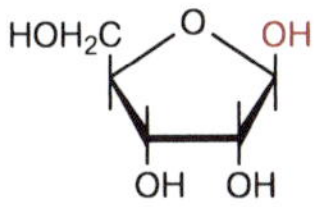

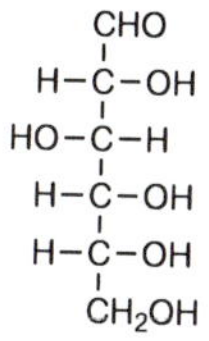

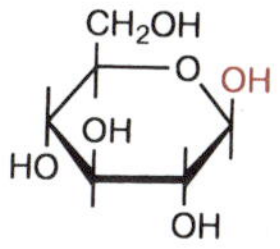

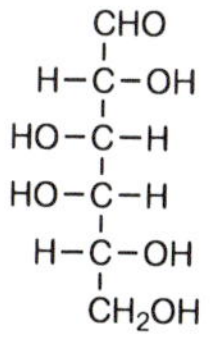

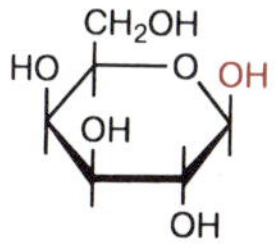

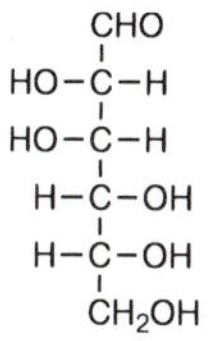

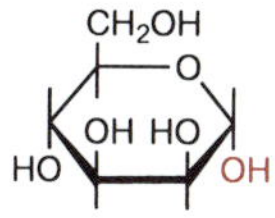

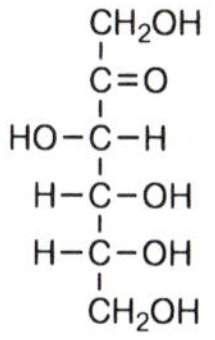

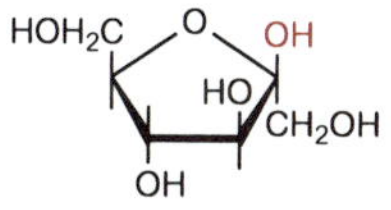

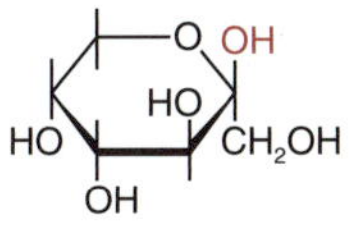

OH：グリコシド性ヒドロキシ基. 環状構造は$\alpha$型と$\beta$型の2種類のアノマーのうち, 一方の型のみを示した(表2.11, 2.12も同様).

表2.11 食品中に存在するおもな誘導糖

| 名称 | 構造式 | 存在，性質 |
|---|---|---|
| **アミノ糖** D-グルコサミン (D-glucosamine) | 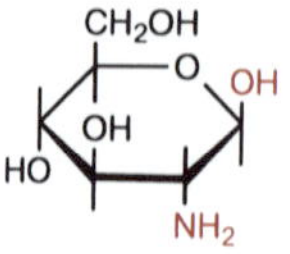 D-グルコサミン 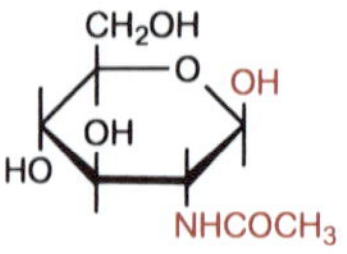 / N-アセチル-D-グルコサミン | アミノ基がアセチル化された N-アセチル-D-グルコサミンはキチンの構成成分としてえび，かになど甲殻類の殻に存在．また，グルクロン酸とともに多糖のヒアルロン酸の構成成分 |
| D-ガラクトサミン (D-galactosamine) | 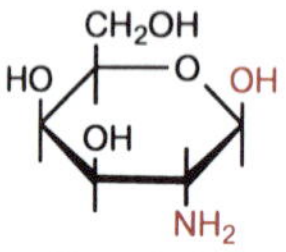 D-ガラクトサミン 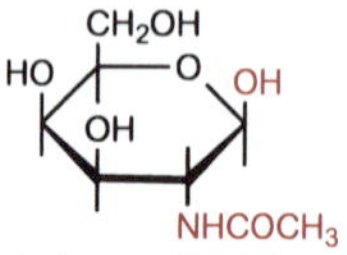 / N-アセチル-D-ガラクトサミン | N-アセチル-D-ガラクトサミンはグルクロン酸とともに，コンドロイチン硫酸，デルマタン硫酸など生物学上重要な多糖の構成成分 |
| **アルドン酸** D-グルコン酸 (D-gluconic acid) | 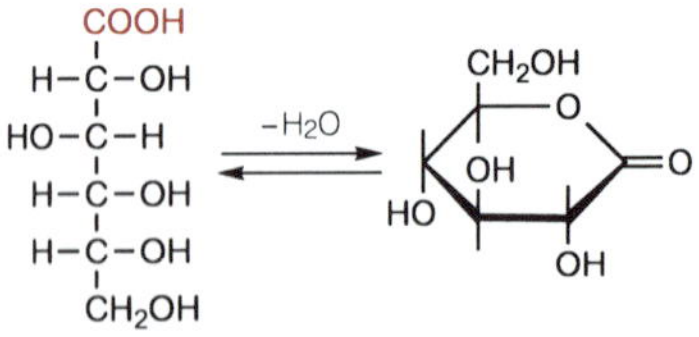 (構造式) | 微生物(酢酸菌など)の発酵産物，酸味料 D-グルコノ-δ-ラクトンの形で(左図右)豆腐の凝固剤に利用(p.34参照) グルコン酸の金属塩(亜鉛塩，カルシウム塩など)は，ミネラル強化剤として利用 |
| **ウロン酸** D-グルクロン酸 (D-glucuronic acid) | 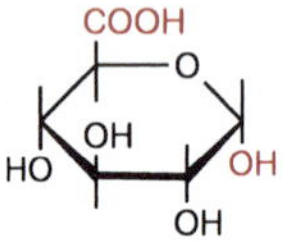 D-グルクロン酸 | 動植物の複合多糖の構成糖 |
| D-マンヌロン酸 (D-mannuronic acid) | 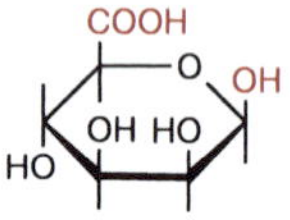 D-マンヌロン酸 | 褐藻類の多糖(アルギン酸)の構成糖 |
| D-ガラクツロン酸 (D-galacturonic acid) | 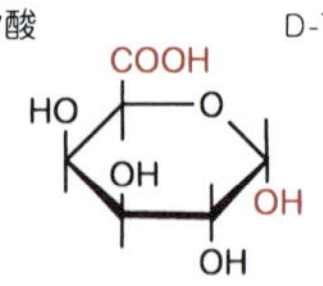 D-ガラクツロン酸 | ペクチン酸の構成糖 |
| **糖アルコール** グリセロール (glycerol) (グリセリン) | 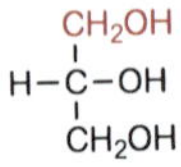 (構造式) | 中性脂肪(グリセリド)の構成成分 |
| エリトリトール (erythritol) | 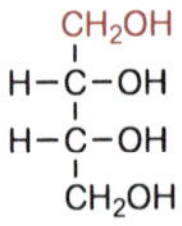 (構造式) | きのこ，ワイン，しょうゆなどに含まれる 低カロリー甘味料として使用 |
| D-キシリトール (D-xylitol) | キシロースを還元 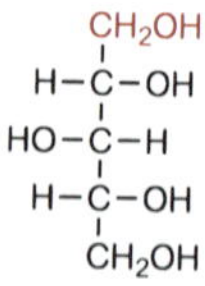 | 無糖(シュガーレス)のガムやキャンデーの低カロリー，低う蝕性甘味料として使用 |
| D-リビトール (D-ribitol) | リボースを還元 | フラビン酵素に含まれる |
| D-ソルビトール (D-sorbitol) | グルコースを還元 | 干しがき，果汁(りんご，もも)に存在 低う蝕性甘味料としてキャンデーなどに使用 |
| D-マンニトール (D-mannitol) | マンノースを還元 | 乾燥こんぶ表面の白い粉 あめ，チューインガムの粘着防止剤として使用 |

(表2.11のつづき)

| 名称 | 構造式 | 存在, 性質 |
|---|---|---|
| 糖アルコール | マルチトール (maltitol) (還元麦芽糖) | 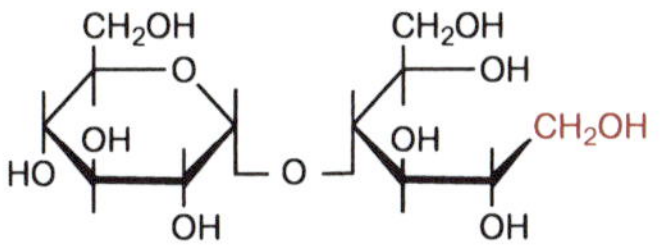 | マルトースを還元して得られる 低カロリー甘味料 |
| | ミオ-イノシトール (*myo*-inositol) | 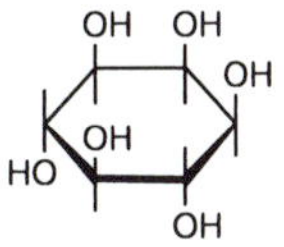 | 環状糖アルコールの一つ フィチン酸, フィチン, リン脂質の構成成分 フィチン酸はミオ-イノシトールの六リン酸エステル フィチンはフィチン酸のCa-Mg混合塩で, 植物に多く含まれる |
| デオキシ糖 | 2-デオキシ-D-リボース (2-deoxy-D-ribose) (デオキシリボース) | 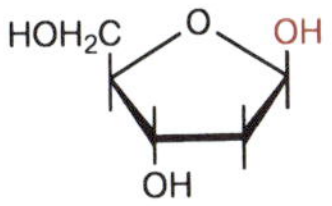 | リボースのC2のヒドロキシ基が還元された糖 DNAの構成糖 |
| | L-ラムノース (L-rhamnose) (6-デオキシ-L-マンノース) | 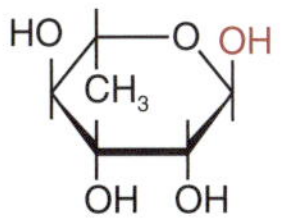 | フラボノイド, アントシアン色素の構成糖 甘味料として使用 |
| | L-フコース (L-fucose) (6-デオキシ-L-ガラクトース) | | 多糖の構成成分 |

は広く分布する.

### (5) オリゴ糖

オリゴ糖(oligosaccharide)は, 同種または異種の単糖が数個脱水縮合してグリコシド結合(p.56参照)したものである. その数により二糖類, 三糖類, 四糖類と分類する. 食品中には二糖類が多い. 最近では酵素を使って低カロリー性, 低う蝕性, ビフィズス菌増殖性などの機能をもつオリゴ糖が種々合成され, 菓子やガムや飲料に利用されている. なかには特定保健用食品として認可されているものもある(5章参照).

#### (a) 二糖類

代表的な二糖類(disaccharide)はマルトース(麦芽糖), ラクトース(乳糖),

**PlusOne Point**

**ビフィズス菌**
グルコースなどを発酵して乳酸と酢酸を生成する嫌気性腸内細菌で, 腐敗細菌や感染菌が腸内で増殖するのを抑制する働きをする. ある種のオリゴ糖や食物繊維を含む食品はビフィズス菌の増殖を促進し, 腸内菌叢におけるビフィズス菌を優勢に保ち, 健康に好影響を与える. これをビフィズス菌増殖作用という.

---

### ■ はちみつはなぜ甘い？

ミツバチは花のみつの主成分であるスクロースをだ液中のインベルターゼで分解して貯蔵する. これがはちみつであるが, 主成分は転化糖であり, フルクトースを含むので砂糖(スクロースが主)より甘くなる. また, 低温でも結晶になりにくい. はちみつの甘さにヒントを得て, グルコースを酵素で一部異性化してフルクトースにしたものが異性化糖混液(果糖ブドウ糖-液糖などともいう)で, 飲料用甘味料としてよく利用されている(p.183, 表6.7参照).

スクロース(ショ糖)である．いずれもカロリー源として重要である．その他の二糖類としてはイソマルトース，セロビオース，ゲンチオビオース，パラチノース，トレハロースなどがある(表2.12)．

スクロースを希酸や酵素で加水分解するとD-グルコースとD-フルクトースが1：1で生成し，その溶液の比旋光度は右旋性(＋66.4°)から左旋性(−20°)に逆転する．そこでスクロースの加水分解物を転化糖(invert sugar)といい，加水分解を触媒する酵素をインベルターゼという．はちみつの主成分である．

(b) 三糖類および四糖類

単糖が3個以上結合したオリゴ糖は天然には少なく，主として植物でつくられる．三糖類(trisaccharide)にはラフィノース(raffinose)，四糖類(tetrasaccharide)にはスタキオース(stachyose)などがある．いずれも大豆に含まれる非還元糖で，難消化性である．

(c) 環状オリゴ糖

シクロデキストリン(cyclodextrin，環状デキストリン)はグルコースが α-1,4結合で環状に結合したオリゴ糖である．デンプンに微生物の特殊な転移酵素(シクロマルトデキストリングルカノトランスフェラーゼ)を作用させると合成でき，グルコースの数が6～8個のものはそれぞれα-，β-，γ-シクロデキストリンとよばれる．これらの分子のかたちは円筒形で，その内部はグルコースの水素原子に囲まれているため疎水性となる．この空洞内に脂溶性物質を取り込んで，包接化合物を形成する．

(6) 多糖

多糖(polysaccharide, glycan)は数十個から数百万個の単糖や誘導糖がグリコシド結合した高分子化合物である．多糖は一般に無味で，還元性はなく，グリコーゲンやイヌリンのように水溶性のもの，セルロースやキチンのように水に不溶性のものがある．多糖の栄養性，食品物性との関わり，食品工業的利用法については4.4節と6.3節で述べる．

天然の多糖にはいろいろな種類があるが，構成糖により，単純多糖と複合多糖の二つに分類する．

(a) 単純多糖

同種の単糖が多数グリコシド結合(p.56参照)したものを単純多糖(simple polysaccharide, homoglycan, ホモ多糖)という．グルコースからなる単純多糖をグルカン(glucan)という．次のi)～iv)はグルカンの例である．

i) デンプン

デンプン(starch)はアミロースとアミロペクチンの2種の多糖からなる．

アミロース(amylose)は100～1000個のD-グルコースがα-1,4グリコシド結合で鎖状に重合したもので，分子量は2万～20万である(図2.21)．アミロースの実際の構造は立体配座式で表すとよくわかるが，D-グルコース6個で1回転するらせん構造をしている．

---

**PlusOne Point**

大豆オリゴ糖

大豆から抽出した大豆オリゴ糖はラフィノース，スタキオース，スクロースなどの成分からなり，ビフィズス菌増殖作用の機能をもつので特定保健用食品に使われている(p.145参照)．

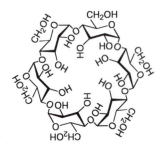

**PlusOne Point**

シクロデキストリンの利用例

・揮発しやすい成分，酸素や紫外線で分解しやすい成分を取り込むことで保香(練りわさび，おろしにんにく，おろししょうがなど)，異臭・異味の抑制(グレープフルーツジュース，豆乳，くず肉など)に使用．

・吸湿性成分を取り込むことで，粉末食品やキャンディの吸湿性を改善する．

・難水溶性成分を取り込むことで，みかん缶詰の白濁を防止する．

・わさびの抗菌性成分アリルイソシアネートを包接したシクロデキストリンを練り込んだ抗菌シート，抗菌フィルム，抗菌パックがあり，これに生鮮食品(食肉，鮮魚，水産加工品，持ち帰り弁当)を入れることで，鮮度が保持され，日持ちが改善される．

アミロペクチン（amylopectin）はアミロースのところどころが α-1,6 結合で枝分かれした多糖で（図 2.22，a，b），房状構造をしている（図 2.22，c）．重合度は 10,000 〜 100,000 と大きく，分子量は大きいものでは 1,000 万にまで

表 2.12 食品中に存在するおもな二糖類

| | 名　称 | 構造式 | 存在，性質 |
|---|---|---|---|
| 還元性二糖類 | マルトース<br>(maltose)<br>(麦芽糖) | グルコース　グルコース | グルコース 2 分子が α-1,4 グリコシド結合したもの<br>麦芽など発芽中の種子に含まれる<br>デンプンに β-アミラーゼが作用して生じる．水あめ，こうじ中に存在 |
| | イソマルトース<br>(isomaltose) | グルコース　グルコース | グルコース 2 分子が α-1,6 グリコシド結合したもの<br>清酒，みりん，水あめに存在．コクやうま味づけに使用 |
| | ラクトース<br>(lactose)<br>(乳糖) | ガラクトース　グルコース | ガラクトースとグルコースが β-1,4 グリコシド結合したもの<br>哺乳動物の乳汁にしか含まれない糖で，その含有量は動物種により 0 から 7 ％ である（人乳 6.7 ％，牛乳 4.5 ％，クジラには存在しない） |
| | セロビオース<br>(cellobiose) | グルコース　グルコース | グルコース 2 分子が β-1,4 グリコシド結合したもの<br>遊離の状態では存在しない．セルロースのセルラーゼによる分解産物 |
| | ゲンチオビオース<br>(gentiobiose) | グルコース　グルコース | グルコース 2 分子が β-1,6 グリコシド結合したもの<br>苦味をもつ珍しい糖<br>味覚改良剤（苦味つけ，かくし味つけ）やフルーツや野菜添加のパンやスナックのえぐ味消しに使用 |
| | パラチノース<br>(palatinose) | グルコース　フルクトース | グルコースとフルクトースが α-1,6 グリコシド結合したもの<br>スクロースに転移酵素を作用させて製造<br>低う蝕性の甘味料として使用 |
| 非還元性二糖類 | スクロース<br>(sucrose,<br>saccharose)<br>(ショ糖) | グルコース　フルクトース | 調味料として使われている砂糖<br>D-グルコースと D-フルクトースのアノマー炭素どうしが結合しているので還元性がない．このため精製された砂糖は安定でいつまでも白く保たれる<br>またアノマー変換もないので，その甘味は温度の影響を受けない |
| | トレハロース<br>(trehalose) | グルコース　グルコース | グルコース 2 分子が α-1,1 グリコシド結合したもの<br>天然では酵母，きのこに存在<br>工業生産可能<br>スクロースと同じく非還元糖で安定なので，デンプン老化防止などに利用 |

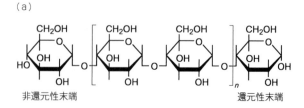

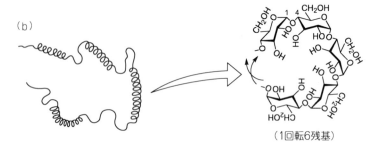

**図 2.21 アミロースの構造**
(a) ハワースの式で示したアミロース. カッコ内がマルトース単位.
(b) 溶液中のアミロースの構造模式図.
二国二郎 監,『澱粉科学ハンドブック』, 朝倉書店(1977).
右の図はアミロースのらせん構造.

達する.

アミロースとアミロペクチンの割合はデンプンの種類にもよるが，うるち種デンプンではアミロースが 20～25％，アミロペクチンが 75～80％である. もち種デンプンではアミロペクチンが 90％以上を占める(表 2.13).

デンプンはアミロースとアミロペクチンが集まって構造をつくったもので，アミロペクチンは結晶性のミセル構造と非結晶性の構造とが混在した半結晶性

**分岐アミロース**
最近の研究で，アミロースは直鎖のものばかりではなく，アミロースのうち 27～70％は α-1,6 結合で枝分かれした短いグルコース側鎖をもつことがわかってきた. これを分岐アミロースと呼ぶ. 分岐アミロースの組成比は植物種で異なり，小麦では少なく，さつまいもでは多い. その骨格となる鎖（主鎖）は，直鎖アミロースとほぼ同じ長さである. 枝分かれは 5～17 個所で，側鎖は短く重合度は 3～20 である.

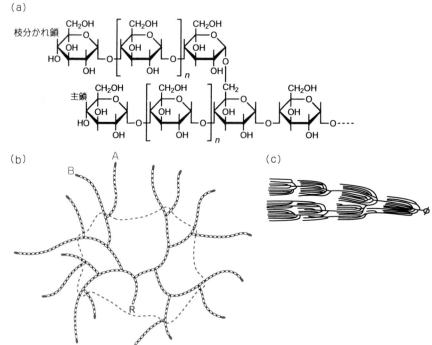

**図 2.22 アミロペクチンの構造**
(a) ハワースの式で示したアミロペクチン.
(b) アミロペクチンの構造模式図.
● : 非還元性末端, A, B をはじめ多数存在, R : 還元性末端, 点線内は限界デキストリン.
(c) アミロペクチン分子の房状モデル.

表 2.13
デンプン中のアミロース含量

| 種類 | アミロース含量(%) |
|---|---|
| 米（もち） | 0 |
| 米（うるち） | 17〜19 |
| とうもろこし（もち） | 0 |
| とうもろこし（うるち） | 21〜25 |
| あみろとうもろこし | 52 |
| しわえんどう | 49〜70 |
| 小麦 | 24〜30 |
| タピオカ | 17 |
| じゃがいも | 24〜25 |
| さつまいも | 19 |
| バナナ | 20 |

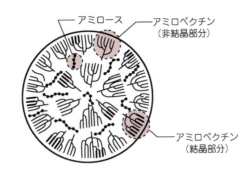

図 2.23　デンプンの内部構造(想像図)

高分子となっており，アミロースはその間隙に配列されていると考えられている（図 2.23）．デンプンを加熱したときの変化については 6.3 節で述べる．

#### デンプンのヨウ素反応——らせん構造の証明

デンプンにヨード液（ヨウ素-ヨウ素カリ液）を加えると青色を呈するが，アミロースとアミロペクチンでは色調が異なる．アミロースは濃い青色を呈し，アミロペクチンは赤紫色を呈する．これはアミロースのらせん構造（図 2.21 参照）のなかにヨウ素分子が入り込み青色に発色するからであり，アミロペクチンではらせん数が少ないからである．アミロースを熱すると青色が消え，冷やすと再び発色する．これは，加熱によりらせん構造がゆるんで，ヨウ素分子の抱合できなくなるためと考えられ，らせん構造説を支持する現象である．

#### ii）グリコーゲン

グリコーゲン（glycogen）は，食肉，肝臓，かき（貝）などに貯蔵多糖として存在する．細菌や菌類にも見いだされる．D-グルコースが $\alpha$-1,4 結合で重合したものに $\alpha$-1,6 結合で枝分かれしている．構造は図 2.22 で示したアミロペクチンに似ているが，さらに枝分かれが多く，枝の長さが 8〜10 個と短いので，球状になっている．分子量は 100 万〜1,300 万で，デンプンより高分子であるが，水に分散してコロイド溶液となり，ヨウ素反応では赤褐色を呈する．

#### iii）セルロース

セルロース（cellulose）は D-グルコースが $\beta$-1,4 グリコシド結合したもので，細胞壁などの構造体となっている（図 2.24，a）．立体配座式で表すとよくわかるが，直鎖構造をしている（図 2.24，b）．このため多数のセルロース分子が集合して互いに水素結合し繊維状のミセルを形成している．この構造は緻密で，水分子が入りにくいので，セルロースを加熱しても水に溶けない．

哺乳動物はセルロース分解酵素のセルラーゼをもたず，セルロースの $\beta$-1,4

**PlusOne Point**

**草食動物はなぜセルロースを利用できるのか**
哺乳動物はセルラーゼをもたず，セルロースをエネルギー源として直接利用できない．しかし，牛，ヤギなど反芻胃をもつ草食動物は，胃内に共生する微生物がセルロースを分解するので，生じた水溶性の糖や有機酸をエネルギー源として利用できる．

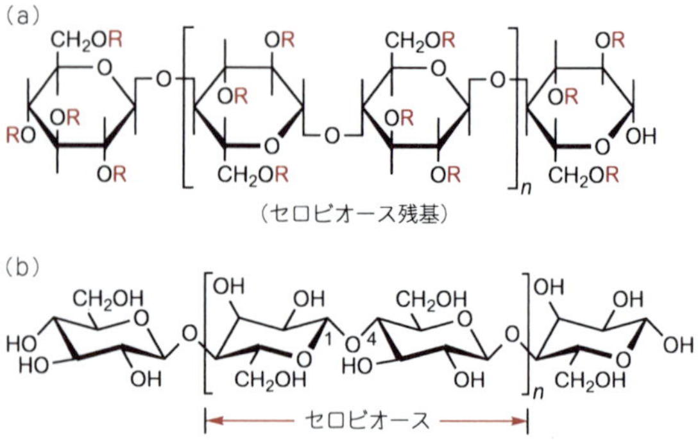

**図 2.24　セルロースの立体構造**
（a）セルロースおよびセルロース誘導体
　　セルロース：すべての R＝H，
　　メチルセルロース：一部の R＝CH₃，
　　カルボキシメチルセルロース：一部の R＝CH₂COOH
（b）セルロースの立体配座式

グリコシド結合はアミラーゼでは分解されないので，セルロースをエネルギー源として利用できない．

　セルロースは水に溶けないが，メチル基をエーテル結合させた**メチルセルロース**は水に溶けるので，アイスクリームの乳化安定剤，みかん缶詰の白濁防止などに利用される．セルロースを構成するグルコースのヒドロキシ基にカルボキシメチル基（−CH₂COOH）をエーテル結合させた**カルボキシメチルセルロース**（CMC）のナトリウム塩は水に溶け粘性を示すので，アイスクリーム，ケチャップ，ソースなどの増粘剤や安定剤として広く使われている（図2.24, a）．

### iv）プルラン

　**プルラン**（pullulan）は黒色酵母によって生成される多糖である．グルコースが α-1,4 結合 2 個と α-1,6 結合 1 個の繰り返しで直鎖状に結合している．粘着力が強いので，食品用接着剤として使用される．フィルムを形成する力もあり，艶出しの目的で味つけのり，みりん干し，せんべいなどに使われる．

### v）イヌリン

　**イヌリン**（inulin）はダリア，ごぼう，きくいもの根茎に含まれる貯蔵多糖である．D-フルクトースが β-2,1 結合で重合したフルクタンである．フルクトース製造の原料である．

### vi）キチン

　**キチン**（chitin）はえび，かになど甲殻類の甲羅の構成成分で，N-アセチルグルコサミンが β-1,4 結合で重合したアミノ多糖である．キチンをアルカリ処理して脱アセチル化させて得られる**キトサン**は抗菌性があり，その分解物とともに漬け物などの保存料として使用されている．

### （b）複合多糖

　複数の種類の単糖あるいは誘導糖が多数グリコシド結合した多糖を**複合多糖**（conjugated polysaccharide, heteroglycan, ヘテロ多糖）という．生物界のいたるところに存在しているが，消化酵素で分解されないものがほとんどである．

### i）ペクチン

　**ペクチン**（pectin）は野菜や果物，とくにかんきつ類，りんごの果皮に多く含

まれ，細胞をつなぐ役目をしている．D-ガラクツロン酸が $\alpha$-1,4 結合で直鎖状に結合したものをペクチン酸とよび，D-ガラクツロン酸のカルボキシ基の一部がメチルエステル化されているものをペクチニン酸(メトキシペクチン)とよぶ(図 2.25)．

ペクチニン酸(メトキシペクチン)のうちガラクツロン酸の 50% 以上がメチルエステル化されたものを主成分とするものは，高メトキシペクチンとよばれ，スクロース 60% 以上，pH 3.0 付近の条件下でゲル化するので，昔からジャムの製造に用いられている．高メトキシペクチンを希酸やペクチナーゼ(ポリガラクツロナーゼ)で処理するとメトキシ基がはずれて低メトキシペクチンとなる．メトキシ基のなくなったものはペクチン酸という．低メトキシペクチンやペクチン酸はカルシウムイオンなどの二価金属イオンを加えると架橋してゲル化するので，低糖度のゼリーやジャムの製造に用いられる．

ペクチンは酸性での乳タンパク質の分離や沈殿を防止する効果があるので，酸性乳飲料の安定剤として使用される．また脂肪代替機能を生かして，低脂肪・無脂肪のスプレッドの製造に用いられる(p.67 参照)．

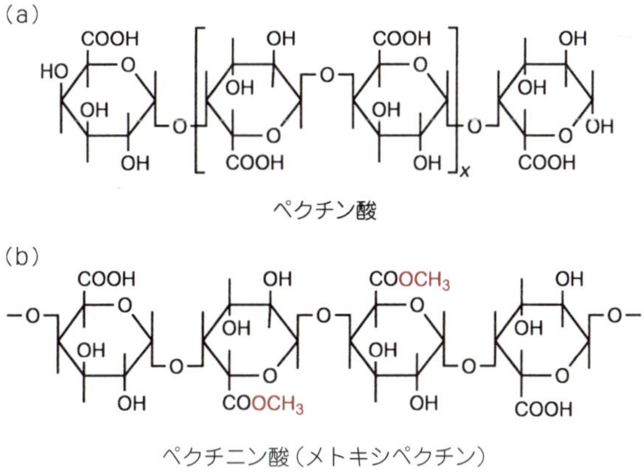

**高メトキシペクチンと低メトキシペクチン**
ペクチニン酸(メトキシペクチン)を食品加工に利用する場合，メトキシ基含量により分類することも多い．この場合，メトキシ基含量 7%(ガラクツロン酸のメチルエステル化度では 42.9%)を境とし，それ以上のものを高メトキシペクチン，メトキシ基含量 7% 未満のものを低メトキシペクチンとする．なお，全ガラクツロン酸がメチルエステル化されたもののメトキシ基含量は理論上 16.32% となる．

図 2.25 ペクチンの構造
—OCH₃：メトキシ基．

## ⅱ）寒天

紅藻類(テングサ科，オゴノリ科)の細胞壁に含まれる多糖である．熱水抽出して 30℃ 以下に冷やし，ゲル化させたものが心太(ところてん)で，これを乾燥脱水させたものが寒天である．

寒天(アガー，agar)の主成分は，D-ガラクトースと 3,6-アンヒドロ-L-ガラクトースが交互に結合したアガロース(agarose)と，これに硫酸，ピルビン酸，ウロン酸のついたアガロペクチン(agaropectin)である．テングサ寒天は 70% のアガロースと 30% のアガロペクチンよりなる．

寒天溶液は 80℃ 以上でゾル化し，30℃ 以下に冷却するとゲル化する．このゾル化とゲル化の温度差が大きいことが特徴で，耐熱性のゲル化剤として，よ

**ゾルとゲル**
7 章参照．

うかん，ゼリーによく用いられる．また，微生物によって分解されにくいことから微生物培養用の固形培地としてもよく用いられる．

### ⅲ）カラギーナン

カラギーナン（carageenan，カラギナン，カラゲナン，カラゲニン，アイリッシュモス抽出物）は紅藻類（スギノリ科，ミリン科およびイバラノリ科）の細胞壁構成多糖である．β-D-ガラクトースと3,6-アンヒドロ-α-D-ガラクトースの重合物で，ガラクトース残基の2位および6位のヒドロキシ基の一部が硫酸エステルとなった多糖である．複雑な分枝構造をとる点が寒天と異なる．

寒天より低温で溶解し，冷却すると寒天より弾力のあるゲルを形成する．そのゲルは保水性が強く，凍結・解凍で離水性が少ないので，フルーツゼリー，水ようかん，冷凍ゼリーに用いられる．さらに，カラギーナンの硫酸基は正に荷電したミルクカゼインと複合体を形成し，粘度を増し，ゲル化する性質があるので，ミルクゼリー，チョコレートミルク，ラクトコーヒーなどに安定剤として利用される．

### ⅳ）アルギン酸

アルギン酸（alginic acid）は D-マンヌロン酸（mannuronic acid）と L-グルロン酸（guluronic acid）とが β-1,4 結合で共重合した酸性多糖である．カルシウム塩あるいはマグネシウム塩は水に不溶で褐藻（わかめ，こんぶ，あらめ）の細胞間充填物質となっている．いわゆるこんぶの"ぬるぬる"である．アルギン酸そのものは難溶だが，アルギン酸ナトリウム塩にすると粘稠な溶液となるので，スープやソースの増粘剤として使用される．二価イオンでゲル化し，そのゲルは耐熱性なので，人工かに足，人工いくら（図2.26）など，コピー食品の製造，再構成肉の粘着剤などに使われる．アルギン酸プロピレングリコールエステルは親油性があるのでドレッシングの乳化安定剤として，また耐酸性・耐塩性を生かして濃厚ジュース，ソースの増粘・分散剤として利用される．アルギン酸の水溶性誘導体を総称してアルギンという．

### ⅴ）グルコマンナン

グルコマンナン（glucomannan）はこんにゃくいもの主成分である．D-グルコースと D-マンノースからなり，構成比は植物の種類により異なり 1：2〜3：5 である．β-1,4 結合の主鎖に 1,3 結合の枝分かれがある．水と加熱すると著しく膨潤し，これに消石灰を添加し加熱すると弾力性のあるゲルとなる．これから食用こんにゃくがつくられる．

### ⅵ）キサンタンガム

キサンタンガム（xanthan gum）は，キャベツに生育するキサントモナス・キャベストリスの培養生産物である．グルコース，マンノースとグルクロン酸からなる多糖で，冷水に溶解し，非常に高い粘性を示して，耐熱性，耐塩性，耐酸性，耐酵素性に優れている．その粘性は擬塑性（7章参照）といわれ，高い撹拌によって粘度が低下しても，置いておくと復元する性質をもっているので，

**PlusOne Point**

人工かに足，人工いくら
アルギン溶液を塩化カルシウムでゲル化し，かにに似た味をつけ，表面に紅こうじ菌から得た赤い色素で着色して蒸し，刻んだものが人工かに足である．また，アルギン酸カルシウムは人工いくら，ふかひれ，トリュフ，チーズなどのコピー食品の製造にも使われる．

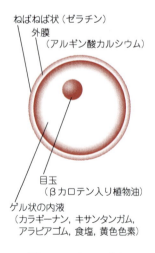

図 2.26 人工いくら

## 「ノンシュガー」「糖質ゼロ」とは？

　缶入り飲料，キャンディ，チョコレートなどに「無糖」「ノンシュガー」「低糖」「糖質ゼロ」「糖類不使用」などと表示されていることがある．これらの表示は，食品表示法による食品表示基準（p.131 参照）に基づく強調表示といわれるもので，語句の定義がまぎらわしいので，ここでまとめておこう．

① 糖・糖類・糖分・シュガーはいずれも同じ意味で，「甘味料に使われる炭水化物のうち，単糖類または二糖類であって，糖アルコールでないものに限る」と定義されている．砂糖に限らない．

② 糖類についての強調表示には次の 3 種類がある．

1 )「無糖」「糖分ゼロ」「ノンシュガー」「シュガーレス」「シュガーフリー」などは，糖類を含まない旨の強調表示といわれ，糖類の含有量（糖分ともいう）が食品 100 g あたり 0.5 g 未満（飲用に供する食品の場合は，100 mL あたり 0.5 g 未満）であることを示す．

2 )「微糖」「低糖」「糖分ひかえめ」「糖分軽め」「糖分ライト」「糖分ダイエット」などは，糖類の量が低い旨の強調表示といわれ，糖類の含有量が食品 100 g あたり 5 g 未満（飲用に供する食品の場合は，100 mL あたり 2.5 g 未満）であることを示す．

3 )「糖分 10 g 減」「糖類 45 % 低減」「糖分 45 % カット」「シュガー 50 % オフ」などは，糖類の量が低減された旨の強調表示といわれ，糖類の量が食品 100 g あたり 5 g 以上（飲用に供する食品の場合は，100 mL あたり 2.5 g 以上）低減されており，低減された割合が他の食品に比べて 25 % 以上であることを示す．

③「ノンシュガー」「シュガーフリー」と表示された甘い食品には糖アルコールや 3 糖類以上のオリゴ糖など炭水化物性甘味料，あるいはアセスルファム K やスクラロースなど合成甘味料を含む場合がある．また，デンプンなど多糖類を含む場合がある．

④ 糖質についての強調表示もある．糖質とは，炭水化物から非消化性炭水化物（食物繊維）を差し引いたものである．基準値は糖類を糖質と読み替える．
　たとえば，「糖質ゼロ」は糖質を含まない旨の強調表示である．

⑤「糖類不使用」「糖類無添加」の表示は，その食品の加工過程では糖類を使用・添加しなかったという意味である．「砂糖不使用」の表示は，その食品の加工過程では砂糖（ショ糖）を使用・添加しなかったという意味である．原材料に含まれていた砂糖やその他の糖類などを含んでいてもよい．ただし，加工・保蔵過程で，酵素分解などにより糖類含有量が原材料及び添加物に含まれていた量を超えないことが必要である．
　この場合も食品表示基準により表示した成分の含有量を表示しなければならないので，該当成分の含有量は確認できる．

⑥「ノンシュガー」「シュガーフリー」など糖類を含まない旨の表示がされた食品の熱量は，必ずしも「ノンカロリー」「カロリーフリー」ではないので注意が必要．糖アルコールはエリトリトールを除き低カロリーであってもカロリーゼロではなく，またデンプン，タンパク質，脂質など糖類以外の成分を含んでいればその成分の熱量もあるので，食品によってはかなりの熱量をもつことがある．ノンシュガーチョコレートがその例である．

⑦ 同様に「糖質ゼロ」と表示された食品は，必ずしも「ノンカロリー」「カロリーフリー」ではない．糖質ゼロアルコール飲料がその例である．

たれやとんかつソースにとろみをつけるために，よく使われる．その他，浮遊物の分散，乳化状態の維持などに優れているので，たれやドレッシングなどの増粘，乳化懸濁安定剤などとして利用されている．

**vii) ローカストビーンガム**

ローカストビーンガム（locast bean gum）は植物性多糖類で，地中海沿岸のみに生育するカロブ樹の種子の胚乳部分を粉砕して得られる．カロブビーンガムともいう．D-マンノースとD-ガラクトースよりなるガラクトマンナンである．カラギーナンやキサンタンガムと反応して弾性をもつゲルを形成するので，併用してデザートゼリーのゲル化剤として用いられる．

**viii) ムコ多糖**

ムコ多糖（mucopolysaccharide）は動物の結合組織の基質や体液に広く分布するウロン酸とアミノ糖を単位とする複合多糖である．眼のガラス体，とさか，関節液，皮膚などに多く含まれるヒアルロン酸，動物の軟骨組織内や結合組織に含まれるコンドロイチン硫酸などがある．コンドロイチン硫酸は硫酸化されたウロン酸とアミノ糖の二糖単位が50〜1000残基つながった多糖である．いずれも保湿剤や機能性食品としての応用が考えられている．

### （7）配糖体

グリコシド性のヒドロキシ基をもつ糖が，さまざまな化合物と脱水縮合する結合をグリコシド結合といい，この生成物を配糖体（グリコシド，glycoside）と総称する．配糖体の糖以外の部分をアグリコン（aglycon）といい，アグリコンによって，配糖体はさらに細かく分類される．オリゴ糖や多糖は*O*-配糖体，核酸は*N*-配糖体，辛味物質のシニグリンは*S*-配糖体である．抗生物質には*C*-配糖体もある．配糖体は一般にさまざまな生理的機能をもつが，糖のヒドロキシ基のために水溶性となる．

### （8）糖タンパク質，糖脂質

糖とタンパク質からなる複合タンパク質を糖タンパク質（glycoprotein）という．糖タンパク質の糖は，細胞認識など生物学的相互作用においては情報を担う役割やタンパク質の水溶性を高める役割をしている（p.36，表2.8参照）．

糖が結合したさまざまな脂質分子を糖脂質（glycolipid）という（p.67参照）．

## 2.4 脂質

脂質（lipid）は，ヒトにとっておもに① 生体の構成要素，② エネルギー源，③ 生理活性物質の前駆体，④ 脂溶性物質の担体として機能しているが，食品にとってもその構造，物性，味の決定要因としてきわめて重要な役割を担っている．さらに，脂質は通常の条件で酸化され劣化しやすい，というタンパク質や糖質とは著しく異なる性質をもっている．近年の急速な食生活の変化，脂質摂取量の増加に伴い，脂質の栄養，加工を理解するために，これまで以上に脂質の化学的知識が要求されるようになってきている．

---

**PlusOne Point**

ローカストビーンガムの増粘性は古くから知られており，エジプトのミイラの包帯の接着にも用いられた．

**PlusOne Point**

ムコ（muco）とは粘稠という意味である．

**PlusOne Point**

aglyconの"a"は「ない」という意味である．

## 2.4 脂質

### （1）脂質とは

　脂質は水に溶け難い天然物と広く定義され，その分類にも絶対的なものはないが，脂肪酸を含むか否かによってアシル化脂質と非アシル化脂質に大別できる．アシル化脂質は単純脂質と複合脂質に分けられる（図2.27）．単純脂質は脂肪酸とアルコール類〔グリセリン（グリセロール），ステロール，高級脂肪族アルコール〕のエステルであり，複合脂質には単純脂質の一部がリン酸，アミノ酸，糖などの極性基で置換されたリン脂質と糖脂質がある．脂質のケン化（アルカリ加水分解）後の脂質成分（脂肪酸および脂肪酸が結合していたステロール，高級脂肪族アルコールなど）を**誘導脂質**という．これらを抽出したとき，脂肪酸はアルカリ塩として水画分に残り，水不溶物として有機溶媒層に分画される脂肪酸以外の誘導脂質を**不ケン化物**とよぶ．脂溶性ビタミン，テルペン，脂溶性色素などの非アシル化脂質も不ケン化物画分に含まれるので，反応で誘導される訳ではないが誘導脂質に分類される場合もある．

　一方，脂質を分析する際には**極性脂質**と**中性脂質**に大別する．極性脂質は脂肪酸，複合脂質であり，残りが中性脂質となる．一般に中性脂質を抽出する場合はエーテル，ヘキサンなどの非極性有機溶媒が用いられ，極性脂質の場合はクロロホルム・メタノール混液が用いられる．実際の抽出にあたっては，試料や目的に応じて適切な方法を選択する必要がある（9.4節参照）．

　このように脂質はかなり多様な構造をもつ化合物の総称で例外的性質をもつものも多いため，その定義はあいまいである．本書では脂質を「有機溶媒に可溶な天然物で，脂肪酸のエステルあるいは脂肪酸エステルとなりうるもの」と定義する．また，食品学では脂質より**油脂**，**脂肪**が繁用される．これらは狭義には**トリグリセリド**（トリアシルグリセロール）を，広義には大部分をトリグリセリドが占める脂質画分を意味する．食品学における脂質はトリグリセリドが中心となるため，本書でも以降は油脂を用いることが多い．このほかリン脂質やステロール以外の脂質も食品学ではあまり問題にならない．

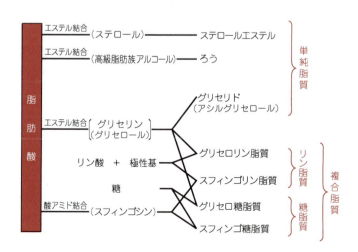

図2.27　アシル化脂質の分類

### （2）脂肪酸

末端にカルボキシ基を一つもつ鎖状炭化水素を脂肪酸(fatty acid)といい，一般式はR-COOHで表される．脂肪酸はアシル化脂質の主要な構成成分であり，その物理化学的性質や栄養学的性質の決定因子として油脂科学の分野でもっとも重要である．

#### （a）脂質を構成する脂肪酸

表2.14に食品に含まれるおもな脂肪酸をまとめた．脂肪酸の名称に関しては，慣用名以外にその構造に基づいた略記法を知っておくことが重要である．現在では$n$表示が一般的であり，脂肪酸を構成する炭素数$a$と二重結合数$b$を$a:b$のように表し，必要に応じてカルボキシ基と反対側（メチル基）の炭素を1として，はじめにくる二重結合の位置$c$を$n$-$c$として付記する（図2.28）．

天然に存在する脂肪酸の大部分は，生合成の特徴のため，直鎖の偶数酸となる（後述）．脂肪酸はその炭素数に従って短鎖（低級），中鎖（中級），長鎖（高級）脂肪酸に分類されるが，これらの区別は厳密ではなく，炭素数が8〜12くらいのものを中鎖脂肪酸という．

また，脂肪酸は二重結合の有無によって飽和脂肪酸と不飽和脂肪酸に分類される．不飽和脂肪酸はさらに二重結合の数に従って一価，二価，三価，……不飽和脂肪酸（モノエン酸，ジエン酸，トリエン酸，……）とよばれ，二価以上のものはまとめて多価不飽和脂肪酸（ポリエン酸，PUFA：polyunsaturated fatty acid）とよばれる（表2.14）．

不飽和脂肪酸では二重結合の位置によってオレイン酸（18：1$n$-9）とバクセン酸（18：1$n$-7）のような位置異性体が生じる．また，ポリエン酸の二重結合は不飽和化酵素の特異性のため，メチレン基を挟んだ1,4-ペンタジエン構造（-CH=CH-CH$_2$-CH=CH-）をとっている．したがって，$\alpha$-リノレン酸（18：3$n$-3）と$\gamma$-リノレン酸（18：3$n$-6）は二重結合が三つずれた位置異性体である．さらに，不飽和脂肪酸にはオレイン酸とエライジン酸のようにシス（cis），トランス（trans）幾何異性体が存在する．天然の脂肪酸の場合には大部分が全シス型であるが，加工油脂にはトランス型（トランス脂肪酸）を含むものもある（p.66参照）．図2.28におもな脂肪酸の化学構造を示した．それぞれの脂肪酸の実際の構造は，温度，結合型か遊離型か，結合型の場合はその位置や他の脂肪酸などの条件に依存して異なると考えられている．

#### （b）脂肪酸の生合成と必須脂肪酸

脂肪酸はアセチルCoAを出発物質として，きわめて特徴的な炭素鎖の伸長反応，二重結合の導入反応によって生合成される（図2.29）．伸長反応は，炭素数3のマロニルCoAから二酸化炭素が抜けると同時に，基質の炭素数をカルボキシ基側に二つ延ばす反応の繰り返しで進行する．この機構は動植物を通じて共通であり，合成される脂肪酸は偶数酸となる．一方，二重結合の導入は動物と植物では異なり，動物細胞は$n$-3，$n$-6不飽和化酵素をもたないため，

---

**PlusOne Point**

$n$表示以外に$\omega$（オメガ）表示が用いられることもある．

**PlusOne Point**

多価不飽和脂肪酸は，高度不飽和脂肪酸ということもあるが，その場合IPAやDHAを示すことが多い．

**PlusOne Point**

単にリノレン酸と書かれている場合には$\alpha$-リノレン酸と考えてよい．

脂肪酸の幾何異性体（cis型／trans型）

## 2.4 脂質

表2.14 食品に含まれるおもな脂肪酸

| 慣用名 | 略号 | | 融点(℃) | おもな所在 |
|---|---|---|---|---|
| 飽和脂肪酸(saturated fatty acid) | | | | |
| 　ブタン酸(butyric-)[1] | 4:0 | | −7.9 | バター |
| 　ヘキサン酸(hexanoic-)[1] | 6:0 | | −3.4 | バター |
| 　オクタン酸(octanoic-)[1] | 8:0 | | 16.7 | バター, やし油 |
| 　デカン酸(decanoic-)[1] | 10:0 | | 31.6 | バター, やし油 |
| 　ラウリン酸(lauric-) | 12:0 | | 44.2 | バター, やし油 |
| 　ミリスチン酸(myristic-) | 14:0 | | 53.9 | バター, やし油 |
| 　パルミチン酸(palmitic-) | 16:0 | | 63.1 | 動植物油脂一般 |
| 　ステアリン酸(stearic-) | 18:0 | | 69.6 | 動植物油脂一般 |
| 一価不飽和脂肪酸(monounsaturated fatty acid) | | | | |
| 　オレイン酸(oleic-) | 18:1 | $n$-9 | 13.4 | 動植物油脂一般(オリーブ油) |
| 　エライジン酸(elaidic-) $trans$ | 18:1 | $n$-9 | 46.5 | 硬化油 |
| 多価不飽和脂肪酸(polyunsaturated fatty acid) | | | | |
| 　リノール酸(linoleic-) | 18:2 | $n$-6 | −5.1 | 植物油一般 |
| 　γ-リノレン酸(γ-linolenic-) | 18:3 | $n$-6 | −11 | 植物油(月見草) |
| 　α-リノレン酸(α-linolenic-) | 18:3 | $n$-3 | | 植物油(あまに油) |
| 　アラキドン酸(arachidonic-) | 20:4 | $n$-6 | −49.5 | 肝油, 卵黄 |
| 　イコサペンタエン酸(icosapentaenoic-)[2] | 20:5 | $n$-3 | −54.1 | 魚油 |
| 　ドコサヘキサエン酸(docosahexaenoic-)[3] | 22:6 | $n$-3 | −44.3 | 魚油 |

注) 1) それぞれ酪酸, カプロン酸, カプリル酸, カプリン酸とよばれた. 2) エイコサペンタエン酸とよばれた. IPA(EPA)と略される. 3) DHAと略される.

ステアリン酸 (18:0)
CH$_3$(CH$_2$)$_{16}$COOH
octadecanoic acid

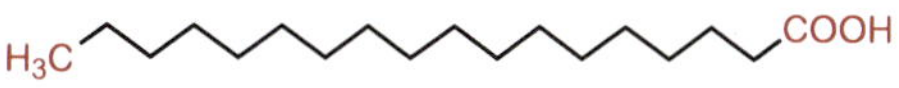

オレイン酸 (18:1 $n$-9)
CH$_3$(CH$_2$)$_7$CH=CH(CH$_2$)$_7$COOH
9-octadecenoic acid

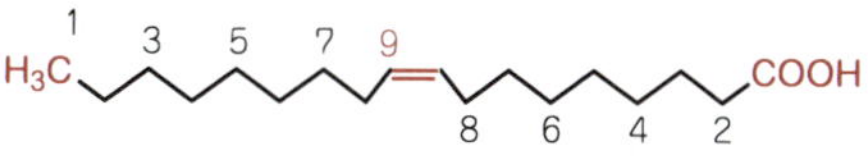

エライジン酸 ($trans$ 18:1 $n$-9)
CH$_3$(CH$_2$)$_7$CH=CH(CH$_2$)$_7$COOH
$trans$-9-octadecenoic acid

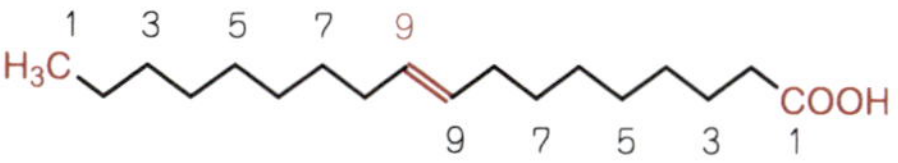

リノール酸 (18:2 $n$-6)
CH$_3$(CH$_2$)$_4$(CH=CHCH$_2$)$_2$(CH$_2$)$_6$COOH
9,12-octadecadienoic acid

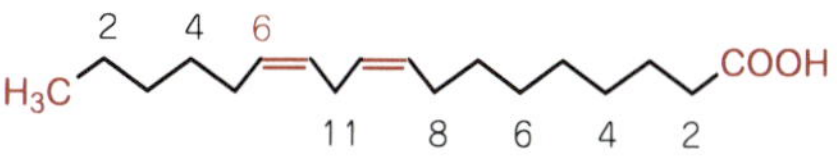

α-リノレン酸 (18:3 $n$-3)
CH$_3$CH$_2$(CH=CHCH$_2$)$_3$(CH$_2$)$_6$COOH
9,12,15-octadecatrienoic acid

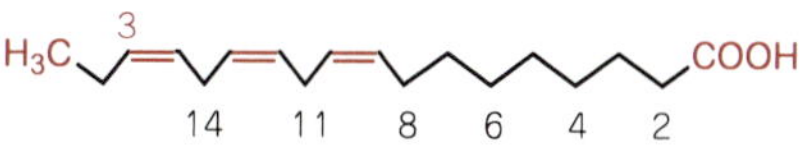

図2.28 おもな脂肪酸の構造と命名法
$n$表示ではメチル末端から(構造式の上に示す), 系統名ではカルボキシ末端から(構造式の下に示す)数えた位置番号を用いる.

**PlusOne Point**

ステアリドン酸(18:4 $n$-3)
ヒトの体内でα-リノレン酸から生成され, IPAへと変換される. 通常はほとんど存在しないが, 遺伝子組換えによりつくられたステアリドン酸産生大豆には15〜29%含まれる. IPAやDHAと同様の健康効果が期待されている.

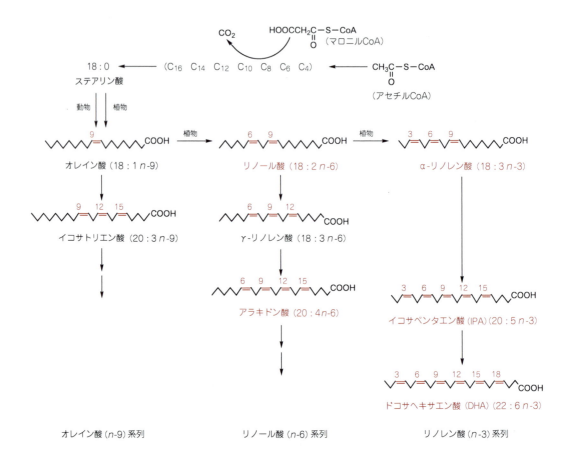

**図 2.29　脂肪酸の生合成**
必須脂肪酸は色で示す.

### PlusOne Point

**バクセン酸**
**(11-オクタデセン酸)**

名はウシを表すラテン語の *vacca* に由来する．オレイン酸の位置異性体である．反芻動物の胃内に共生するバクテリアによりシス型からトランス型に変換されるため，トランス型バクセン酸(*trans*18:1 *n*-7)は反芻動物の脂肪および牛乳，ヨーグルト，バターなどの乳製品中にみられる．摂取されたトランス型バクセン酸は，エライジン酸とは異なり，生体内にある酵素の働きにより共役不飽和脂肪酸の一種に変換され，健康への影響は少ないとされる．

$n$-3，$n$-6 位に二重結合を導入できない．つまり，オレイン酸(18:1 $n$-9)は合成できるが，リノール酸(18:2 $n$-6)やα-リノレン酸(18:3 $n$-3)は合成できない．したがって，食物として摂取された脂肪酸は，メチル末端から数えた既存の二重結合の位置を変えることなく，カルボキシ基側への伸長と不飽和化のみが進行する．$n$ 表示法で炭素の数をカルボキシ末端からではなくメチル末端から数えるのはこのためであり，不飽和脂肪酸はオレイン酸($n$-9)，リノール酸($n$-6)，α-リノレン酸($n$-3)の三つの系列に分けることができる．

動物細胞では合成できない**リノール酸**，**α-リノレン酸**に加えて，リノール酸から合成される**アラキドン酸**(20:4 $n$-6)を**必須脂肪酸**という．アラキドン酸は必ずしも経口的に摂取する必要はないが，**プロスタグランジン**や**ロイコトリエン**などの生理活性物質の前駆体として重要であるため必須脂肪酸扱いされている．最近ではアラキドン酸と $n$-3 系列の**イコサペンタエン酸(IPA** あるいは **EPA)**，**ドコサヘキサエン酸(DHA)**とのバランスが重要であるとされている(4.5 節参照)．マウスでは必須脂肪酸欠乏により成長不良，不妊，皮膚異常，血管・血球の脆弱化が起こる．

### (c) 脂肪酸の物理化学的性質

**i) 融点**：飽和脂肪酸の融点は炭素数の増加に伴って高くなる．炭素数が同じ場合，二重結合が多いほど融点は低くなる．トランス酸は相当するシス酸より融点が高い．融点の高いことを“硬い”，低いことを“軟らかい”と表現する．

**ii) 沸点**：炭素数が多いほど高い．エステル型は遊離脂肪酸より沸点が低い．これは，後者では向かい合ったカルボキシ基が水素結合して二量体化しているためである．

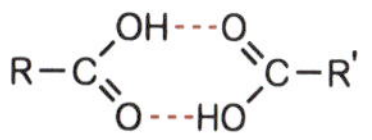

脂肪酸間の水素結合

**iii) 溶解度**：ブタン酸までの脂肪酸は水に可溶で弱酸性を示す．しかし，炭素数の増加に伴い，疎水性が増し有機溶媒に可溶となる．

**iv) 反応性**：脂肪酸はアルコールとエステル結合し，アミノ基と酸アミド結合をつくる．これらの反応により，脂肪酸は生体，食品中ではほとんどが結合型として存在する．

$$\mathrm{R\text{-}COOH + R'\text{-}OH \rightleftarrows R\text{-}COO\text{-}R' + H_2O}$$

$$\mathrm{R\text{-}COOH + R'\text{-}NH_2 \rightleftarrows R\text{-}CONH\text{-}R' + H_2O}$$

**v) 酸化**：飽和脂肪酸は安定であるが，不飽和脂肪酸はその二重結合数に応じて反応性が高まり常温常圧においても酸化される(6.1 節参照)．

## (3) 油脂

脂肪酸とグリセリン(グリセロール)がエステル結合したものを**グリセリド**(glyceride，またはアシルグリセロール)とよぶ．結合している脂肪酸の数により**モノグリセリド**，**ジグリセリド**，**トリグリセリド**に分けられる(図 2.30)．通常の食用油脂は95%以上のトリグリセリドと微量成分としてトコフェロール，ステロール，色素などを含む．常温で液体のものが**油**(oil)であり，固体のものが**脂**(fat)である．

**PlusOne Point**

**やし油は「油」？**

パーム(あぶらやし)油，パーム核油，やし油は油とよばれている．パルミチン酸，ミリスチン酸，ラウリン酸が多く，融点が高いので原産地の熱帯では油であるが，わが国に運ばれると脂である．

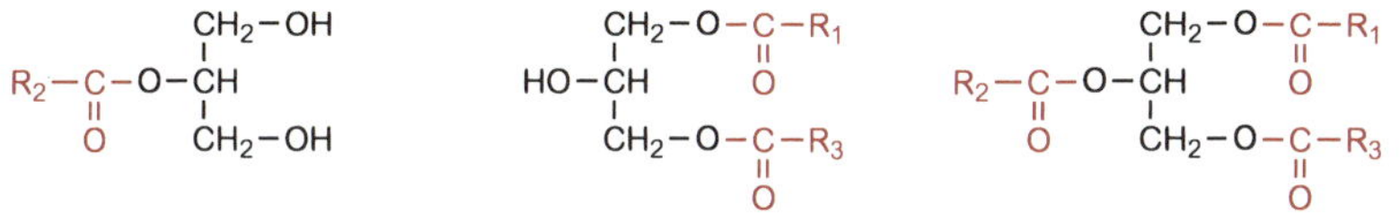


モノグリセリド
(1-と2-があり，上は後者)

ジグリセリド
(1,3と1,2があり，上は前者)

トリグリセリド
(トリアシルグリセロール)

**図 2.30　グリセリド(アシルグリセロール)の構造**

一つ一つのトリグリセリドの物性は，それを構成している脂肪酸によって決定されている．同様に，油脂の性質はその油脂が全体としてどのような脂肪酸を含んでいるか，つまり脂肪酸組成に大きく依存している．たとえば，油脂はその構成脂肪酸に鎖長の長いものが多いほど，不飽和数の少ないものが多いほど融点が高く，硬い．表 2.15 におもな油脂の脂肪酸組成をまとめ，図 2.31 にこれらを分類した．

大まかにいえば，動植物脂は飽和脂肪酸含量が高く，植物油はリノール酸($n$-6)含量が高く，魚油はIPAやDHAのような$n$-3系列の多価不飽和脂肪酸

**PlusOne Point**

**体の脂肪酸組成は食事で変わる！**

食用油脂の脂肪酸組成は一定ではなく，品種，産地，季節，エサなどによって変化する．これはヒトにもあてはまる．各脂肪酸が生体に与える影響を考慮すると，特定の脂肪酸のみを多く摂取することは避けるべきである(4.5 節参照)．

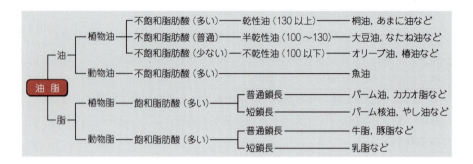

**図 2.31 油脂の分類**
( )内はヨウ素価.

**表 2.15 おもな油脂の脂肪酸組成(%)と特徴**

| | 12:0 | 14:0 | 16:0 | 18:0 | 18:1 n-9 | 18:2 n-6 | 18:3 n-3 | 20:5 n-3 | 22:6 n-3 | 融点(凝固点)(℃) | ケン化価 | ヨウ素価 | 総トコフェロール(mg/100g) |
|---|---|---|---|---|---|---|---|---|---|---|---|---|---|
| 植物油 | | | | | | | | | | | | | |
| 大豆油 | | | 10 | 4 | 24 | 54 | 8 | | | −7〜−8 | 188〜196 | 114〜138 | 125〜280 |
| なたね油 | | | 4 | 2 | 58 | 22 | 11 | | | 0〜−12 | 167〜180 | 94〜107 | 55 |
| とうもろこし油 | | | 11 | 2 | 33 | 52 | 1 | | | −10〜−15 | 187〜198 | 88〜147 | 90〜290 |
| 綿実油 | | 1 | 20 | 2 | 19 | 57 | | | | 4〜−6 | 189〜197 | 88〜121 | 83〜120 |
| 米ぬか油 | | | 16 | 2 | 41 | 37 | 2 | | | −5〜−10 | 179〜196 | 99〜103 | 91〜100 |
| ひまわり油 | | | 7 | 4 | 18 | 70 | 1 | | | −16〜−18 | 186〜194 | 113〜146 | 67 |
| あまに油 | | | 7 | 3 | 15 | 15 | 61 | | | −18〜−27 | 187〜197 | 168〜190 | 113 |
| オリーブ油 | | | 10 | 3 | 74 | 11 | | | | 0〜6 | 185〜197 | 75〜90 | 3〜30 |
| 植物脂 | | | | | | | | | | | | | |
| パーム油 | | 1 | 43 | 5 | 41 | 10 | | | | 27〜50 | 196〜210 | 43〜60 | 3〜56 |
| やし油 | 47 | 18 | 10 | 3 | 7 | | | | | 20〜28 | 245〜271 | 7〜16 | — |
| カカオ脂 | | | 26 | 35 | 35 | 3 | | | | 32〜39 | 189〜202 | 29〜38 | — |
| 動物脂 | | | | | | | | | | | | | |
| 牛脂 | | 4 | 30 | 25 | 35 | 1 | | | | 35〜50 | 190〜202 | 25〜60 | — |
| 豚脂 | | 1 | 29 | 15 | 43 | 9 | 1 | | | 28〜48 | 193〜202 | 46〜70 | — |
| 牛酪脂 | 4 | 13 | 33 | 13 | 26 | 2 | 1 | | | 28〜38 | 210〜245 | 25〜47 | — |
| 人乳脂 | 11 | 10 | 21 | 4 | 24 | 15 | 2 | | | 30〜32 | 205〜209 | 36〜47 | — |
| 魚油 | | | | | | | | | | | | | |
| いわし油(かたくち) | | 7 | 16 | 5 | 14 | 2 | 1 | 12 | 20 | — | 188〜205 | 163〜195 | — |
| たら肝油 | | 5 | 13 | 2 | 26 | 1 | — | 13 | 6 | | 175〜191 | 143〜205 | 36 |

日本油化学会 編,『油化学便覧：脂質・界面活性剤(第4版)』, 丸善(2001).

**ショートニング**
ラードの代用品として開発された固形脂で, 硬化油を主原料に乳化剤などを加え, 急冷してガスを送りながら練り合わせて熟成させてつくられる. 製法はマーガリンと似ているが, 水分を加えない点が大きな違いである. ビスケットやクッキーなどに, クリーミング性(空気の抱き込みやすさ)やショートニング性(砕けやすさ)を与える.

含量が高い. これらの油脂をバランスよくとることが健康の維持に重要であるとされる(4.5節参照). 植物油でも, 大豆油, なたね油は$\alpha$-リノレン酸($n$-3)を含む. オレイン酸はどの油脂にも比較的多く存在するが, オリーブ油では80%以上ととくに多い. カカオ脂は特有の芳香と体温付近で溶ける物性からチョコレート原料として貴重である(後述). 植物脂はマーガリン, ショートニング, 石けんの原料として近年需要が伸びている. なたね油はモノエン酸が多く,

酸化に対して比較的安定であり天ぷら油に使うとカラッと揚がる．綿実油は風味がよくサラダ油として用いられるが，パルミチン酸が多く冷却により濁りを生じるため，脱ろう操作（後述）が加えられる．乳脂は消化吸収の良いC4〜14の短鎖，中鎖脂肪酸含量が高い．やし油などから調製されるMCT（middle chain triacylglycerol：中鎖脂肪酸トリグリセリド）は，胆汁酸や膵リパーゼがなくても吸収され門脈中に急速に出現してエネルギー供給源となるため，胆・膵機能低下時などの成分栄養として用いられる．

### （a）油脂の物理化学的性質

油脂は比重が0.92〜0.96と水より軽い．油脂の比熱は0.45前後であり，水と比べて温度上昇が速い．油脂を加熱すると発煙し（発煙点：230℃前後），さらに加熱を続けると引火点を経て自然に発火する（燃焼点：300℃以上）．発煙点は加熱による劣化に従って低くなる．調理に際しては発煙点以下で操作することが望ましい．このほか，油脂にはその物理化学的性質を表すために特数とよばれる種々の定量値がある．

#### i）ケン化価

グリセリドをアルカリ加水分解することをケン化（saponification）という．このとき得られる脂肪酸のアルカリ塩が石けんである．カルシウム，マグネシウム，鉄などのイオンを多く含む硬水中では高級脂肪酸が水に不溶性の塩をつくるため泡立ちが悪い．ケン化価（SV：saponification value）とは，油脂1gをケン化するために必要なKOHのmg数である．表2.15に主要油脂の値を示した．構成脂肪酸の平均分子量を反映するため，たとえば短鎖脂肪酸の多いやし油や乳脂では高く，魚油では低い．

#### ii）ヨウ素価

ヨウ素価（IV：iodine value）とは，油脂100gに付加するハロゲンの量をヨウ素のg数で表した値である．表2.15に主要油脂の値を示した．構成脂肪酸

---

### 特殊な油脂

**古い品種のなたね油**：エルカ酸（22：1 n-9）が40％以上含まれていたが，実験動物に投与すると心臓障害がみられることが報告されて以来品種改良が進んだ．現在では，オレイン酸に置き換わった低エルカ酸品種が一般的である．

**ひまし油**：ヒドロキシ基をもった脂肪酸であるリシノール酸（12-ヒドロキシ-9-オクタデセン酸）を90％含む．消化吸収が悪いため下剤として使われていた．

**ロイヤルゼリー**：ロイヤルゼリー酸（10-ヒドロキシ-2-デセン酸）を多く含む．抗がん，抗菌作用があるといわれている．

**桐油**：共役二重結合をもつ脂肪酸であるエレオステアリン酸（9，11，13-オクタデカトリエン酸）を多く含む．酸化されやすいため食用にできない．空気酸化で重合して樹脂化し，防水や強化に役立つ．油紙，ワニス，ペンキ，インクに利用される．

の不飽和度を示し，ヨウ素価が高いほど二重結合が多く，軟らかく，酸化されやすい．図 2.31 に示したように，植物油はヨウ素価によって乾性油，半乾性油，不乾性油に大別される．ヨウ素価は，脂で低く，油で高い．また，酸化の進行に伴って低くなる．

**iii) ライヘルト・マイスル価，ポレンスケ価**

油脂 5 g をケン化後酸性にし，水蒸気蒸留して留出してくる水に可溶な揮発性脂肪酸(炭素数 4 と 6 の脂肪酸)，あるいは水に不溶な揮発性脂肪酸(炭素数 8 ～ 12 までの脂肪酸)を中和するために必要な 0.1 N KOH の mL 数をそれぞれライヘルト・マイスル価(Reichert–Meissl value)，ポレンスケ価(Polenske value)という(表 2.16)．バター脂の純粋性を示す特数で，欧米で用いられている．やし油，パーム核油の混入により，前者は低下し後者は上昇するが，他の油脂の混入では両値とも低下する．

これらの値は脂肪酸組成によって決まる固有の値である．一方，油脂の状態を定量化することは，油脂の管理に重要である．以下にあげる特数は油脂の酸敗の程度を示すもので，油脂の履歴によって変化する値である．

**iv) 過酸化物価**

過酸化物価(PV あるいは POV：peroxide value)は，油脂にヨウ化カリウムを加えた場合に遊離されるヨウ素を，油脂 1 kg に対するミリ当量数で表した値であり，自動酸化の初期に生成するヒドロペルオキシド量を示す．ヒドロペルオキシドは酸化後期には分解してしまうし，熱酸化では蓄積しないため，自動酸化初期の指標となる．日本農林規格(JAS)では食用精製加工油脂，菓子・即席めんに対してそれぞれ 3.0 以下，30 以下と規定している．

**v) 酸価**

酸価(AV：acid value)とは，油脂 1 g 中に含まれる遊離脂肪酸を中和するために必要な KOH の mg 数である．油脂に固有の値ではなく，加水分解や酸敗の程度を示す．一般に AV は熱酸化の程度を表す．JAS では食用精製加工油脂，菓子・即席めんに対してそれぞれ 0.3 以下，3.0 以下と規定している．

**vi) チオバルビツール酸価**(TBA 価：thiobarbituric acid value)

油脂の過酸化物から生成するマロンアルデヒドなどは，チオバルビツール酸と反応して赤色物質を生じる．これを比色定量して油脂 1 g あたりの吸光度で表した値で，酸化一般の指標となる．

このほか，カルボニル価，アルデヒド価などがある．

**(b) 油脂の融点の決定要因と改変**

油脂を食べたり加工したりする場合，もっとも大きく関係してくるのが融点である．油脂の融点は，構成脂肪酸組成以外にトリグリセリド組成，あるいは結晶構造によっても左右される．

**i) トリグリセリド組成**

1 分子のトリグリセリドは三つの脂肪酸からできているため，脂肪酸が $n$ 種

表 2.16 ライヘルト・マイスル価とポレンスケ価

|  | 牛乳脂 | やし油 | 一般油脂 |
|---|---|---|---|
| $C_{4～6}$ | 6 | 1 | — |
| $C_{8～12}$ | 7 | 63 | — |
| R 価 | 25～45 | 5～8 | <1 |
| P 価 | 1.5～3 | 18 | <1 |

$C_{4～6}$，$C_{8～12}$：炭素数 4～6，8～12 の脂肪酸含量(%)を示す．
R 価：ライヘルト・マイスル価
P 価：ポレンスケ価

表 2.17 牛脂とカカオ脂のトリグリセリド組成 (%)

|  | 牛脂 | カカオ脂 |
|---|---|---|
| SSS | 29 | 2 |
| SUS | 33 | 81 |
| SSU | 16 | 1 |
| SUU | 18 | 15 |
| USU | 2 | — |
| UUU | 2 | 1 |

S：飽和脂肪酸，U：不飽和脂肪酸．たとえば，SUS はグリセロールの 1 位，2 位，3 位の位置にそれぞれ飽和—不飽和—飽和脂肪酸が結合したトリグリセリドであることを意味する．

類あれば$(n^3+n^2)/2$個のトリグリセリド分子種が存在する．つまり個々の油脂はトリグリセリド分子種の複雑な混合物である．油脂の物性は脂肪酸組成だけでなく，トリグリセリド分子種の存在比（トリグリセリド組成）によっても左右される．たとえば表2.15でカカオ脂と牛脂の脂肪酸組成はよく似ているが，カカオ脂が32～39℃に鋭い融点を示すのに対して，牛脂は35～50℃と高くかつ幅広い融点を示す．これは，牛脂が複雑なトリグリセリド組成をしているのに対し，カカオ脂は飽和—不飽和—飽和(SUS)型の分子種が80％を占め，いわば単一分子種に近いためである（表2.17）．カカオ脂に一番多いのは18：0—18：1—16：0(StOP，表2.18注参照)分子種で，SUSグリセリドの約半分を占める．

サラダ油のように低温で安定な液状であることを要求される油脂の製造には，油を冷却して融点の高いグリセリドを固体脂として析出除去する工程が含まれる．これを脱ろう，または**ウインタリング**(wintering)とよぶ．この操作を段階的に行い，パーム油からSUSやSSUグリセリドを分画しカカオ代用脂をつくることができる．

### ⅱ）トリグリセリドの多形

油脂を結晶化すると，条件により異なった結晶構造が現れる．これを**多形現象**(polymorphism)という．図2.32にこれらの推定構造をまとめた．準安定な結晶構造である$β'$型は，結晶内のパッキングが比較的ゆるやかで食用油脂にとって望ましいとされている．表2.18に代表的なトリグリセリドの融点を示したが，一つの分子種でも結晶構造が異なると融点も変わってくる．このように油脂が多様な結晶構造をとることが，とくにチョコレート，マーガリン，ショートニングのような固形脂の品質に重要な影響を与える．

表2.18
トリグリセリドの多形性と融点

|  |  | 融点(℃) | | |
|---|---|---|---|---|
|  |  | $α$ | $β'$ | $β$ |
| 3飽和 | PPP | 45 | 57 | 66 |
|  | StStSt | 55 | 65 | 73 |
|  | PStP | 59 | 65 | 68 |
| 2飽和 | StStO | 44 | | |
|  | StOSt | 37 | 42 | 44 |
|  | StOP | 18 | 33 | 39 |
| 1飽和 | POO | | 19 | |
|  | OPO | | | 21 |
|  | StLL | | | 6 |
| 3不飽和 | OOO | −32 | −12 | 6 |
|  | LLL | −43 | | −13 |

P：パルミチン酸，O：オレイン酸，St：ステアリン酸，L：リノール酸，$α$，$β'$，$β$は，脂質の結晶構造を示す（図2.32）．

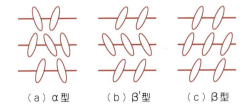

（a）α型　　（b）β'型　　（c）β型

**図2.32　トリグリセリド結晶の推定構造**

## チョコレートのテンパリング

まずチョコレートを40℃以上の湯せんにかけ，すべての結晶形を融かす．その後，27～28℃に下げ，$\beta'$型の一部と$\beta$型結晶をつくる．再び31℃程度まで温めることにより，$\beta'$型を融かし$\beta$型のみとする．均一で微細な結晶構造をつくるためには，ゆっくり撹拌しながら行うことがコツである．

## トランス脂肪酸

トランス脂肪酸は油脂への水素添加時に生成し，また反芻胃の微生物により合成され吸収されることから，反芻動物の肉や乳脂肪中にも存在する．トランス脂肪酸の摂取量が増えると，血漿コレステロール濃度の上昇，HDL-コレステロール濃度の低下など，動脈硬化症の危険性が増加すると報告されている．このため，WHO・FAOはトランス脂肪酸の摂取量を，1日の総摂取エネルギー量の1%未満に抑えるよう勧めている．現在アメリカ，カナダ，韓国などで表示義務化されている．日本では2011年2月21日に消費者庁が「義務化は尚早だが，トランス脂肪酸の含有量の表示をする場合には，栄養表示基準に定める一般表示事項に加え，飽和脂肪酸およびコレステロールの含有量を表示する．食品100gあたり（清涼飲料水等にあっては100mLあたり）のトランス脂肪酸の含有量が0.3g未満である場合には0（ゼロ）gと表示することができる」としている．

---

たとえば，カカオ脂では$\alpha$，$\beta'$，$\beta$型の3種類の結晶型がそれぞれ21～24, 27～29, 34～36℃の融点をもつ．これにチョコレートとして要求される物性（体温直下で急速に溶ける）を付与するためには，融解と再結晶化の繰り返しにより，適当な融点をもつ$\beta$型に結晶形をそろえる必要がある．この操作を熟成または**テンパリング**（tempering）という．夏場にいったん融解したチョコレートの表面の光沢が失われ，舌触りが悪くなることがあるが，これは**ファットブルーミング**（fat blooming）とよばれ，結晶形が不均一化したためである．

### iii）水素添加（脂肪酸組成の改変）

油脂中の不飽和脂肪酸の二重結合に水素を付加することを**水素添加**といい，生じた油脂を水添油，あるいは融点が高くなり油は硬化するので**硬化油**とよぶ．水素添加により油脂の酸化安定性の向上，色調の改善，においや風味の改良，物性の改変が可能である．水素添加の相対速度はオレイン酸，リノール酸，リノレン酸の順に1:20:40である．したがって，適当な条件を選べば，飽和酸の生成を抑えつつモノエン酸量を増加させ，軟らかく口あたりのよいマーガリンやショートニングをつくることができる．これを選択的水素添加という．

しかし，このとき残った二重結合中には，天然のシス型ではなくエライジン酸に代表される**トランス脂肪酸**が増加している（5～45%）．これまでの研究では，トランス脂肪酸による動脈硬化誘発やアラキドン酸代謝への影響が報告されているが，現在の摂取量では健康に支障をきたすことはないとされている．硬化油の長期間の多量摂取には注意を要する．

### iv）エステル交換（グリセリド組成の改変）（図2.33）

油脂をナトリウムメトキシド（$CH_3ONa$）などの触媒の存在下で加温すると，構成脂肪酸間の交換反応が起こる．このとき，すべてのトリグリセリドが溶けている高温（80℃前後）では交換反応が無差別に進行し，脂肪酸分布は**ランダム化**（randamized rearrangement）して平衡に達する．一方，低温（10～40℃）では，SSS（表2.17脚注参照）などの融点の高い分子種が結晶化して系外に去り平衡がずれるため，新たな平衡に向けて再配列が起こる．これを繰り返すことにより高融点のSSSや低融点のUUUを増加させることを**指向性再分布**（directed rearrangement）という．

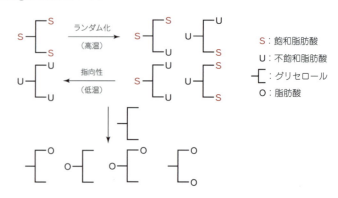

図2.33　油脂のエステル交換

ラードはStPO分子種が大粒のザラザラした結晶（ブツ）をつくりやすいため，保存中にきめが粗くなり食感が悪くなる．ラードをランダムエステル交換すると，この分子種含量を26％から3％前後まで減少させることにより食感の改善が可能となる．また，ひまわり油（融点－17℃）を指向性エステル交換すると，5～25℃の広範囲でペースト状を保つという，ソフトマーガリンに適した性質を付与することができる．これがトランス酸を含まない植物性マーガリン原料である．また，エステル交換を行うときにグリセロールを加えておくと，モノグリセリドやジグリセリドが生成する．モノグリセリドは乳化性をもつので，このような処理をした油脂は乳化されやすい．

#### （4）複合脂質と不ケン化物
##### （a）複合脂質

**複合脂質**（conjugated lipid）は**リン脂質**（phospholipid）と**糖脂質**（glycolipid）に大別される．リン脂質はさらに**グリセロリン脂質**と**スフィンゴリン脂質**に分類される．前者はジアシルグリセロールの3位に1分子のリン酸が結合したホスファチジン酸に，さらに1分子のコリンなどの極性基が結合したものであり，

**レシチン・セファリン**
ギリシャ語の卵黄に由来し，狭義にはホスファチジルコリンを意味するが，一般には広義のホスファチジルコリンを主成分とするリン脂質画分を意味することが多い．一方，ホスファチジルエタノールアミンはセファリン（ケファリン）とよばれたが，ホスファチジルセリンとの混合物であることが判明し，現在ではこの名称はあまり使われない．

---

### これでやせられる？——食事性脂肪代替食品（Dietary Fat Substitute）

2008年の統計によると，アメリカでは成人の34％が肥満（BMI 30以上），また同数の成人が過体重（BMI 25～30）であり，1998年から肥満が心臓病の危険因子の一つとして扱われるようになった．わが国はまだそこまではないにしろ，いま脂肪代替食品が注目されている．ここにいくつかの興味深い例を紹介する．

- タンパク質ベース：牛乳や卵白タンパク質と砂糖，ペクチン，クエン酸を混ぜて1 μmくらいの微粒子にすると，タンパク質の疎水性に起因して脂肪と似たクリーミーな触感を与える．アイスクリーム代替品では1 g（4 kcal）が脂肪3 g（27 kcal）の代わりになる．ただし加熱はできない．
- 糖質ベース：糖質のゲル化特性を利用したもので，マルトデキストリンのようなデンプン系のものと，セルロース，ペクチンなどの食物繊維系のものがある．前者では完全に消化されたとして4 kcal/gであり，後者は腸内発酵を見込んでもその半分に満たない．ただし揚げものには使えない．
- 脂肪ベース：短鎖，中鎖脂肪酸は脂肪として蓄積されにくくカロリーも低い．一方，ベヘン酸（22:0）のような長鎖脂肪酸は吸収されにくい．したがって，これらの脂肪酸からなるトリグリセリドは油脂でありながらカロリーは低い．また，ベヘン酸－オレイン酸－ベヘン酸分子種（BOB）は融点が55℃と高く，カカオ脂のステアリン酸－オレイン酸－パルミチン酸分子種（StOP）と結晶型が同じである（飽和－オレイン酸－飽和型）．これを結晶化の種として用い，簡単なテンパリングによってファットブルーミングされにくく，かつ低カロリーな代替カカオ脂が開発されている．これらの脂質は新しく構造脂質とよばれている．構造脂質とは狭義には一定の位置に特定の脂肪酸を組み込んだトリグリセリド，広義には結晶構造や酸化安定性などの物性を改良した高機能性トリグリセリドを意味する．
- ショ糖脂肪酸エステル：ショ糖と脂肪酸がエステル結合したものは消化を受けず，ノンカロリーである．また，甘くもなく脂肪のような味と挙動を示し，高温にも耐える．

このほか，食用油に大豆レシチンを加えることによって，なべや水になじみやすくし，はねにくく焦げつきにくい油が開発されている．このため，いままでの半分の使用量で炒めものが可能となった．炒めものの油はそのまま口に入るので，これも低脂肪化の一つであろう．

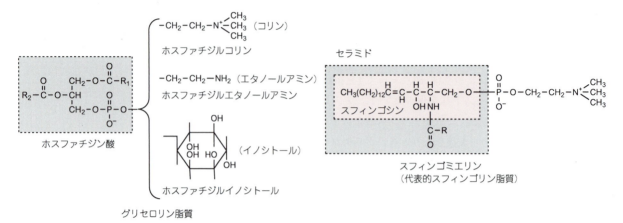

図2.34　おもなリン脂質の構造

　後者はこのジアシルグリセロール部分がセラミド（スフィンゴシンに1分子の脂肪酸が酸アミド結合したもの）からなっている．代表的なリン脂質の構造を図2.34に示した．グリセロリン脂質の2位にはアラキドン酸をはじめとする多価不飽和脂肪酸が多く結合しており，細胞が刺激を受けるとホスホリパーゼにより切り出される．生じた遊離の多価不飽和脂肪酸はプロスタグランジン類に変換され生理機能を発現する．糖脂質はリン酸の代わりに糖を含み，リン脂質と同様に，グリセロ糖脂質とスフィンゴ糖脂質に分類される．細胞の認識機構に関与している．

　これらは分子内に親水性部分と疎水性部分の両方をもつ両親媒性化合物であり，界面活性作用をもつ．この性質が生体では脂質二重層膜の構成成分として，食品学では乳化剤として利用される．リン脂質は卵黄のほか，臓器，大豆に多く含まれる．植物油脂中に存在するリン脂質は油脂の精製過程の脱ガム工程で除かれる．グリセロリン脂質の2位には多価不飽和脂肪酸が多いので酸化されやすく，組織変敗の原因となる．

### （b）不ケン化物

　油脂をアルカリ加水分解したあとにエーテル層に分配される化合物を不ケン化物という．表2.19にその組成をまとめた．このうち，ステロール（図2.35）

表2.19　動植物油脂の不ケン化物組成　　　　　　　　　　　　　　　　　　　　（%）

| 油名 | 総脂質中不ケン化物 | ステロール | スクアレンを除く炭化水素 | スクアレン | 脂肪族アルコール | トリテルペンアルコール |
|---|---|---|---|---|---|---|
| オリーブ油 | 0.5～1.4 | 20～30 | 2.8～3.5 | 32～50 | 0.5 | 20～26 |
| 大豆油 | 0.2～0.5 | 58.4 | 3.8 | 2.5 | 4.9 | 23.2 |
| なたね油 | 0.5～1.2 | 63.6 | 8.7 | 4.3 | 7.2 | 9.2 |
| とうもろこし油 | 0.8～2.9 | 81.3 | 1.4 | 2.2 | 5.0 | 6.7 |
| 豚脂 | 0.1～0.4 | 47.0 | 23.8 | 4.6 | 2.1 | 7.1 |
| 牛脂 | 0.1～0.3 | 64.0 | 11.8 | 1.2 | 2.4 | 5.5 |

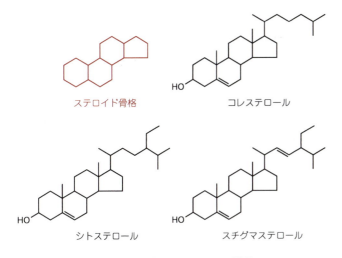

図 2.35 おもなステロールの構造

表 2.20
おもな食品のコレステロール含量(mg/100 g)

| 鶏卵 | 黄身 | 1200 |
|---|---|---|
|  | 白身 | 1 |
| たらこ |  | 350 |
| するめいか |  | 250 |
| 牛肝臓 |  | 240 |
| ししゃも |  | 230 |
| うなぎ |  | 230 |
| バター |  | 210 |
| くるまえび |  | 170 |
| プロセスチーズ |  | 78 |
| 牛肉肩 | 脂身つき | 82 |
|  | 赤肉 | 66 |
| まいわし |  | 67 |
| 牛乳 | 普通 | 12 |
|  | 低脂肪 | 6 |

「日本食品標準成分表 2020 年版(八訂)」

と高級脂肪族アルコールはそれぞれステロールエステル,ろう(wax)となって油脂中に存在している.このほか,脂溶性ビタミンや色素も不ケン化物に含まれる.

動物油脂中のステロールはほとんどがコレステロール(cholesterol)である.表 2.20 に,おもな食品のコレステロール含量を示した.コレステロールはリン脂質,糖脂質とともに生体膜の構成成分として重要であるばかりでなく,胆汁酸やステロイドホルモン,ビタミン D の前駆体としても欠くことのできない成分である.一方,過剰摂取や生合成の調節異常による血清コレステロールの増加は,動脈硬化,血栓性疾患などの生活習慣病と関連することが問題となっている.

植物ステロールではシトステロール,スチグマステロールが代表的なものである.動物の小腸吸収細胞はコレステロールと植物ステロールを識別する能力を備えているため,後者の吸収率は前者に比べて 1/5 〜 1/10 と低い.また,植物ステロールはコレステロールの吸収を阻害するため,血清コレステロールの低下作用がある.いか,たこ,貝をはじめとする魚介類にはコレステロール含量の高いものが多いが,血清コレステロール低下作用をもつタウリン含量も高い.卵類はコレステロールを多く含む.

タウリン
2-アミノエタンスルホン酸で,魚介類に多く含まれる(300 〜 800 mg/100 g).するめの表面の白い粉である.胆汁酸と抱合してタウロコール酸となり胆汁中に排出される.この利胆作用により血清コレステロールの低下作用,抗胆石作用を示す.

$H_2N-CH_2-CH_2-SO_3H$

## 2.5 無機質
### (1) 人体中の元素と無機質

人体に存在する主要元素は酸素 O(61%),炭素 C(23%),水素 H(10%),窒素 N(2.6%)の 4 種類で,おもに有機物と水を構成しており,元素全体量の約 97% を占める.そのほかに,無機質(ミネラル,mineral)とよばれる元素が存在している.人体に比較的多く含まれる無機質は,カルシウム Ca,リン P,

硫黄 S，カリウム K，ナトリウム Na，塩素 Cl，マグネシウム Mg であり，これら7種を加えると合計99.8％にもなる．**必須微量元素**としては鉄 Fe，銅 Cu，マンガン Mn，亜鉛 Zn，ヨウ素 I，セレン Se，コバルト Co，モリブデン Mo，クロム Cr の9種が知られている．しかし，セレン，コバルトなどで知られているように，必須微量元素でも必要量以上に体内に取り込まれると健康に障害が出る．その他のカドミウム Cd，鉛 Pb，水銀 Hg などは人体には不要とされるが，汚染された環境から食品への混入などで体内にごく微量存在する．取り込み量が多いと健康に障害が出やすい．

通常の食生活を営んでいる場合，微量元素の不足はまれであるが，加工食品の多食や，無理なダイエットなどのために食生活が偏ってくると不足する場合がある．また，微量元素は食品だけでなく，飲料水もその供給源である（表2.21）．

### PlusOne Point
フッ素 F，ケイ素 Si，バナジウム V，スズ Sn，ニッケル Ni は，ラットやニワトリでは必須性が，ほぼ証明されている．

### （2）灰分と食品中の無機質含量

食品を500〜550℃で焼いたときに残る灰の量を**灰分**(ash)といい，無機成分の概量が得られるが，燃焼中に炭素など一部の元素が残ったり，硫黄や塩素などが失われたりするので，食品中の組成と厳密には一致しない（9章参照）．食品成分表では無機質のうち栄養学的に重要なカルシウム，リン，鉄，ナトリウム，カリウムについては個別に測定されている．

### （3）無機質のおもな機能

#### （a）骨，歯の構成成分

カルシウム，マグネシウム，リンなどは骨や歯の硬組織の成分である．骨のなかのカルシウムは，結晶型の**ヒドロキシアパタイト** $Ca_{10}(PO_4)_6(OH)_2$ や非結晶性のリン酸カルシウムのかたちで多糖質やコラーゲンの上に沈着している．

#### （b）筋肉，臓器の構成成分

リン，鉄や硫黄は，脂質，タンパク質と結合して細胞膜や筋肉，臓器，皮膚などの軟組織の成分となっている．

表2.21　飲料水中の無機質

| 水 | Na$^+$ (mg/L) | K$^+$ (mg/L) | Mg$^+$ (mg/L) | Ca$^+$ (mg/L) |
|---|---|---|---|---|
| 市販ミネラルウォーター1 | 7.1 | 4.1 | 2.0 | 9.4 |
| 市販ミネラルウォーター2 | 25.7 | 0.5 | 1.2 | 30.0 |
| 市販ミネラルウォーター3 | 5.0 | 0.4 | 1.4 | 24.4 |
| 輸入ミネラルウォーター1 | 3.9 | 5.7 | 40.0 | 194.1 |
| 輸入ミネラルウォーター2 | 2.6 | 0.9 | 7.3 | 67.5 |
| 水道水(多摩川水系) | 22.8 | 2.9 | 7.8 | 27.7 |
| 井戸水(東京) | 19.3 | 1.5 | 9.2 | 13.5 |

上脇雅代ほか，日本食品工業学会誌，39，5(1992)．

### （c）体液・食品の浸透圧の調節

細胞外液にはナトリウムイオン，細胞内液にはカリウムイオンが存在して**浸透圧**を調節している．食品での例をあげよう．さっと水にさらした野菜はピンと張って生きがよい．これでサラダをつくり，ドレッシングやマヨネーズなどの調味液をかけてしばらく放置すると，野菜は萎縮し，みずみずしい張りがなくなる．水にさらした野菜がパリッとするのは外部からの水が細胞内に入り込み，細胞が膨張するためである．萎縮は調味液の作用で細胞内の水が外部へ出ていくことによる．

植物組織は細胞の集合体であり，細胞は細胞膜で仕切られている．細胞膜は半透膜であり，小さな分子やイオンは通すが大きな分子は通さない．細胞内には無機質，有機酸，アミノ酸，タンパク質などさまざまな物質が溶け込んでいる．その細胞を水に入れると，浸透圧の作用で外部の水が細胞内に入り込み，細胞を膨張させる．細胞膜はかなり強靭なので，細胞は膨張するが破裂することはない．一方，塩もみした野菜では，細胞内に溶けている分子数（イオン数）より外部の調味液中の分子数（イオン数）が多いので，細胞内部の水が外部浸出していくのである．塩漬けや砂糖漬けは，浸透圧の作用で食品中の水を浸出させ，水分活性を低下させて保存性を高めたものである．

### （d）体液・食品の酸塩基平衡の維持

ナトリウム，カリウム，カルシウムはアルカリとして，塩素，リン，硫黄は酸として働いている．しかし，体液や食品中にはアミノ酸，タンパク質，有機酸，リン酸など，種々の弱酸，弱塩基が含まれており，これら弱酸，弱塩基およびその塩の**緩衝作用**（pH調整作用，buffer action）によってpH（p.27参照）は一定に保たれている．正常なヒトの体液は弱アルカリ性（pH 7.2～7.4）に保たれており，吸収された食品成分や代謝産物によって体液のpHが変動することのないようになっている．

一般の食品はpH 3～8であるが，食品加工の過程で食品添加物の添加量が多くなり，pH調節能を超えるときには味が悪くなるので，**pH調整剤**（クエン酸，リンゴ酸，フマル酸など有機酸類とその塩，炭酸カリウムや炭酸水素ナトリウムなど炭酸塩類，およびリン酸，リン酸水素二ナトリウムなどリン酸塩）の添加が必要となる．

### （e）酵素の必須因子，あるいは酵素作用の抑制因子

カルシウム，カリウム，ナトリウム，マグネシウムなど多くの無機質が酵素の賦活剤として働く．コバルトなどビタミンの成分として酵素に関わるものもある．皮をむいたりんごのポリフェノールオキシダーゼによる褐変を食塩が防ぐなど，酵素作用を抑制する無機質もある．

### （f）酸化反応の触媒

銅，鉄などの遷移金属は脂質，色素，アスコルビン酸などの自動酸化を触媒する．一方，クエン酸，グルコン酸，酒石酸，リン酸，EDTAなどは遷移金

---

**緩衝作用**
ある水溶液に，酸または塩基（アルカリ）を加えたときに起こるpH変化を抑える働きである．弱酸は塩基に対して緩衝作用をもつ．逆に弱塩基は酸に対して緩衝作用をもつ．弱酸または弱塩基とそれらの塩の溶液がもっとも緩衝作用が大きい．

属とキレートをつくって酸化反応の触媒活性を抑えるので，**金属封鎖剤**（金属キレート剤）として，脂質の酸化防止，ビタミンの安定化などに使われている（p.160参照）．

### （g）食品の色調の保持，変色への関与

ポルフィリン色素のクロロフィルにはマグネシウムが，ヘム色素には鉄がキレートしており，発色に関わっている．アントシアン色素やフラボノイド色素の色調も金属イオンとのキレート形成によって変化する．たとえば，なすのぬか漬けや黒豆の煮ものに鉄くぎを入れると鉄イオンがアントシアン色素とキレートし，なすや黒豆の色調がよくなる（p.102参照）．中華めんの製造に用いるかん水は，小麦粉のフラボノイド色素を黄色に発色させる．漬けもの，きんぴらごぼう，くりきんとんの保色には**焼きミョウバン**（$Al_3^+$）が使われる．

### （h）高分子のゲル化因子

食品中のカルシウムやマグネシウムは食品物性とも深いかかわりがあり，すまし粉（硫酸カルシウム，$CaSO_4$）やにがり（塩化マグネシウム，$MgCl_2$）は大豆タンパク質を凝固（ゲル化）させるので，豆腐製造において豆乳に加えられる．また，消石灰〔$Ca(OH)_2$〕はこんにゃくマンナンを凝固させ，ペクチン酸やアルギン酸はカルシウムやマグネシウムなどの存在によりゲル化する．さらには，牛乳で固めるゼリーが市販されている．グリンピースの加熱の際，ペクチン酸の構造を保持させ，形がくずれるのを防ぐために，焼きミョウバンが加えられている．

### （i）食品への味の付与

ハロゲン塩をはじめ各種の塩は塩味を与える．味の強さは陰イオンに，味の質はナトリウムイオン（$Na^+$），カリウムイオン（$K^+$）などの陽イオンに影響される（p.205参照）．

## （4）おもな無機質

### （a）ナトリウム

**ナトリウム**（sodium，Na）は，細胞外液の陽イオンとしてpH平衡の維持，浸透圧の調整などを行っている．また，消化液の構成成分，筋肉の収縮などにもかかわっている．一般食品中には塩化ナトリウム（食塩，NaCl），リン酸ナトリウム（$Na_2PO_4$），炭酸ナトリウム（$Na_2CO_3$）として含まれ，動物性食品に多く，植物性食品には少ない．

生体からのナトリウム損失量は，食塩量として1日1g程度である．しかし食塩は調味料として使用されるので，不足することはなく，むしろ過剰症としての高血圧の発症が問題となっている．

日本では，調味料としてだけでなく漬けもののような伝統的塩蔵加工食品にも使用されているが，食塩摂取量の平均値は10.0gであり，この10年間でみると，総数，男女ともに減少している．日本人の場合，理想的な食塩摂取量ではないが，当面の目標量として1日8.0g未満を設定している（12歳以上の男

---

**キレート化合物：キレート**
金属イオンが数個の配位子（リガンド，ligand）とよばれる原子，イオンまたは分子と配位結合し，錯イオンをつくるとき，配位子がカニのはさみで金属陽イオンをはさんでいるような環状構造をとることがある．このような錯イオンをキレート化合物といい，この環状構造をキレートという〔キレートはギリシャ語 *chele*（カニのはさみ）に由来〕．
キレート化合物は強い着色を伴うことが多く，触媒作用をもつものもある．

---

**PlusOne Point**

**適正な食塩摂取量**
世界の地域や民族における食塩摂取量と高血圧予防との関係を疫学調査から考察すると，5g/日以下である．ただし，5g/日というのは伝統的社会における値で，先進諸国では7〜8gが底値と考えられている．

性の場合，12歳以上の女性の場合は7.0g未満）．

　近年，加工食品には食塩のみならず，食品添加物として多量のナトリウム塩が用いられている．たとえば，調味料（グルタミン酸ナトリウムやイノシン酸ナトリウム），保存料（安息香酸ナトリウム），結着剤（ポリリン酸ナトリウム）などである．食品によっては食塩よりもナトリウム塩としての含量が多い場合もある．そこで，これらのナトリウム量もあわせて食品成分表には**食塩相当量**（食塩相当量＝ナトリウム量×2.54）として換算されている（9章参照）．

### （b）塩素

　食品中の**塩素**（chlorine, Cl）のほとんどは，ナトリウムと結合して食塩の形で存在する．生体中では細胞外液中に含まれている．また，胃中で塩酸（HCl）として消化酵素ペプシンの活性化を行う．

### （c）ヨウ素

　**ヨウ素**（iodine, I）は甲状腺ホルモンのチロキシンの構成成分で，不足すると，甲状腺腫の原因となる．海藻類に多く含まれるので，日本人の食生活ではまず不足することはない．

### （d）カリウム

　**カリウム**（potassium, K）は細胞内液に含まれ，ナトリウムと同様，pH平衡の維持，浸透圧の調整，神経や筋肉の興奮維持などに関与している．カリウムは豆類，いも類，果実類，野菜類など，植物性食品に広く含まれているので，通常の食事をしていれば欠乏は起こらない．しかし，食品を調理することによるカリウムの損失率は平均13％程度なので，体外にカリウムが排泄されるような病態や代謝異常の場合，調理損失率を考慮する必要がある．

### （e）カルシウム

　生体中の**カルシウム**（calcium, Ca）の99％は骨と歯に含まれており，骨や歯の主要構成成分である．そのほかは血液中や細胞中にイオンとして，またタンパク質と結合した状態で存在する．細胞中や血しょう中の濃度は一定に保たれている．神経の興奮や筋肉機能，血液凝固に必要な元素である．カルシウムの推奨量は成人女子で1日650mg（男子800mg）である（18〜29歳の場合）．カルシウムを多く含む食品は種類が少なく，食品の種類や摂取する際の条件によって吸収効率も異なるので，不足しがちな元素である．

　食品中のカルシウムは骨部分に多く，これは小魚（吸収率は約30％）などで摂取できるが，可食部ではない魚の骨や，かき（貝）の殻や卵殻にも炭酸カルシウムとして多く含まれている．カゼインと結合している乳や乳製品中のカルシウムは，吸収率が50％以上あり，よい供給源である．また，日本人が多く摂取する葉菜類や，海藻，大豆などにも含まれているが，これらの植物性食品のカルシウム吸収率は20％程度であまりよくない．ほうれんそう中のシュウ酸や穀類のフィチン酸などの有機酸は，カルシウムと結合して不溶性物質となるので吸収を阻害する．

**表2.22**
**おもな食品中のカルシウムとリンの含有量**（mg）

| 食品名<br>（1回量の目安：g） | カルシウム | リン |
|---|---|---|
| 精白米(140) | 4 | 48 |
| 食パン(70) | 20 | 58 |
| もめん豆腐(50) | 60 | 55 |
| しらす干し(10) | 52 | 86 |
| ぶり(100) | 5 | 130 |
| 鶏卵(50) | 23 | 85 |
| 普通牛乳(200) | 220 | 186 |
| プロセスチーズ(25) | 158 | 183 |
| こまつな(40) | 60 | 18 |
| かぶ(葉)(25) | 38 | 9 |
| キャベツ(100) | 43 | 27 |
| ひじき(5) | 50 | 5 |
| 焼きのり(3) | 8 | 21 |

カルシウムを効率よく吸収するためには，リンとの比率が重要となってくる．表2.22に，いくつかの食品のカルシウムとリンの含量を示した．カルシウム：リンは，1：1～2がよいとされるが，これには同時に摂取するタンパク質量とのバランスも考慮しなければならない．そのほか吸収を促進する物質としては，ビタミンD，乳酸，塩基性アミノ酸(リシン，アルギニン)，糖質(ラクトース，スクロース)，またホルモンであるエストロゲンなどがある．乳や乳製品はこの点でも優れている．

### (f) リン

　生体中のリン(phosphorus, P)のほとんどは，カルシウムと結合した形で骨や歯を構成している．また，リンはあらゆる細胞に広く存在しており，リン脂質として細胞膜や核酸を形成したり，高エネルギーリン酸化合物であるアデノシン5′-三リン酸(ATP)や補酵素の構成成分となっている．食品中のリンは，脂質，糖質，タンパク質などと結合した有機リンとして存在している．穀類ではさらにカルシウムなどと結合したフィチン態で存在している．リンはカルシウムの吸収に関与する(4章参照)．リンを多く含む食品は穀類，豆類，乳類などである．ポリリン酸塩やメタリン酸塩など，リン化合物が練り製品など加工食品の粘着剤として使用されているため，加工食品の多食はリンの過剰摂取になりがちで注意が必要である．

### (g) 硫黄

　硫黄(sulfer, S)はシステイン，メチオニンなど含硫アミノ酸に含まれており，毛髪，爪などの構成成分である．また，ビタミン$B_1$，ビオチンなどの成分でもあり，生体内で広く機能している．

　タンパク質として動物性食品に多く存在しているが，海藻中にも多糖類成分として含まれている．また，揮発性含硫化合物は野菜類の香気成分や辛味成分などに広く含まれている．

### (h) マグネシウム

　マグネシウム(magnesium, Mg)は体内で60％が骨に，次いで筋肉やその組織に広く含まれている．生体での働きは筋肉の収縮や神経興奮伝達，また多種の酵素の賦活剤として，とくにエネルギー産生機構で重要な役割を果たしている．マグネシウムを多く摂取するとカルシウムの排出量も多くなるので，相対的カルシウム不足とならないために適切な摂取比(Ca：Mg＝2：1)がある．食品中には，葉緑素の構成成分として野菜，海藻類に広く含まれている．また，穀類，種実類もよい供給源である．

### (i) 鉄

　鉄(iron, Fe)の多くは，赤血球のヘモグロビンや筋肉中のミオグロビンなどを構成するヘム鉄として存在している．生体内の鉄は繰り返しヘモグロビン生成に利用されるので，体外に排出される量は少ない．しかし，成人女性は月経，妊娠，分娩などで鉄を排出することにより不足しやすい．食品では，肉類，と

くに肝臓，また魚，豆，緑黄色野菜などに多く含まれる．動物性食品に含まれる鉄はヘム鉄で吸収がよいが，植物性食品の鉄は非ヘム鉄で吸収性が劣る．

**（j）亜鉛**

亜鉛(zinc, Zn)は，アルカリホスファターゼやアルコール脱水素酵素，DNAポリメラーゼなど，さまざまな酵素の構造成分として体内で重要な働きをしている．欠乏すると皮膚障害や味覚障害が起こり，子どもの場合は，発育不全や免疫機構の低下などが起こる．亜鉛を多く含む食品は肉類，魚介類(とくに牡蠣)，種実類，鶏卵，豆類などであるが，亜鉛の吸収は食品中の他の成分に影響を受ける場合がある．たとえばフィチン酸や食物繊維は亜鉛と結合し消化管からの亜鉛の吸収を阻害し，また銅や鉄は亜鉛の吸収を拮抗的に阻害する．

**（k）銅**

銅(copper, Cu)はタンパク質と結合したセルロプラスミンとして，生体内で鉄の吸収に関与しており，不足すると貧血をひき起こす．その他，多くの銅酵素の成分として存在している．レバー，貝類や甲殻類に多く含まれる上，含んでいる食品数も多いので不足する心配はない．微量栄養素として必須な元素である一方，環境中からの混入により過剰の銅を摂取した場合，銅中毒が起こる可能性もあるので注意が必要である．

**（l）マンガン**

マンガン(manganese, Mn)はミトコンドリアに多く含まれ，酵素の活性を賦活する．植物性食品，なかでも種実類や海藻に多く含まれる．とくに茶葉には多く，浸出液中のマンガンの濃度は1ppm程度となる．マンガンは銅と同じく，微量必須元素である一方，中毒症も起こすので注意が必要である．

**（m）コバルト**

コバルト(cobalt, Co)は体内では筋肉に多く含まれ，ビタミン$B_{12}$の構成成分として，赤血球産生に関与している．コバルト欠乏はビタミン$B_{12}$欠乏と考えてよい．ビタミン$B_{12}$は，レバー，牡蠣，肉類など動物性食品に多く含まれている．コバルトは葉菜類にも広く含まれるが，ビタミン$B_{12}$としてではない．

**（n）フッ素**

フッ素(fluorine, F)は生体内で歯や骨などに含まれ，その強度を増す働きがある．必須栄養素としての必要性は確定していないが，微量のフッ素は虫歯を予防する効果があるので，フッ素量が少ない水源にフッ素を添加している国もある．一方，過剰のフッ素は斑状歯をひき起こす．海藻類や緑茶に含まれるが，日本人は飲料水からも摂取している．

**（o）セレン**

セレン(selenium, Se)は，かつて家畜に中毒症を起こす有害なものとされていたが，近年，グルタチオンペルオキシダーゼの構成成分として，体内の抗酸化作用に関与することが明らかとなり，必須元素であることが示された．魚介類，レバー，穀類などに含まれるが，穀類の含有量は生産地の土壌中のセレ

鉄の吸収性
4章(p.119)参照．

ン濃度に影響される．

## 2.6 ビタミン
### （1）ビタミンとは

われわれの身体がもつ多くの機能や体内で起こる酵素反応が円滑に進行するには，さまざまな微量有機物質が必要である．このような有機物質のなかで，体内で合成できないか，あるいは必要な量を合成できないために，1日あたりmgまたはμg単位を食品から必ず摂取しなければならないものがあり，これらを**ビタミン**（vitamin）とよぶ．ヒトがビタミンとして食品から摂取しなければならない微量有機物質は，脂溶性4種，水溶性9種の合計13種類である．

動物はほとんどのビタミンを体内で合成できない．しかし食物として摂取した植物由来のビタミンを組織中に含有しているため，表2.23に示すように動物性食品にも多くのビタミンが，植物性食品を上回る高い濃度で含有されている．

ビタミンの摂取が不十分だと，表2.24のようなさまざまな欠乏症が現れる．現在のわが国では，食生活が豊かになったことを反映して大規模な欠乏症の発生は起こらなくなった．しかし不健全な食生活を原因とする脚気の発生は，現在でも散発的に認められている．

ビタミンは，化学的な共通性ではなく，栄養学上の考え方に基づいて食品中の微量有機成分を分類したものである．したがって，その化学構造や食品における分布，および存在様式はビタミンごとに大きく異なる．以下に各ビタミンについて述べる（9章も参照）．

### （2）脂溶性ビタミン

食品に含まれる**脂溶性ビタミン**はビタミンA, D, E, Kの4種である．これらは脂質に分類され，食品中においても他の脂質成分と混在している．脂溶性ビタミンはEを除いて脂肪組織に蓄積される性質があり，過剰に摂取すると障害が現れる．ビタミンEにも過剰摂取により死亡率が上がるという報告がある．

#### （a）ビタミンA

**ビタミンA**は化学的には**レチノイド**と総称され，効力の等しいビタミン$A_1$と$A_2$に大別される．ビタミン$A_1$と呼ばれる化合物は，**レチノール**（側鎖の末端がアルコール），**レチナール**（末端がアルデヒド），および**レチノイン酸**（末端がカルボン酸）であり，$A_2$はこれらの化合物の3-デヒドロ体である．レチノールは牛や鶏の肝臓，うなぎなどの動物性食品に豊富に含まれている．また，$A_2$の一種である**デヒドロレチノール**はヤツメウナギの肝臓など一部の動物性食品に含まれている．食品に含まれるレチノイドの大半がレチノールであるため，狭義にはレチノールのみをビタミンAと呼ぶこともある．

一方，植物中に存在する一部の**カロテノイド**は，図2.36のように動物体内でレチノールに変換されるため，**プロビタミンA**と呼ばれる．自然界のビタ

---

**PlusOne Point**

**ビタミンとアルファベット**

ビタミンには，ビタミンA, B, Cなどのようにアルファベット名が一般に通用しているものと，ナイアシンなどのように化学名でよぶものがある．アルファベット名のついたビタミンのなかで，ビタミンA, D, Kはアルファベットが同じであれば，ビタミン$A_1$と$A_2$のように，番号が異なっても化学構造はきわめて類似しており，生理作用も効力の強弱はあるが同じである．これに対して，ビタミン$B_1$, $B_2$, $B_6$, $B_{12}$は，アルファベットが同じでも番号が異なると，化学構造も生理作用もまったく別のものとなる．

---

**PlusOne Point**

**みかんの食べすぎ**

みかんを大量に食べると顔や手のひら，足の裏などが黄色くなることがある．これはみかんに含まれるカロテノイドがレチノールに変換されず，そのまま皮下の脂肪組織に蓄積されたことによって起こる．

## 2.6 ビタミン

**表 2.23 おもな食品 100g あたりのビタミン含量**

| ビタミン A (850 µgRAE) 食品名 | µgRAE | ビタミン D (8.5 µg) 食品名 | µg | ビタミン E* (6.0 mg) 食品名 | mg | ビタミン K (150 µg) 食品名 | µg |
|---|---|---|---|---|---|---|---|
| 焼きのり | 2300 | べにざけ(生) | 33.0 | 綿実油 | 28.0 | 挽き割り納豆 | 930 |
| うなぎ蒲焼き | 1500 | 干ししいたけ | 17.0 | 大豆油 | 10.0 | パセリ | 850 |
| 牛肝臓 | 1100 | 卵黄 | 12.0 | 赤ピーマン | 4.3 | にら | 180 |
| にんじん | 720 | くろまぐろ(生) | 5.0 | バター | 1.5 | きゅうりぬか漬け | 110 |
| 牛乳 | 38 | 若鶏もも肉 | 0.4 | ごま油 | 0.4 | 若鶏もも肉 | 29 |

| ビタミン $B_1$ (1.4 mg) 食品名 | mg | ビタミン $B_2$ (1.6 mg) 食品名 | mg | ナイアシン (15 mgNE) 食品名 | mgNE | ビタミン $B_6$ (1.4 mg) 食品名 | mg |
|---|---|---|---|---|---|---|---|
| 豚肉(ロース) | 0.69 | 牛肝臓 | 3.00 | 落花生(いり) | 28.0 | ごま(乾) | 0.60 |
| 焼きのり | 0.69 | 焼きのり | 2.33 | くろまぐろ(生) | 19.0 | 若鶏むね肉 | 0.57 |
| 玄米 | 0.41 | まさば(生) | 0.31 | 牛肝臓 | 18.0 | 玄米 | 0.45 |
| 胚芽精米 | 0.23 | ほうれんそう | 0.20 | 焼きのり | 20.0 | 卵黄 | 0.31 |
| 精白米 | 0.08 | 豚肉(ロース) | 0.15 | ささみ(若鶏) | 17.0 | ブロッコリー | 0.30 |

| ビタミン $B_{12}$ (2.4 µg) 食品名 | µg | 葉酸 (240 µg) 食品名 | µg | パントテン酸 (5 mg) 食品名 | mg | ビオチン (50 µg) 食品名 | µg |
|---|---|---|---|---|---|---|---|
| 焼きのり | 58.0 | 焼きのり | 1900 | 牛肝臓 | 6.40 | 牛肝臓 | 76.0 |
| 牛肝臓 | 53.0 | ほうれんそう | 210 | 卵黄 | 3.60 | 卵黄 | 65.0 |
| まいわし(生) | 16.0 | しゅんぎく | 190 | とうもろこし | 0.57 | 大豆 | 28.0 |
| 牛肉(肩ロース) | 1.1 | かいわれだいこん | 96 | 牛乳 | 0.55 | とうもろこし | 8.3 |
| 豚肉(ロース) | 0.3 | さくらます(生) | 21 | トマト | 0.17 | ほうれんそう | 2.9 |

| ビタミン C (100 mg) 食品名 | mg |
|---|---|
| 焼きのり | 210 |
| パセリ | 120 |
| レモン | 100 |
| 青ピーマン | 76 |
| じゃがいも | 28 |

ビタミン名の横のかっこ内の数値は「日本人の食事摂取基準(2020年版)」における18〜29歳男子の1日あたりの推奨量または目安量.
*いずれもα-トコフェロールとしての数値.

**表 2.24 おもなビタミン欠乏症または欠乏時の症状**

| ビタミン名 | 欠乏症または欠乏時の症状 |
|---|---|
| 脂溶性ビタミン | |
| 　ビタミン A | 夜盲症(暗順応不良), 眼球乾燥, 皮膚乾燥 |
| 　ビタミン D | くる病, 骨軟化症 |
| 　ビタミン E | 溶血性貧血 |
| 　ビタミン K | 血液凝固の遅延, 新生児メレナ, 乳児の頭蓋内出血 |
| 水溶性ビタミン | |
| 　ビタミン $B_1$ | 脚気, ウェルニッケ脳症 |
| 　ビタミン $B_2$ | 口角炎, 口内炎, 脂漏性皮膚炎 |
| 　ナイアシン | ペラグラ |
| 　ビタミン $B_6$ | 口角炎, 多発性末梢神経炎 |
| 　パントテン酸 | 足の灼熱感, 四肢のしびれ感 |
| 　ビオチン | 脂漏性皮膚炎, 筋肉痛 |
| 　葉酸 | 巨赤芽球性貧血, 神経管閉鎖障害 |
| 　ビタミン $B_{12}$ | 悪性貧血* |
| 　ビタミン C | 壊血病, 筋肉痛 |

色のついた症状名は, とくに重要なものを示す.
*悪性貧血とは, 鉄を補給しても回復しないかつては原因不明であった貧血に対してつけられた名称である. ビタミン $B_{12}$ 欠乏による貧血は, 病態としては葉酸欠乏と同じ巨赤芽球性貧血であるが, 伝統的に悪性貧血とよばれることが多い.

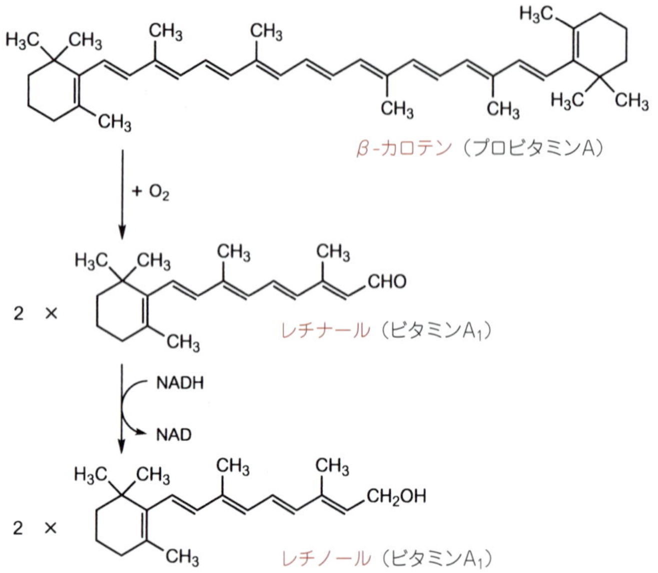

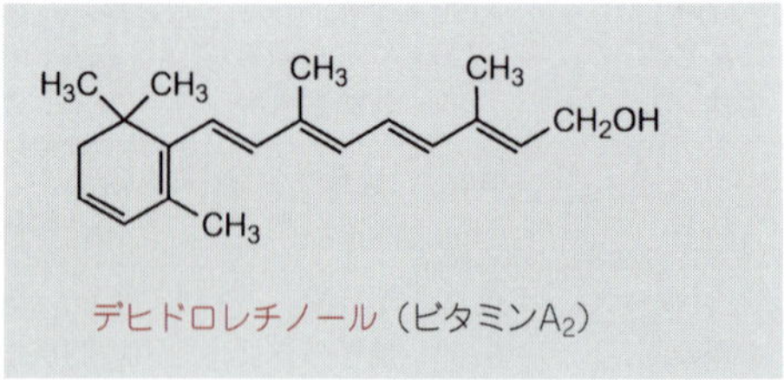

図2.36 プロビタミンAからビタミンAの生成

ミンAは，動物が食物として摂取した植物由来のカロテノイドを体内で変換したものであるため，動物性食品にのみ存在し，植物性食品には存在しない．カロテノイドのなかでビタミンAとしての効力が大きいのはβ-カロテンである．β-カロテンはニンジンなどの緑黄色野菜に豊富に含まれ，食品中プロビタミンAの大半を占める．β-カロテン以外のプロビタミンAであるα-カロテンやβ-クリプトキサンチンなどは果実類など一部の食品に含まれている．

ビタミンAには，かつては国際単位（IU：international unit）とレチノール当量（RE：retinol equivalent）という2種類の単位が併用されてきた（1 IU＝レチノール0.3 μg，1 μgRE＝1 μgレチノール）．しかし，現在では食品成分表2020年版（八訂），食事摂取基準（2020年版）のいずれにおいてもビタミンAの単位はレチノール活性当量（RAE：retinol activity equivalent，1 μgRAE＝1 μgレチノール）に統一されている．

β-カロテンとレチノールの化学構造を比較すれば明らかなように，理論的にはβ-カロテン1分子はレチノール2分子に相当する．しかし，体内でのカロテノイドからレチノイドへの変換が必要以上には進行しないこと，カロテノイドの吸収率がレチノイドよりも低いことなどから，1 μgRAEに相当する食品中カロテノイドは，β-カロテンが12 μg，α-カロテンとβ-クリプトキサンチンが24 μgとされている．したがって，食品中のビタミンA含有量をμgRAEで表示する場合には，レチノール(μg)＋1/12×β-カロテン(μg)＋1/24×α-カロテン(μg)＋1/24×β-クリプトキサンチン(μg)の式を用いる．

目の網膜中の明るさを感じるロドプシンの生成にレチノールは必須である．したがって，ビタミンAが欠乏すると夜盲症となる．

## （b）ビタミンD

ビタミンDとしての生理作用をもつ物質は図2.37に示す**ビタミン D₂（エルゴカルシフェロール）**と**ビタミン D₃（コレカルシフェロール）**である．

食品学で食品中のビタミンD含有量は，ビタミンAと同様に効力の大きさを国際単位IUで示す．ビタミン D₂（エルゴカルシフェロール）とビタミン D₃（コレカルシフェロール）の効力は等しく，いずれも 1 μg が 40 IU に相当する．

エルゴカルシフェロールはきのこや海藻類に存在するエルゴステロールに，コレカルシフェロールは動物やヒトの皮膚に存在する 7-デヒドロコレステロールに，紫外線を照射すると得られるため，これらのステロールをそれぞれ**プロビタミン D₂**，および **D₃** とよぶ．また体内において，7-デヒドロコレステロールはコレステロールから合成される．ビタミンAとは異なり，これらの**プロビタミンD**やコレステロールは食品のビタミンD含有量に算入されない．

コレカルシフェロールは魚肉，肝油，牛肝臓，鶏卵などの動物性食品に含まれ，植物性食品には存在しない．一方，きのこ類や海藻類には前述のようにプロビタミン D₂(エルゴステロール) が存在している．なかでも干ししいたけはその製造過程で紫外線を浴びているので，比較的高濃度のエルゴカルシフェロールを含有している．海藻類などに紫外線を照射して人工的にビタミン D₂（エルゴカルシフェロール）含有量を増加させることも試みられている．

### PlusOne Point

ビタミン D₁ はなぜないのか？
ビタミン D₁ に相当する物質は不純物であることが明らかになったため，現在は存在しないとされている．

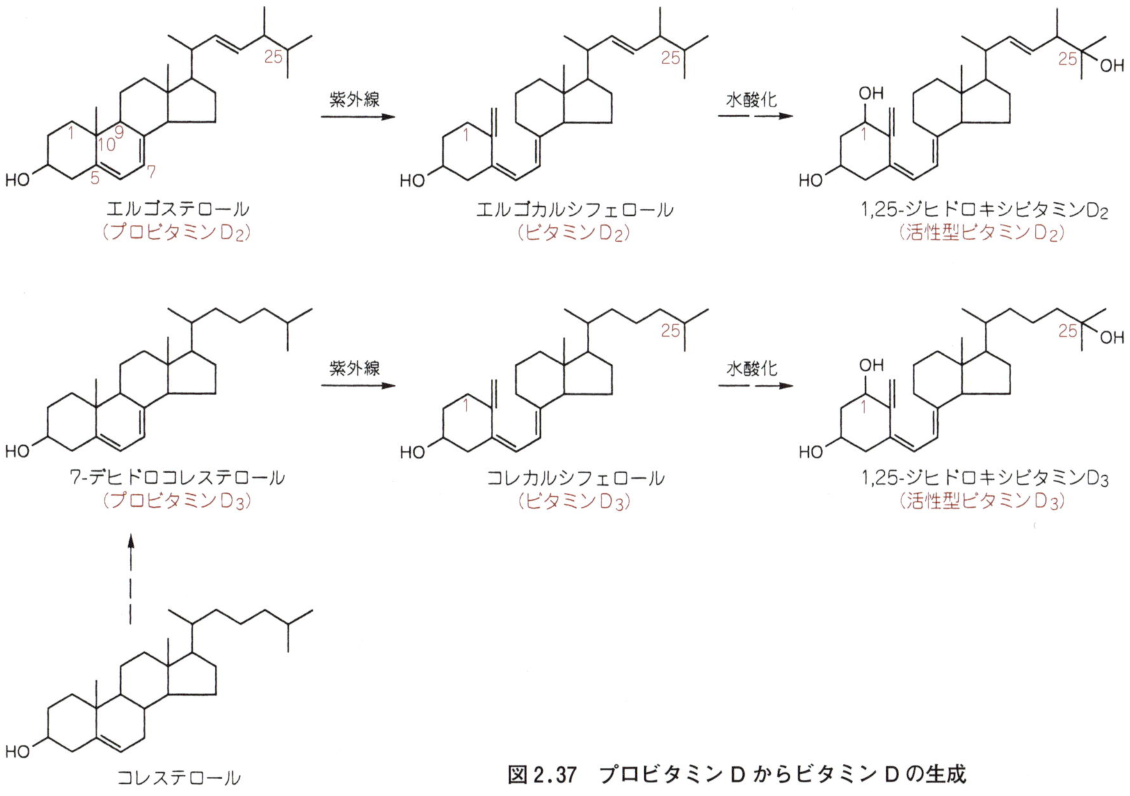

図2.37 プロビタミンDからビタミンDの生成

ビタミンDは肝臓と腎臓でヒドロキシ化されて活性型ビタミンDに変換され，小腸でのカルシウムの吸収促進，骨のカルシウムの沈着と溶出に関わる．不足した場合には骨のカルシウム含量が低下してくる病や骨軟化症を起こす．ビタミンD自体を食品から摂取しなくてもエネルギー摂取が十二分であれば体内でのコレステロール合成量が増加するので，日光浴によって必要量の大半が確保できる．なおプロビタミンDから活性型ビタミンDまでの変化の概略を図2.37にまとめた．

**（c）ビタミンE**

ビタミンEとしての効力をもつ物質は自然界にトコフェロール4種，トコトリエノール4種の計8種類である．このなかで食品におもに存在するのは，次に示した4種のトコフェロールである．これらのトコフェロールは植物界に広く分布しており，大豆油などの植物油中に豊富に含まれている．またバターや卵黄などの動物性食品にも含まれている．

| トコフェロール | $R_1$ | $R_2$ | $R_3$ |
|---|---|---|---|
| α- | $CH_3$ | $CH_3$ | $CH_3$ |
| β- | $CH_3$ | H | $CH_3$ |
| γ- | H | $CH_3$ | $CH_3$ |
| δ- | H | H | $CH_3$ |

$R_1 = R_2 = R_3 = H$：トコール
（天然には存在しない）

どのトコフェロールも抗酸化能力をもち，生体の内外で不飽和脂肪酸から過酸化脂質が生成するのを抑制する．実験動物のビタミンE欠乏症を予防する効力は$α>β>γ>δ$の順に大きく，αを100とした場合の活性比はβが40，γが10，δが1である．動物の血液や組織に存在するビタミンEの大部分はα-トコフェロールであり，ビタミンEの食事摂取基準においてはα-トコフェロールのみが対象とされている．しかし，食品保存に抗酸化剤としてトコフェロールを使用する場合にはγとδの混合物を用いることが多い．これはαが高い反応性ゆえに短時間で消費されるのに対して，γとδが長期間残存して抗酸化能を持続させるためである．

**（d）ビタミンK**

ビタミンKの効力をもつ物質は3種類知られている（次図）．このなかで$K_3$（メナジオン）は合成物質であり，食品に存在するビタミンKは$K_1$（フィロキノン）と$K_2$（メナキノン）である．フィロキノンとメナキノンの効力はほぼ同じである．フィロキノンはおもに緑葉野菜，トマト，レバーなどに含まれ，メナキノンは微生物によって生産されるため，納豆やチーズなどの発酵食品に高濃度で含まれる．

ビタミンKは血液凝固因子の合成に必須であり，欠乏すると出血しやすくなる．腸内細菌によっても合成されるため，成人で不足することはほとんどな

---

**PlusOne Point**

**ビタミンKの名の由来**
"K"はKoagulation（凝固，ドイツ語）の頭文字に由来している．血液凝固因子という意味である．

**PlusOne Point**

**納豆と抗血液凝固薬**
納豆には血栓を溶かす納豆キナーゼが含まれているが，摂取しても消化されるため血栓予防薬としては役立たない．血栓予防のために抗血液凝固薬を服用している人が納豆を摂取すると，納豆に大量に含まれるビタミンKが抗凝固薬の効果を低下させてしまう．したがって，抗血液凝固薬を服用している人が納豆を多食することは避けるべきである．

い．しかし，母乳中の含有量は妊娠女性のビタミン摂取不足を反映してきわめて低い．このため新生児や乳児に，頭蓋内出血や新生児メレナ（消化管出血）などの欠乏症が出現することがある．

さらに最近では，ビタミンKが骨形成の調節や血管の石灰化の抑制にも関わることが明らかにされている．

R：
フィロキノン（K₁）：
　$-CH_2-CH=C(CH_3)-[(CH_2)_3-CH(CH_3)]_3-CH_3$
メナキノン（K₂）：
　$-[CH_2-CH=C(CH_3)-CH_2]_{6〜8}-H$
メナジオン（K₃）：$-H$

### （3）水溶性ビタミン

ヒトが必要とする9種の**水溶性ビタミン**のなかで，ビタミンC以外の8種はビタミンB群またはビタミンB複合体と総称される．これはビタミンBと命名された物質がその後の研究によって，複数のビタミンの混合物であったことに基づいている．

#### （a）ビタミンB₁

**ビタミンB₁**は**チアミン**（thiamine）といい，脚気を予防する因子として最初に発見されたビタミンである．食品中に広く存在するが，100 gあたりの含有量が1 mgを超えるものはほとんどない．比較的含有量の高い食品として，小麦胚芽，米ぬか，豆類，肝臓，豚肉などがある．植物中では遊離の形態で存在していることが多いが，動物組織中ではカルボキシラーゼ類の補酵素として**チアミン二リン酸**（チアミンピロリン酸）の形態でタンパク質に結合している．

遊離のチアミンは酸や光に対しては安定であるが，中性〜アルカリ性条件下ではきわめて不安定である．貝類や淡水魚の内臓，ある種の細菌には**アノイリナーゼ**（チアミンピリジニラーゼ，チアミナーゼIともよぶ）というチアミン分解酵素が存在しているが，現実の食生活では加工・調理時の加熱によって活性が消失するため問題はない．また，わらびやぜんまいなどには耐熱性の**抗チアミン因子**が存在しており，大量に摂取した場合には影響が生じる．

チアミンはその構造中のチアゾール環が開環しても活性は失われない．むしろ開環するとアノイリナーゼの作用は受けず，そのうえ吸収性も高まる．この

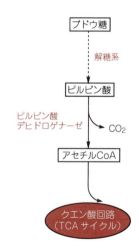

**図2.38**
糖質代謝におけるピルビン酸デヒドロゲナーゼ

ためビタミン $B_1$ 剤としてさまざまな誘導体が合成されている．とくに，チアミンとにんにく抽出液中のアリシンとの反応によって得られる**アリチアミン**は脂溶性で吸収性も高いため多用されている．

チアミンはチアミン二リン酸の形態で，糖質の代謝に関与する複数の酵素の補酵素として作用する．とくに図2.38に示したピルビン酸デヒドロゲナーゼは解糖系とクエン酸回路の橋渡しをする酵素として重要である．したがって米などの穀物を多食する場合はビタミン $B_1$ の要求性が高まる．ところが米をはじめとする穀類中のチアミンは，搗精（とうせい）や製粉の過程で大部分が廃棄される．このため精米にチアミンを補足した **$B_1$ 強化米**が考案されている．チアミンがきわめて水に溶けやすく，洗浄・調理中の損失が大きいことから，$B_1$ 強化米には水に難溶性のチアミン誘導体である**ジベンゾイルチアミン**が用いられている．

**（b）ビタミン $B_2$**

**ビタミン $B_2$** は**リボフラビン**（riboflavin）という黄色の蛍光物質である．生体内ではフラビンモノヌクレオチド（FMN），またはフラビンアデニンジヌクレオチド（FAD）の形態で酸化還元や酸素添加反応などに関わる酵素の補酵素として作用し，なかでも脂肪酸の代謝との関連が深い．肝臓，牛乳，鶏卵などに多く含まれる．乳清は遊離のリボフラビンを含むため淡い黄色であるが，その他の食品はFMNやFADの形態でリボフラビンを含有している．

リボフラビンは酸化や中性～酸性条件下での加熱には安定であるが，光に対しては不安定であり，酸性ではルミクロム，アルカリ性ではルミフラビンに分解されて $B_2$ 活性を失う．たとえば，牛乳中のリボフラビンは直射日光に2時間さらすとほとんど分解される．この反応は光増感作用があり，日光による食品の変色や異臭の発生に関わっている．

**（c）ナイアシン**

**ニコチン酸**と，そのアミド態である**ニコチンアミド**を総称して**ナイアシン**（niacin）という．ニコチンアミドはかつて**ビタミン $B_3$** とよばれた．生体内では **NAD**（ニコチンアミドアデニンジヌクレオチド），あるいは **NADP**（ニコチンアミドアデニンジヌクレオチドリン酸）の形態で多くの酸化還元酵素の補酵素として作用する．動物は必須アミノ酸のトリプトファンからニコチン酸を合成することができるが，その比率はトリプトファン60に対してニコチン酸1にすぎない．

ナイアシンは畜肉，魚肉などの動物性食品，穀類，豆類などに豊富に含まれている．食品中のナイアシンは熱，酸化，酸，アルカリなどに対して安定で，調理・加工中の損失もほとんどない．動物性食品中のナイアシンは動物が利用できる形態（NAD，NADPなど）であるが，穀類のナイアシンは大半が他の成分と結合した形態である．結合型ナイアシンはそのまま摂取しても動物は利用できないが，食品の加工や調理によって一部が加水分解され有効な形態に変化する（4章参照）．

---

**クエン酸回路**
TCAサイクルともいう．

リボフラビン

ニコチン酸

ニコチンアミド

**PlusOne Point**

**ナイアシン当量**
ナイアシンは一部が体内でトリプトファンから生合成されるので（p.82参照），ナイアシンの食事摂取基準はナイアシン当量（mgNE）で示されている．mgNE ＝ ナイアシン（mg）＋ 1/60 トリプトファン（mg）．ナイアシン量（mg）は食品成分表2020年版（八訂）ではニコチン酸相当量（mg）で示されている．

## 2.6 ビタミン

### （d）ビタミン B₆

ビタミン B₆ 活性を示す化合物は，**ピリドキシン，ピリドキサミン，ピリドキサール**の3種である．これらは動物体内で酵素反応によって相互変換され，おもにピリドキサールまたはピリドキサミンのリン酸エステルの形態で，アミノ酸代謝に関わる酵素の補酵素として作用する．

ビタミン B₆ は多くの食品に含まれている．肉類に含まれるものの大半は，**ピリドキサール-5'-リン酸**としてホスホリラーゼに結合している．一方，穀類などの植物性食品に含まれるビタミン B₆ はピリドキシンが多く，その多くはナイアシンと同様に結合型で存在している．代表的な結合型ビタミン B₆ である**ピリドキシン-β-グルコシド**は動物体内で加水分解されてピリドキシンを遊離するので栄養上有効であるが，そのままでは動物が利用できない**結合型ビタミン B₆** も存在する．

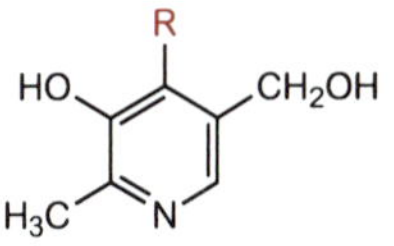

R：-CH₂OH　ピリドキシン
R：-CH₂NH₂　ピリドキサミン
R：-CHO　　ピリドキサール

### （e）パントテン酸

**パントテン酸**（pantothenic acid）は，生体内において CoA およびアシルキャリヤープロテインを構成し，アシル化反応などの酵素の補酵素として作用し，多くの食品に含まれている．

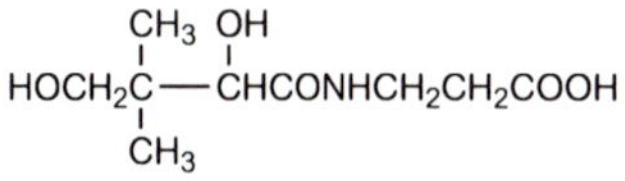

パントテン酸
化学名はギリシャ語の「どこにでもある酸」という意味である．

### （f）ビオチン

**ビオチン**（biotin）は，かつて**ビタミン H** とよばれた．酵素タンパク質中のリシンと結合してカルボキシ化反応に関わる．穀類，豆類，肝臓，卵黄，牛乳，魚介類に多く含まれている．卵白に含まれるタンパク質のアビジンは，ビオチンと結合してビオチンを不活性化する．このため生卵を大量に摂取すると，ビオチン欠乏症が発生する．

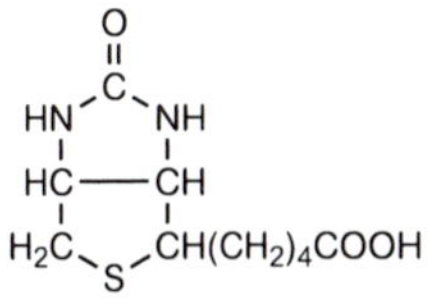

ビオチン

### （g）葉酸

**葉酸**（folic acid）は，**プテロイルグルタミン酸**ともいわれ，かつては**ビタミン M** とよばれた．生体内でテトラヒドロ葉酸に変換され，DNA の前駆体であるプリンヌクレオチドの生合成に関与する酵素など，約 20 種類の酵素の補酵素となる．葉酸はほうれんそうなどの緑黄色野菜，きのこ類，肝臓などに豊富に含まれるほか，肉類にも多い．食品中の葉酸はプテロイルグルタミン酸のグルタミルペプチド，テトラヒドロ葉酸，メチルまたはホルミル誘導体などの形態で存在する．調理・加工・保存中の損失量がきわめて多い．

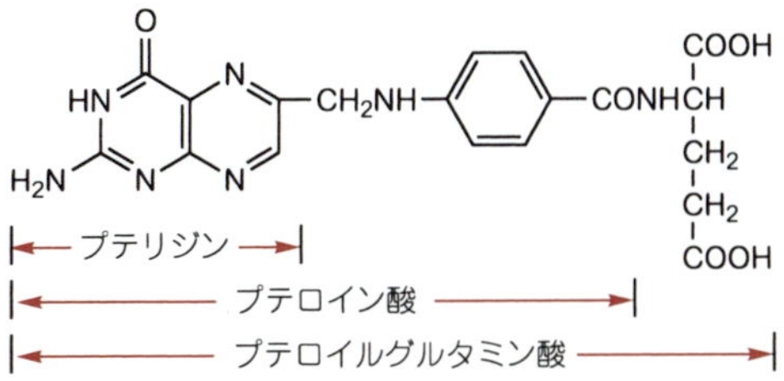

|←プテリジン→|
|←――プテロイン酸――→|
|←―――プテロイルグルタミン酸―――→|

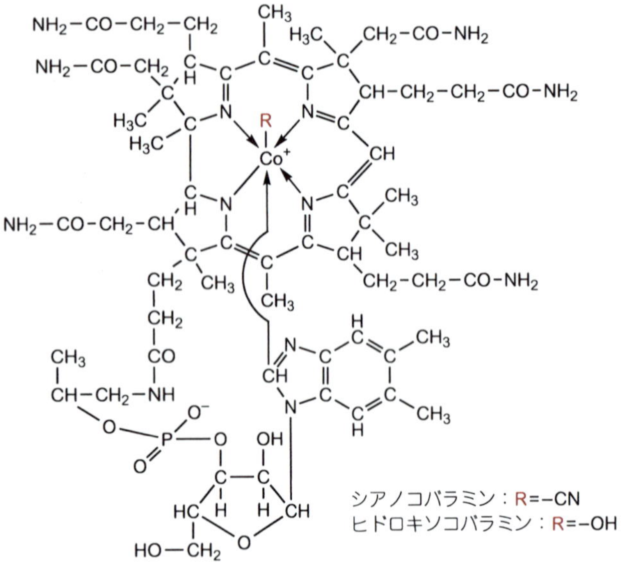

シアノコバラミン：R=−CN
ヒドロキソコバラミン：R=−OH

ビタミンB₁₂

#### （h）ビタミンB₁₂

ビタミンB₁₂活性はメチルコバラミン，アデノシルコバラミン，ヒドロキソコバラミン，シアノコバラミンなどの化合物に認められる．いずれもコバルトを含む複雑な構造をもった赤色の化合物である．自然界では微生物のみがビタミンB₁₂活性をもつ化合物を合成できる．植物はビタミンB₁₂をまったく必要としないので，植物性食品には含まれず，肝臓，チーズ，卵黄，魚介類などの動物性食品に広く含まれている．これらの食品中に存在するビタミンB₁₂はメチルコバラミン，アデノシルコバラミン，ヒドロキソコバラミンであり，よく知られているシアノコバラミン（化学式：$C_{63}H_{88}CoN_{14}O_{14}P$）は，これらを食品から単離する際に人工的に生成した化合物である．ビタミンB₁₂はバリンなどのアミノ酸や奇数鎖脂肪酸の代謝に関わる酵素，葉酸や核酸の代謝に関わる酵素の補酵素として作用する．

#### （i）ビタミンC

ビタミンCは化学名をL-アスコルビン酸(ascorbic acid，図2.39)といい，強い還元性を有する．コラーゲンの合成に必須であり，不足すると壊血病になる．

L-アスコルビン酸は容易に酸化されてデヒドロアスコルビン酸に変化する．前者を還元型ビタミンC，後者を酸化型ビタミンCという．動物体内では還元型と酸化型の相互変換が起こるため，両者のビタミンC活性はほぼ等しい．

ビタミンCはかんきつ類などの果実類，緑黄色野菜類に広く分布するほか，じゃがいも，キャベツ，茶葉などにも高濃度で存在する．

L-アスコルビン酸は食品を還元状態に保ち，酵素的褐変反応を抑制する．このため，冷凍果実，ジュースなどの飲料類，乳製品，缶詰などに品質保持のた

---

**PlusOne Point**

**ビタミンCの合成能力**

哺乳動物のなかで，L-アスコルビン酸を合成できないのはヒト，サル，モルモットなどごく少数であり，ネズミやネコなど大部分の種は体内で合成が可能である．

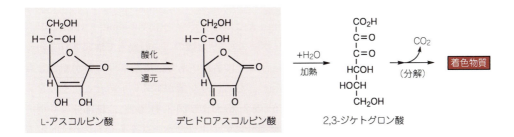

**図2.39 L-アスコルビン酸からのデヒドロアスコルビン酸，および2,3-ジケトグロン酸の生成**
L-アスコルビン酸は熱に対して安定であるが，デヒドロアスコルビン酸は不安定で，中性〜アルカリ性で加熱されるとビタミンC活性をもたない2,3-ジケトグロン酸に変化する(p.173参照)．食品ではさらに酸化分解，重合を繰り返して褐色色素を生成する．

めに添加される．なおL-アスコルビン酸のD型異性体であるエリトルビン酸(イソアスコルビン酸)にも酸化防止作用があり，L-アスコルビン酸と同様にさまざまな食品に添加されている．

## 2.7 核酸

核酸は，細胞核の核タンパク質に結合している酸性物質として見いだされた．大きく分けてDNA(deoxyribonucleic acid, デオキシリボ核酸)，RNA(ribonucleic acid, リボ核酸)の二つに分けられ，これらは遺伝や体内タンパク質の合成に関係している．また核酸は，ニコチンアミドヌクレオチドやフラビンヌクレオチドなど補酵素の構成成分である．アデノシン 5′-三リン酸(ATP)は，エネルギー代謝系で重要である．とくに核酸の分解産物にはうま味に関係するものがあり，食品成分としても重要である．

核酸は，痛風などの疾患に関係しており，栄養学の視点からその摂取量に注意の必要な場合がある．

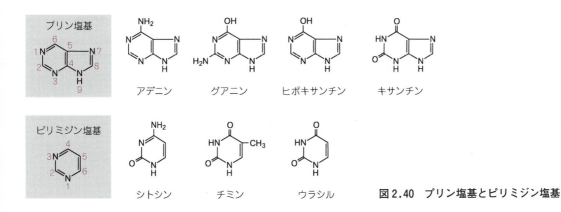

図2.40 プリン塩基とピリミジン塩基

### （1）核酸の構成成分

核酸は，**塩基**〔**プリン**(purine)または**ピリミジン**(pyrimidine)〕（図2.40），糖（リボースまたはデオキシリボース），リン酸の三つの要素で構成されている（図2.41）．その構成要素の結合ごとに名称があり，塩基部分に糖が結合したものを**ヌクレオシド**(nucleoside)，さらにリン酸がエステル結合したものを**ヌクレオチド**(nucleotide)という（表2.25および図2.41参照）．糖部分にリボースをもつものがRNA，また糖部分にデオキシリボースをもつものがDNAである．

### （2）タンパク質合成

DNAは，二重らせん構造をもち（図2.41参照），その配列に遺伝情報が含まれている．すなわち，三つの塩基の配列（**コドン**）がアミノ酸の暗号となって

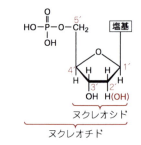

(a) ヌクレオシドとヌクレオチド

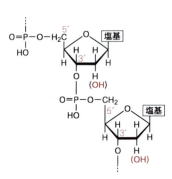

(b) DNA(RNA)の構造

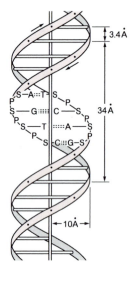

(c) DNAの二重らせん
S：デオキシリボース
P：リン酸残基

図2.41 核酸の構造

表2.25 おもな塩基，ヌクレオシド，ヌクレオチド

|  | 塩 基 | ヌクレオシド | ヌクレオチド | 構成する核酸 |
|---|---|---|---|---|
| プリン | アデニン(A) | アデノシン | アデニル酸(AMP) | DNA・RNA |
|  | グアニン(G) | グアノシン | グアニル酸(GMP) | DNA・RNA |
|  | ヒポキサンチン(Hyp) | イノシン | イノシン酸(IMP) | — |
|  | キサンチン(X) | キサントシン | キサンチル酸(XMP) | — |
| ピリミジン | シトシン(C) | シチジン | シチジル酸(CMP) | DNA |
|  | ウラシル(U) | ウリジン | ウリジル酸(UMP) | RNA |
|  | チミン(T) | チミジン | チミジル酸(dTMP) | DNA |

いる．DNA の情報が，伝令 RNA（mRNA）に伝達され，次いで細胞質のリボソーム上で，その情報に基づいて転移 RNA（tRNA）がアミノ酸を運搬する．次いでアミノ酸をコドンの情報に基づいて結合させていき，タンパク質が合成される．

### （3）ATP

生物は，食事から摂取した糖質や脂質などから，身体活動や代謝などに必要なエネルギーをつくっている．食事成分のもつエネルギーは，ATP などの高エネルギーリン酸化合物とよばれる状態へ変換される．なかでも ATP は重要で，筋肉活動，能動輸送，さまざまな成分の生合成，代謝などいろいろな状態で利用される．ATP は高いエネルギーを生じる化合物で，リン酸が一つ加水分解されると 8.4 kcal のエネルギー（自由エネルギー変化）が生じる．食事として摂取した糖質（デンプン）は消化・吸収されて肝臓に運ばれ，グルコースとなって解糖系，TCA 回路，呼吸鎖を経て ATP がつくられる．グルコース 1 分子から肝臓や心臓では 38 個の ATP（他の組織では 36 個）が生成する．同様に，脂質からも β 酸化，TCA 回路，呼吸鎖を経て多量のエネルギーが生成する．

筋肉では，エネルギーはクレアチンリン酸の状態で蓄えられ，必要に応じてクレアチンリン酸からクレアチンキナーゼの作用によって ATP が供給される．その他，過剰のエネルギーは，グリコーゲンや脂肪の状態で蓄えられ，必要に応じてこれらから ATP がつくられる．

### （4）核酸と食品

#### （a）うま味成分としてのヌクレオチド

プリンヌクレオチドのうち 6 位にヒドロキシ基の入ったものには，うま味がある．たとえば，5′-イノシン酸（5′-IMP）はかつお節のうま味成分で，5′-グアニル酸（5′-GMP）はしいたけのうま味成分である（表 2.25，3 章参照）．

#### （b）魚類の鮮度と K 値

魚類のうま味には，IMP などのうま味成分が関与している．魚類は死後，その魚肉に含まれる ATP が，ATP → ADP → 5′-AMP → 5′-IMP へと変化していく．時間が経過して鮮度が悪くなってくると，5′-IMP はさらにイノシン，ヒポキサンチンへと分解される．このような核酸成分の変化は，魚類の鮮度を示すと考えられ，このような変化全体を捉える K 値とよばれるものが鮮度の指標として広く用いられている．

$$K 値(\%) = (HxR + Hyp)/(ATP + ADP + 5′\text{-}AMP + 5′\text{-}IMP + HxR + Hyp) \times 100$$

魚類の死直後の K 値は 10 % 以内程度で，K 値が 20 % 以内程度なら，さしみなど鮮魚として利用できる生きのよい魚である．

#### （c）核酸と疾病

痛風の場合は，血液中の尿酸の濃度が異常に高い高尿酸血症となり，尿中への排泄量も増加する．体内で尿酸はプリンヌクレオチド（プリン体）から生成さ

---

**PlusOne Point**

核酸成分の略語

ATP：アデノシン 5′-三リン酸
ADP：アデノシン 5′-二リン酸
5′-AMP：アデノシン 5′-一リン酸（5′-アデニル酸）
5′-GMP：グアニン 5′-一リン酸（5′-グアニル酸）
5′-IMP：イノシン 5′-一リン酸（5′-イノシン酸）
HxR：イノシン
Hyp：ヒポキサンチン

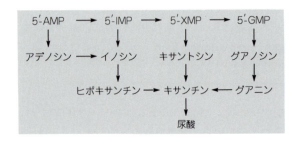

**図 2.42　プリンヌクレオチド（プリン体）の分解経路**
霊長類，鳥類，は虫類，昆虫ではプリンヌクレオチド代謝の最終産物は尿酸であるが，その他の動物では尿酸がさらにアラントインやアラントイン酸などへ分解される．

れる（図2.42）．このために，痛風の食餌療法では，プリン体を多く含む食品（肝臓，心臓，腎臓などの内臓物，かたくちいわし，えび，いか，かき，かつお，大豆など）が制限される．したがって，核酸は，臨床栄養指導の上で重要な食品成分の一つである．

## 練 習 問 題

次の文を読み，正しいものには○，誤っているものには×をつけなさい．

(1) 自由水はアミノ酸，糖質，有機物などの溶媒となる．
(2) 結合水はタンパク質などの分子と共有結合で結合した水で，0℃でも氷結せず，100℃でも蒸発しない．
(3) 水分含量とは食品中の自由水の量の指標である．
(4) $A_W$ が 0.65〜0.85 の食品は，水分が 20〜40% であるので食感がよく，しかも保存性がよい．こうした食品を中間水分食品（IMF）という．
(5) 中間水分食品では一般に褐変が速く進行する．
(6) 同じ食品では，吸湿状態にあっても脱湿状態にあっても，水分活性が同じなら水分含量は同じである．
(7) 食塩や糖を加えると，食品の $A_W$ は低下する．
(8) グルタミンとリシンは，いずれも分子内に 2 個のアミノ基をもっている．
(9) バリンとイソロイシンは，いずれも分岐アミノ酸である．
(10) トリプトファンにはインドール環が含まれ，またヒスチジンにはイミダゾール環が含まれている．
(11) アミノ酸は，一般に酸性の溶液で陰イオンとなっており，一方アルカリ性の溶液では陽イオンとなっている．
(12) 日本食品標準成分表 2020 年版（八訂）では，食品のタンパク質含量は，ほとんどの場合，含まれる基準窒素含量に 6.25 を乗じて求められているが，いくつかの

食品については固有の窒素-タンパク質換算係数が用いられている.
(13) 大豆の主要タンパク質はアルブミンからなり，米の主要タンパク質はグルテリンからなる.
(14) タンパク質を加熱すると変性が起こり，高次構造が変化してプロテアーゼに対する感受性が変化する.
(15) 牛乳に含まれるカゼインは，リンを含んだタンパク質である.
(16) 水や塩溶液に溶ける球状タンパク質では，分子の内部に疎水性領域が存在し，一方分子の表面には親水性のアミノ酸残基が存在していて，このような形をして分子全体として水や塩溶液に溶けている. → p.31
(17) タンパク質はアミノ酸の α 炭素に結合しているカルボキシ基と他のアミノ酸の α-アミノ基とが脱水結合しながらできあがる．この結合をペプチド結合という.
(18) タンパク質にはアミノ酸以外に糖質，脂質，金属などを構成成分にしているものがある.
(19) 天然の単糖には D 型のものが多い.
(20) ハワースの式でアノマー性(グリコシド性)ヒドロキシ基が下にある場合は α 型である.
(21) ショ糖は α-D-グルコースのグリコシド性ヒドロキシ基と β-D-グルコースのグリコシド性ヒドロキシ基との間で脱水して生成される還元糖である. → p.43
(22) 乳糖は D-ガラクトースのグリコシド性ヒドロキシ基と D-グルコースの 4 位の炭素のヒドロキシ基との間で脱水して生成された還元糖である.
(23) ショ糖を加水分解すると比旋光度が右旋性から左旋性に変化するので，ショ糖の加水分解を転化といい，転化によって得られたブドウ糖と果糖の混合物を転化糖という.
(24) グルコースが還元性を示すのはグリコシド性ヒドロキシ基の反応性による.
(25) 高メトキシルペクチンは，糖や有機酸の濃度には影響されず，$Ca^{2+}$ など二価金属イオンの添加でゲル化する. → p.53
(26) フルクトースは代表的ケトヘキソースであり，果実，はちみつなど植物由来の食品に存在するほか，動物のラクトース(乳糖)の構成成分でもある.
(27) マルトースは β-D-グルコースのグリコシド性ヒドロキシ基と D-グルコースの 4 位の炭素のヒドロキシ基との間で脱水して生成される還元糖である.
(28) α-D-グルコースの結晶を水に溶かしたとき，比旋光度は + 112.2° だが，しばらくすると 52.7° になる．これはほとんどの D-グルコースが水溶液中では直鎖構造を取っているためである.
(29) D-グルコノ-δ-ラクトンは水の中で加熱すると D-グルクロン酸を生成する．このため豆腐製造時の凝固剤として使用される.
(30) きくいもの主成分の炭水化物はイヌリンである.
(31) アルギン酸ナトリウムは水に溶けて粘度の高い溶液となるが，カルシウムイオンを加えるとゲル化する.
(32) 加工油脂に含まれるトランス酸は天然の油脂にはほとんど含まれていない．し

かし反芻動物の体脂肪には，反芻胃内の微生物によってつくられたトランス酸が数％含まれる．

p.60 ← (33) $n$-3 系列の脂肪酸の代表は $\gamma$-リノレン酸であり，魚油に多いイコサペンタエン酸やアラキドン酸もその代謝物である．

(34) 卵に存在するリン脂質はホスファチジルエタノールアミンが多く，その大部分は卵白中に存在する．

(35) 二重結合の多い油脂は融点が低く，常温では液体である．このような油脂は，ヨウ素価，ケン化価ともに高い．

p.58 ← (36) オレイン酸は炭素数 18 個，二重結合 1 個の $n$-9 の脂肪酸で，オリーブ油の主成分である．

(37) サラダ油は，低温の場合でも凝固沈殿が生じないように，低温処理をしている．これをテンパリングという．

(38) 通常の多価不飽和脂肪酸は all-トランス 1,3-ブタジエン構造をしている．

(39) いわし油の EPA 含量はエサによって左右される．

(40) 油脂の融点は脂肪酸組成によって決定される．

(41) ナトリウムは細胞内液に含まれる人体にとって重要な無機質である．

(42) 食塩の適正な摂取量は 1 日 10 g である．

p.73〜74 ← (43) ほうれんそうなどに含まれるシュウ酸はカルシウムと結合して不溶性となり，吸収を阻害する．

(44) カルシウムの吸収はビタミン A やエストロゲンなどによって促進される．

(45) カルシウムの吸収率は，同時に摂取するリンやマグネシウムとのバランスにより異なる．

(46) 動物性食品の鉄はヘム鉄なので，吸収されやすい．

4章も参照 ← (47) ビタミン D は鉄の吸収を促進する．

(48) マグネシウムは葉緑素の構成成分として野菜に多く含まれている．

p.74, 75 ← (49) 貧血に関与している無機質として，鉄，銅，マグネシウム，コバルトなどがある．

(50) コバルトはビタミン $B_6$ の構成成分である．

(51) 亜鉛は，インスリンの構成成分であり，牡蠣に多く含まれる．

(52) セレンはグルタチオンペルオキシダーゼの構成成分として，体内の抗酸化作用に関与する．

(53) $K$ 値が 20 以下なら鮮度のよい魚である．

p.87 ← (54) 痛風患者の血液中ではチミンやシチジンの代謝産物である尿酸の濃度が上昇する．

# 3 食品中の嗜好・有害成分

　理想的な食物は，栄養性，安全性，経済性，嗜好性を満足させる必要がある．なかでも近年，嗜好性に対する要求が大きくなってきている．十分な量が確保され，安全性が確認されれば，「食べものはおいしくなくては」と考えるようになるからである．

　この章では，食品のおいしさや品質，食感に大いに関連する味や香り，色に関与する食品成分を取り上げる．また，安全性を考える上で重要な食品中の有害物質についても触れることにする．味の感覚に関しては，8章で述べる．

## 3.1 食品の品質・おいしさにかかわる成分
### (1) 味の成分
#### (a) 五つの基本味とその他の味

　食品中にはさまざまな呈味成分が存在し，ヒトはそれらの総合効果として味を感じている．一方，味には基本味(または原味)として，甘味，酸味，苦味，塩味の四つがあるとされてきた．基本味とは，他の基本味の組合せによってはつくられない味で，それを感知する受容体が存在し，その味質を脳に伝達する単一の味神経繊維が存在する味のことをいう(8.1節参照)．さらに1980年代になって，日本の食生活から生み出されたうま味(umami)が5番目の基本味として国際的に認められるようになってきた．また，これら五つの基本味以外に，舌の味細胞だけでなく，一般に感じる皮膚感覚の刺激として辛味，渋味，えぐ味，金属味，アルカリ味などがある．

#### (b) 甘味物質(表3.1)
#### i) 糖質甘味料

　一般に糖質は甘味を示す．またデンプンのような多糖は無味だが，消化酵素によって加水分解を受け，マルトースやグルコースを生じると甘味を示すようになる．

　糖質の甘味は食品をおいしく感じさせる大きな要因である．しかし，その過剰摂取は肥満など疾病の要因となる．そこで，検索，開発されているのが天然

---

**PlusOne Point**

**ヘニングの味の四面体**

ヘニングは，それぞれの味が四つの基本味の組合せから構成されていることを表すため，各基本味を頂点に置いた四面体を考えた．どの味もこの四面体のなかにあり，その味の位置からどの味が多くを占めているかを表そうとした．現在は基本味は，うま味を加えて五つあるとされている．

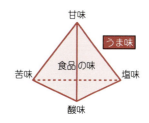

## PlusOne Point

**甘味物質はなぜ甘い？**
Schallenbergerらは，甘味物質とその受容体には，それぞれプロトン供与基（AH）とプロトン受容基（B）が約3Å離れて存在し，両者が水素結合による相互作用をして甘味刺激が引き起こされると提唱している．

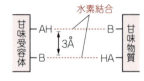

表3.1　甘味物質の甘味度

| 甘味物質 | 甘味度 | 甘味物質 | 甘味度 |
|---|---|---|---|
| 〈糖質〉 | | 〈糖アルコール〉 | |
| α-D-グルコース | 0.74 | エリトリトール | 0.7〜0.85 |
| β-D-グルコース | 0.50 | キシリトール | 1 |
| α-D-フルクトース | 0.60 | ソルビトール | 0.5〜0.6 |
| β-D-フルクトース | 1.80 | マンニトール | 0.5〜0.6 |
| α-D-ガラクトース | 0.32 | マルチトール | 0.6〜0.95 |
| β-D-ガラクトース | 0.21 | ラクチトール | 0.3〜0.4 |
| α-D-ラクトース | 0.16 | | |
| β-D-ラクトース | 0.32 | | |
| α-D-マルトース | 0.50 | | |
| パラチノース | 0.42〜0.50 | | |
| 転化糖 | 1.2 | | |
| カップリングシュガー | 0.5 | | |
| 〈天然甘味物質〉 | | 〈人工甘味物質〉 | |
| ステビオシド | 200〜300 | アスパルテーム | 180〜200 |
| グリチルリチン | 150 | サッカリン | 200〜700 |
| フィロズルチン | 400〜1,000 | アセスルファムカリウム | 200 |
| タウマチン | 2,500〜3,000 | スクラロース | 600 |
| モネリン | 1,500〜2,500 | | |
| マビンリン | 300 | | |

スクロースを1とした場合．

## PlusOne Point

**石焼きいもが甘いのは？**
穏和な条件で温められるため，β-アミラーゼが働いて糖化が進むからである．電子レンジのように高温で急速に温めると，甘味が乏しい石焼きいもに仕上がる．

および人工甘味物質である．

**ⅱ）配糖体**（2.3節参照）

天然甘味料として，**ステビオシド**や**グリチルリチン**がある（図3.1）．ステビオシドは南米原産のキク科植物ステビアの葉に含まれているジテルペン配糖体で，清涼感のある甘味を呈するため，チューインガムやテーブルシュガーに用いられる．グリチルリチンは，マメ科植物である甘草の根に含まれているテルペン配糖体で特有のあと味が残るため，みそやしょうゆに限って用いられる．また，ユキノシタ科の甘茶（アマチャ）の甘味成分はフィロズルチンで葉に配糖体の形で含まれる．甘さはサッカリンの約2倍である．

**ⅲ）タンパク質，アミノ酸**

**タウマチン**（またはソーマチン）や**モネリン**は天然のタンパク質で，甘味をもっている．タウマチンはクズウコン科の植物の種子から水で抽出される分子量約21,000のタンパク質で，持続性のある甘味をもっていると同時にフレーバー増強効果もあるため，マスキング用，風味増強用の添加剤としても利用されている．モネリンは分子量約10,700で西アフリカ原産の植物の果実から抽出される．どちらもタンパク質なので，熱やpHに対して不安定である．一方，**マビンリン**は，つる性の低木バビンロウの実に含まれているタンパク質で，スクロースとのモル比で約300倍の甘味があり，耐熱性である．

アミノ酸ではD体は一般に甘く，とくに**D-トリプトファン**はスクロースの35倍の甘さをもつ．このほか，**グリシン**，**L-アラニン**，**L-プロリン**，**L-セリ**

## 3.1 食品の品質・おいしさにかかわる成分

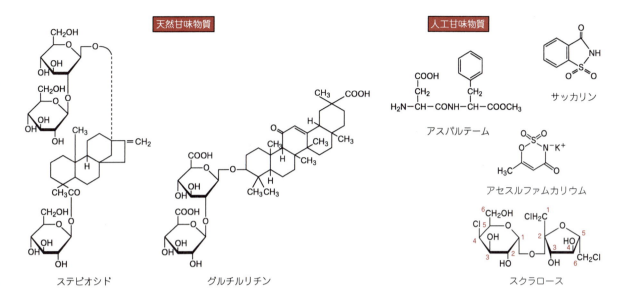

**図 3.1　おもな非糖質甘味物質**

ンといったアミノ酸も甘味をもっている（p.28参照）．

#### iv）人工甘味物質

低エネルギー甘味料として使用され，糖尿病患者や肥満の人の砂糖代替甘味料として利用されている．

**アスパルテーム**（図3.1）はL-アスパラギン酸とメチル化L-フェニルアラニンとがペプチド結合したもので，スクロースの約200倍の甘さをもつ（p.29参照）．加熱すると分解して甘味度が減少する．タンパク質と同様，体内で消化，吸収，代謝される．1日許容摂取量は40 mg/kg体重とされている．

**サッカリン**（図3.1）はスクロースの200倍以上の甘味をもつが，酸性で加熱すると開環し，苦味が出てくる欠点がある．

**アセスルファムカリウム**（図3.1）はスクロースの200倍の甘さをもつ．加熱や弱酸，弱アルカリに安定である．

**スクラロース**（図3.1）はスクロースの約600倍の甘さをもつ．味質はややあとを引くもののスクロースに近い．粉末・水溶液いずれにおいても安定．とくに水溶液では優れた耐酸性，耐熱性を示す．

#### v）糖アルコール

食品工業での甘味料の利用を考えるとき，安全性はもちろんであるが，その熱量，吸湿性，う蝕原性，溶解性などさまざまな性質が考慮される．そこで近年，**糖アルコール**が甘味性食品添加物として利用されるようになっている（2章参照）．おもな糖アルコールとして，エリトリトール，キシリトール，ソルビトール，マンニトール，マルチトール，ラクチトールがある（表3.1）．これらは糖を高温・高圧下で触媒を用いて還元して得られる．エリトリトールは現

---

**PlusOne Point**

**アスパルテーム**

1965年に製薬会社（G. D. Searle社）での新薬開発の実験中に偶然発見されたものである．メチルアルコール溶液中のアスパルテームがこぼれ，その一部が指先についた．なめてみると甘かったというわけであった．

代謝でフェニルアラニンを生じるので，フェニルケトン尿症患者は摂取を避けなければならない．このため，アスパルテームを使用した食品や添加物にはフェニルケトン尿症患者向けに「L-フェニルアラニン化合物である旨またはこれを含む旨」の表示義務がある．

在，グルコースから酵母による発酵で工業生産されている．糖アルコールの甘味は一般的に優れており，アミノ・カルボニル反応 (6.6 節参照) も起こりにくい．しかし，過剰の摂取は下痢を誘発する．

**(c) 酸味物質**

酸味は水素イオンの刺激効果によるものである．酸の種類によって味の質が異なるのは，陰イオンの刺激作用が違っているからである．

酸味物質には，酢酸，乳酸，クエン酸，リンゴ酸，酒石酸，フマル酸などの有機酸と，炭酸やリン酸などの無機酸がある．各酸には特有の酸味があり，酸味の強度も若干異なっている．また，酸味は甘味やうま味によってより弱められ，渋味によってより強められる．

**(d) 塩味物質**

塩味は無機塩，有機塩の示す味であり，陽イオン，陰イオンの種類によって味質・強度が異なる．塩化ナトリウム (NaCl) がその代表であり，食塩とよばれる．食品中の食塩濃度は，生理的濃度に近い 1% くらいがよい塩味を与える．日本人の食事摂取基準 (2015 年版) では，食塩摂取目標量として男性 8.0 g 未満，女性 7.0 g 未満としている．腎臓病にはナトリウム摂取がよくないので，代替品として $KCl$，$NH_4Cl$ が用いられる．

**(e) 苦味物質**

苦味は基本味のなかで，もっとも閾値が低く，アルカロイドやテルペン類，フラバノン配糖体，アミノ酸など多種類の疎水性物質によって生じる (表 3.2)．

かんきつ果汁の苦味の主成分はリモニンである (図 3.2)．

グレープフルーツの苦味はナリンギン (p.101 参照) によるものである．ナリンギンは無色の結晶性フラバノン配糖体である．ココアやチョコレートの苦味はテオブロミン，コーヒーやお茶の苦味はカフェインによるものである．コーヒーや紅茶・せん茶の浸出液 (100 g) に含まれるカフェインの量は，それぞれ 0.06 g，0.03 g，0.02 g である (表 3.3)．純ココア (100 g) には，テオブロミン，カフェイン，ポリフェノールがそれぞれ 1.7 g，0.3 g，4.1 g 含まれている．

---

**アルカロイド**
植物界に存在する窒素を含む塩基性物質の総称．ニコチン，カフェイン，テオブロミン，ソラニンなど，多くは苦味を呈するとともに，薬理作用をもつ．

**リモニン**
果実中ではその前駆体のかたちで存在し，搾汁による酸性条件下で合成される．抗がん作用や昆虫の成長抑制作用がある．

**イソフムロン：ビールの苦味**
ビールの製造工程では，糖化麦汁にホップを入れ，60～90 分煮沸する．その結果，ホップの苦味樹脂成分であるフムロンが熱によって異性化してイソフムロンになる．イソフムロンの苦味は強く感じるまでに時間がかかるため，ひと息に飲めば，あまり苦さを感じない．また，イソフムロンはビールの泡の形成に役立っている．しかし，ビールを長時間光にさらすと，イソフムロンが光分解して側鎖が解裂し，タンパク質やアミノ酸から生じた硫化水素と反応して 3-methyl-2-butene-1-thiol を生成し，日光臭を発生する．

---

**表 3.2　食品中の苦味物質**

| 苦味物質 | 化学構造 | 所在 |
|---|---|---|
| リモニン | トリテルペン誘導体 | かんきつ類 |
| ナリンギン | フラボノイド | かんきつ類 |
| テオブロミン | アルカロイド | ココア，チョコレート |
| カフェイン | プリン誘導体 | 茶，コーヒー，紅茶 |
| イソフムロン | フムロン | ビール |

**表 3.3　各種飲料中のカフェイン・タンニン含量 (g/100g)**

| 食品名 | | カフェイン | タンニン |
|---|---|---|---|
| コーヒー | 浸出液*1 | 0.06 | 0.25 |
| | インスタントコーヒー | 4.0 | 12.0 |
| 紅茶 | 茶 | 2.9 | 11.0 |
| | 浸出液*2 | 0.03 | 0.10 |
| せん茶 | 茶 | 2.3 | 13.0 |
| | 浸出液*3 | 0.02 | 0.07 |

\*1　浸出法：コーヒー粉末　10 g/ 熱湯 150 mL
\*2　浸出法：茶　5 g/ 熱湯 360 mL，1.5 分～4 分
\*3　浸出法：茶　10 g/90℃ 430 mL，1 分
「日本食品標準成分表 2015 年版 (七訂)」

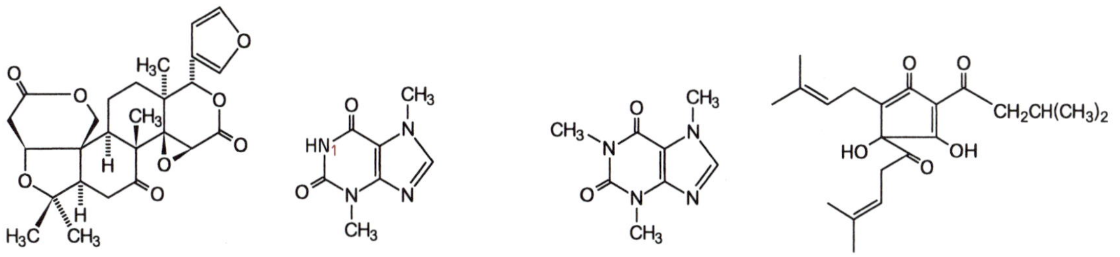

リモニン　　　テオブロミン　　　カフェイン　　　イソフムロン

図3.2　おもな苦味物質

ビールの苦味は**イソフムロン**によるものである．きゅうりの苦味は**ククルビタシン**によるものである．

このほか，多くのペプチドは苦味を示す．とくにグルタミン酸と疎水性アミノ酸とのペプチド(Glu-Tyr, Glu-Phe, Glu-Leu)は苦味を呈する．

**（f）うま味物質**

うま味物質は，アミノ酸系列と核酸系列(ヌクレオチド)の二つに分類される．アミノ酸系列のうま味物質の代表は**L-グルタミン酸ナトリウム**(monosodium L-glutamate：MSG)である．D-グルタミン酸や，L体の二ナトリウム塩にはうま味がない．グルタミン酸を含む親水性ペプチド(Glu-Asp, Glu-Ser)のなかにはうま味を呈するものがある．玉露のうま味は**テアニン**(グルタミン酸 γ-エチルアミド)である．

一方，核酸系列(ヌクレオチド)ではかつお節のうま味成分は**5′-イノシン酸**(5′-IMP)で，干ししいたけから単離されたうま味物質は**5′-グアニル酸**(5′-GMP)である(どちらもナトリウム塩の形で調味料に加えられている)．

このほか，貝類や清酒のうま味は**コハク酸**，いかやたこのうま味は**グリシン**と**ベタイン**といわれている．また，グリシンは甘味や総合的なおいしさに関係しているといわれ，**アルギニン**は味の持続性，複雑さ，コク，風味に貢献しているといわれる．また，ナトリウムイオンやカリウムイオンは風味や総合的なおいしさ，塩素イオンは呈味の増強に関係しているといわれる．

うま味が他の基本味と異なる最大の特徴は，二つの系統のうま味物質のあいだに相乗効果が認められることである(8.1節参照)．

**PlusOne Point**

**MSGとIMPの発見**

L-グルタミン酸ナトリウム(MSG)は，池田菊苗博士によってこんぶから見いだされた(1909)．小玉新太郎は池田と同様，四つの基本味以外にもう一つの味があるとの考えから，かつお節のうま味物質として5′-イノシン酸ヒスチジン酸塩を単離した(1913)．かつお節のうま味物質は1960年に鴻巣章二らによってイノシン酸と訂正された．

なお，「食品成分表2015年版(七訂)」によれば，まこんぶ(素干し)中のグルタミン酸含量は1700 mg/100 gである．

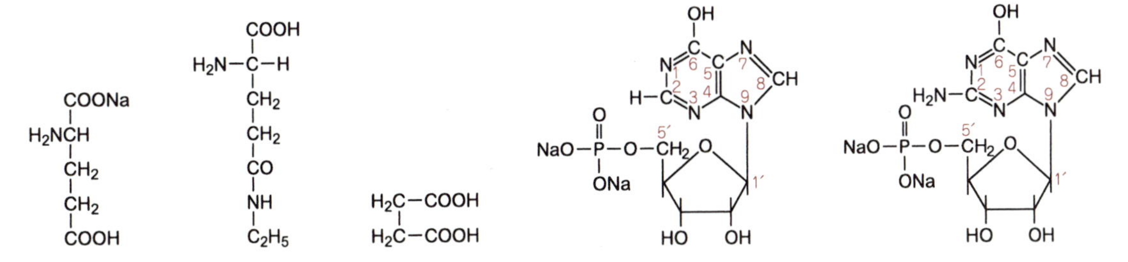

L-グルタミン酸ナトリウム　　テアニン　　コハク酸　　5′-イノシン酸二ナトリウム　　5′-グアニル酸二ナトリウム

表 3.4 食品中の辛味物質

| 辛味物質 | 化学構造 | 硫黄の含有揮発性による分類 | 所在 |
|---|---|---|---|
| イソチオシアネート類 | アリル辛子油<br>アリルイソチオシアン酸エステル | 硫黄を含み，揮発性 | 辛子<br>わさび |
| スルフィド類 | アリルスルフィド<br>ジアリルスルフィド<br>ジプロピルジスルフィド<br>ジアリルトリスルフィド | | ねぎ<br>たまねぎ<br>たまねぎ<br>にんにく |
| イソシアネート類 | アルキルイソシアン酸エステル<br>フェニルイソシアン酸エステル | 硫黄を含まず，揮発性 | わさび<br>わさび |
| アミド類 | カプサイシン<br>ジヒドロカプサイシン<br>ピペリン<br>サンショオール | 硫黄を含まず，不揮発性 | 唐辛子<br>唐辛子<br>こしょう<br>さんしょう |
| バニリルケトン類 | ジンゲロール<br>ショウガオール<br>ジンゲロン | | しょうが<br>しょうが<br>しょうが |
| アリル類 | オイゲノール<br>イソオイゲノール | 硫黄を含まず，揮発性 | クローブ<br>クローブ |
| チモール類 | チモール<br>カルバクロール | | タイム<br>タイム |

CH₂=CH-CH₂-N=C=S
アリルイソチオシアネート

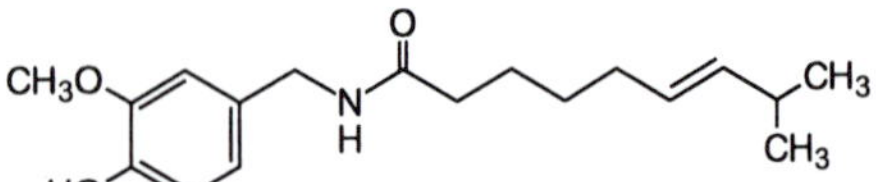

カプサイシン

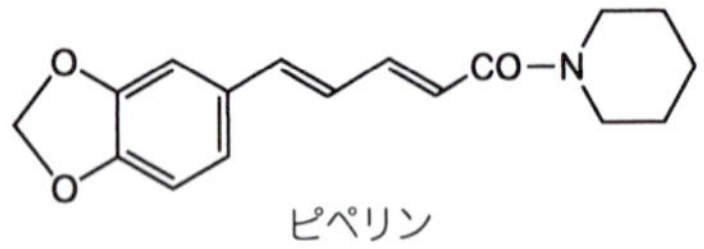

ピペリン

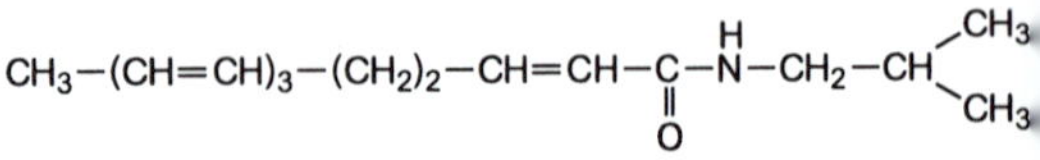

CH₃-(CH=CH)₃-(CH₂)₂-CH=CH-CONH-CH₂-CH(CH₃)₂
サンショオール

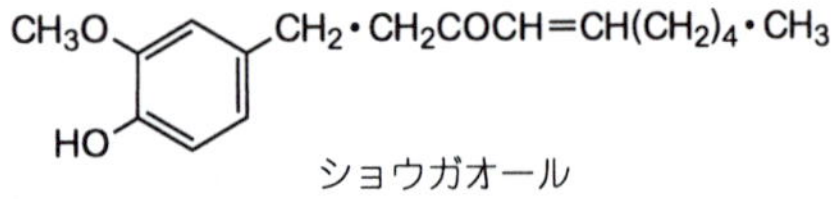

ショウガオール

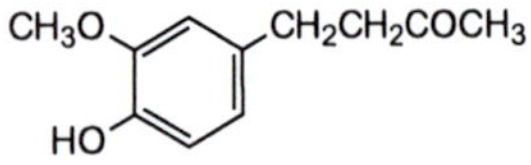

ジンゲロン

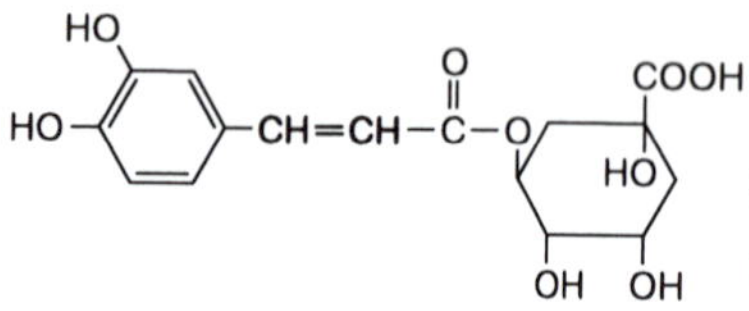

クロロゲン酸

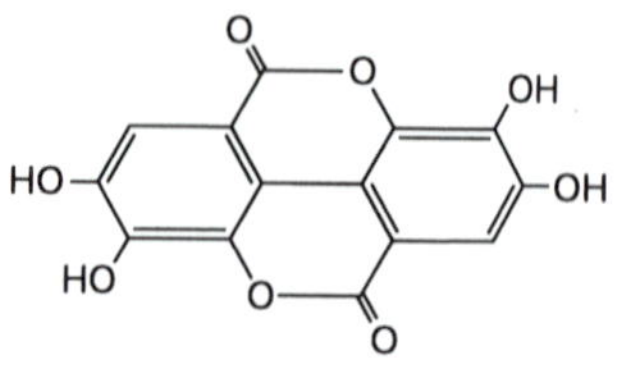

エラグ酸

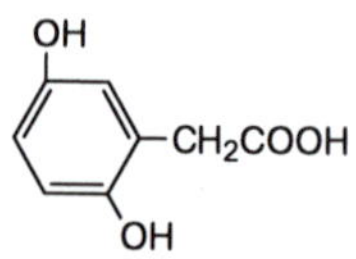

ホモゲンチジン酸

（g）味の相互作用

食べものは多くの呈味成分を含んでいることから，その味も複雑なものとなるが，逆にいえば，それらをうまく組み合わせることによって，いわゆるおいしい，風味のある，コクのある味ができあがるといえる（8.1節参照）．

（h）辛味物質，渋味物質，えぐ味物質

辛味や渋味は基本味ではなく，口腔内や舌表面に分布している神経の終末細胞を刺激して味を感じさせている．

辛味物質は，硫黄原子を含む揮発性のものと，硫黄原子を含まない不揮発性のものとに大別でき，前者にはイソチオシアネート類とスルフィド類があり，後者にはイソシアネート類，アミド類とバニリルケトン類がある（表3.4）．わさびの辛味は，辛子油配糖体がミロシナーゼという酵素によって加水分解され，辛味物質のイソチオシアン酸エステルが生じることによる（図6.30参照）．

渋味物質としては，茶に含まれているカテキン類（図3.8参照），コーヒー中のクロロゲン酸，くりのエラグ酸，かき（果物）のシブオールがある．これらはフェノール性抗酸化剤としても注目されている．

えぐ味とは，たけのこやずいきを食べたときに感じる苦味と渋味とが混じっ

たような味で，不快な，いわゆる〝あく〟の味である．えぐ味物質として，チロシン誘導体であるホモゲンチジン酸やシュウ酸，アルカロイドがある．サポニンやイソフラボノイドも不快な味を呈する．

### （i）味覚修飾物質

化合物の構造を変えず，味受容体に作用して他の物質の味を一時的に変える物質を，味覚修飾物質（または味覚変革物質）という．

西アフリカ原産のミラクルフルーツという植物の果実から抽出されるミラクリンとよばれるタンパク質は，それ自身は甘くないが，これを口に入れた後に酸っぱいものを味わうと甘味を感じる．

マレーシア原産のキンバイザサ科植物の白い実に含まれているクルクリンというタンパク質は，それ自身甘いが，甘味が持続しない．しかし水を口に含むと，再び甘味を感じる．また，酸の存在下ではより強い甘味を呈する．

### （j）味覚抑制物質

甘味を抑制する物質としてギムネマ酸がある．ギムネマ酸を口に含んだあとでは，スクロースの甘さを感じない．腸からの糖の吸収を遅らせる作用もある．

## （2）香りの成分

食品のおいしさと香りとは深いつながりがあり，嗅覚はわれわれの食生活にとって重要な位置を占めている．食品中の香り物質は，不飽和のアルデヒド類やアルコール類，エステル類が多い．食品中の代表的な香り物質を図3.3にまとめた．

### （a）植物性香気

野菜，果物，茶葉などの緑の香りは，脂質の加水分解により生じるリノール酸やリノレン酸に，リポキシゲナーゼなどの酵素が働いて生成するアルコールやアルデヒド類である．緑葉では炭素数6個の3-ヘキセノール（青葉アルコール）や2-ヘキセナール（青葉アルデヒド），野菜・果実では3,6-ノナジエノールや，3,6-ノナジエナールが代表的なものである．大豆の青臭さはn-ヘキサナールが主である．

かんきつ類では，アルコール類，アルデヒド類およびエステル類，テルペンやラクトン類が特徴的な香りの要因となっている．代表的なものとしては，バナナの酢酸イソブチルや酢酸イソアミル，ぶどうのアントラニル酸メチル，オレンジのリモネン，みかんのゲラニオール，ももの γ-ウンデカラクトンがある．

にんにく，にら，ねぎ，たまねぎなどのねぎ属の香りは，アルキルあるいはアリルシステインスルホキシドがシステインスルホキシドリアーゼ（CSリアーゼ，古くはアリイナーゼとよばれていた）によって，揮発性のアルキルジスルフィドあるいはアリルジスルフィド（R-S-S-R）を生じることによるものである（図3.4）．にんにくの場合アリインからアリルスルフェン酸を経て生じるアリシン，たまねぎの催涙成分のチオプロパナール S-オキシドが代表である．

このほか，きのこ類ではまつたけの1-オクテン-3-オール（マツタケオール），

---

**味覚修飾物質の作用メカニズム**
ミラクリンは，ミラクルフルーツから抽出される分子量24,600の糖タンパク質で，191個のアミノ酸残基とグルコサミン，マンノース，フコースなどの糖からなる単鎖ポリペプチドであり，糖含量は全体の13.9%を占めている．ミラクリン自身には味がない．これを口に入れてから酸っぱいものを味わうと，甘く感じられる．ヒト甘味受容体に結合したミラクリンは中性条件下では応答しないが，酸性条件下ではヒト甘味受容体を活性化して甘味を感じさせる．クルクリンはキンバイザサ科植物の白い実に含まれている．クルクリンには，クルクリン1（酸性サブユニット）とクルクリン2（塩基性サブユニット）という2種類のタンパク質があり，いずれも114残基のアミノ酸からなり，それぞれ分子量12,500である．それらがヘテロダイマーとなったときをネオクリンといい，味覚修飾物質としての活性をもつ．これを口に含んだあとでは，冷水を甘く感じる．ネオクリンが口内環境の変化により甘味を呈する構造へ変化する．

**ギムネマ酸**
ガガイモ科植物の葉に存在しており，天然甘味物質であるグリチルリチンと同じくトリテルペン配糖体である．

**テルペン**
植物に含まれるイソプレン〔$CH_2=C(CH_3)CH=CH_2$〕がいくつか結合してできた化合物の総称．植物を水蒸気で蒸留したときに得られる精油の主成分．病原菌が植物体へ侵入するのを防いでいる．

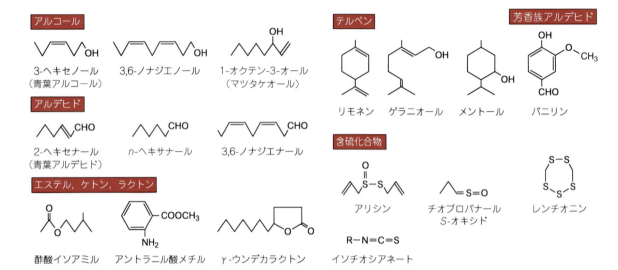

図3.3 代表的な植物・きのこ由来香気成分

### PlusOne Point

**香辛料の役目**

一般に特徴ある刺激的な香りや辛味、色素などを含んでいる。これらの特徴は、ヒトの感覚に刺激を与えて食欲を増進させたり、食べものの風味に変化を与えるなどの作用をもっている。また、辛味物質には強い殺菌力や抗酸化活性を有するものが多い。最近、これら辛味物質の抗酸化活性による薬効が話題となっている。

### PlusOne Point

**お酒の香りは？**

清酒の香気成分は100種類を超え、その大部分は発酵中に酵母によって生成される。アルコール類としてβ-フェネチルアルコール、エステル類として酢酸イソアミル、カプロン酸エチルなどがある。β-フェネチルアルコールは基調香の一つであり、吟醸酒では酢酸イソアミルの寄与が大きい。また、カプロン酸エチルは含み香への寄与が大きい。

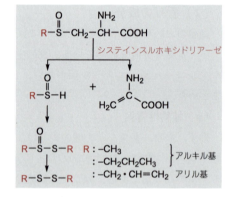

図3.4 ねぎ属の香り物質の生成

干ししいたけの**レンチオニン**、はっか類の**メントール**、バニラの**バニリン**、わさびや辛子の辛味成分である**イソチオシアネート類**も特有の刺激臭をもつ。

**(b) 動物性香気**

魚臭を代表するものとしてトリメチルアミンオキシドから生成される**トリメチルアミン**がある。トリメチルアミンは微生物により分解・生成され、鮮度の低下とともに増加する。硫化水素も腐敗した水産物には多い。えびの香気成分は**ジメチルスルフィド**である。

畜産物の生臭さは硫化水素、アセトアルデヒド、アセトン、アンモニアなどで、乳製品は低級・中級脂肪酸、ケトン、アルデヒド、メルカプタンなどの総合されたにおいである。バターのにおいには**ジアセチル**、チーズには**ブタン酸**(酪酸)、**プロパン酸**(プロピオン酸)などが関与している。

**(3) 色の成分**

食品の色の成分とは、植物や動物に含まれている色の成分と微生物の生産す

る色の成分ということになる．鮮やかな色は新鮮さを表し，食欲をそそるだろうし，反対にあせた色ではその保存状態がよくなかったことが推察でき，食欲もなくなる．食品の色は，そのような意味で食品の品質や味覚とも関係する成分でもある．

食品の天然色素成分としては，カロテノイド系色素，フラボノイド系色素，クロロフィル色素，ヘム色素がある．

### （a）カロテノイド系色素

カロテノイドは植物，動物に広く分布している，赤橙黄色の脂溶性色素である．分子内に多数の共役二重結合をもち，その吸収極大は 400～600 nm にある．長鎖のポリエン構造であることから，空気，光，熱，酸，金属イオンなどに対して不安定で，異性化，重合，分解などを起こしやすい．光合成を行っている器官でのみ生合成され，光エネルギーを捕らえたり，活性酸素によってクロロフィルが死滅するのを防御している．カロテノイドは炭化水素化合物であるカロテン類と，末端基の炭素骨格にヒドロキシ基，カルボキシ基，エポキシ基などをもつキサントフィル類の二つに大別される．

代表的なカロテノイドの構造を図 3.5 に示す．カロテン類のなかでも β-カロテンは，プロビタミン A として栄養学分野でも重要である（p.78, p.221 参照）．カロテン類には β-カロテン以外に，α-，γ-カロテンも知られている．にんじん，かぼちゃなどの緑黄色野菜に多く含まれる．これらと前駆体を同じくする化合物にリコペンがある．リコペンは，トマト，すいか，かきなどに含まれている赤色色素である．リコペンは直鎖状のカロテノイドである．にんじん，日本かぼちゃ，西洋かぼちゃ，トマト，すいかに含まれている β-カロテン含量を表 3.5 に示す．なお，卵黄の色は飼料中の色素が移行したことによると考えられる．

キサントフィル類としては，野菜・果実の黄橙色の成分である α- および β-クリプトキサンチン，ルテイン，唐辛子の赤色成分であるカプサンチン，たい，さけ，かに，えびなどの魚介類に多く含まれる赤色色素アスタキサンチンなどがある．みかん（温州，早生，じょうのう部）100 g には β-クリプトキサンチンが 1,900 μg 含まれている（食品成分表 2015 年版）．

かにやえびを加熱すると赤色になる．生のかにやえびではアスタキサンチンがグロブリンと結合しているので灰黒色を呈しているが，加熱によってグロブリンが変性して分離することによってアスタキサンチン本来の色が観察されるようになるからである．

かんきつ類，びわ，かきの果皮では，緑色期にはクロロフィルもカロテノイドも多いが，変色期でクロロフィルは消失し，カロテノイドの赤や黄色が目にみえるようになる．果実の成熟，紅葉に伴う色の変化である．

カロテノイドは，フリーラジカルや一重項酸素の消去作用，抗酸化作用，免疫増強作用をもっている．疫学的には，肺がん，乳がん，膀胱がん，子宮がん，

### PlusOne Point

**「カロチン」から「カロテン」へ**
Wackenroder は，1831 年ににんじんからはじめて色素を分離し，その名前，carrot にちなんで "caro-tene" と名づけた．そこから一群の化合物は carotenoid とよばれるようになった．
日本化学会の命名法委員会は，化合物の名前をアルファベットから日本語にするときの規則を定めており，日本語での名称は，それに基づいてつけられている．たとえば，「carotene」は日本語では「カロテン」とよぶようになった．同様に，従来「カロチノイド」，「リコピン」とよばれたものは「カロテノイド」，「リコペン」となった．なお，-ene は二重結合を表す．

表 3.5　各種食品中の β-カロテン含量（μg/100g）

| | |
|---|---|
| にんじん[*1] | 6,900 |
| 日本かぼちゃ[*2] | 700 |
| 西洋かぼちゃ[*2] | 3,900 |
| 赤トマト[*2] | 540 |
| すいか[*3] | 830 |
| かき[*4] | 160 |

*1 根，皮つき，生．*2 果実，生．*3 赤肉種．*4 甘がき，生．

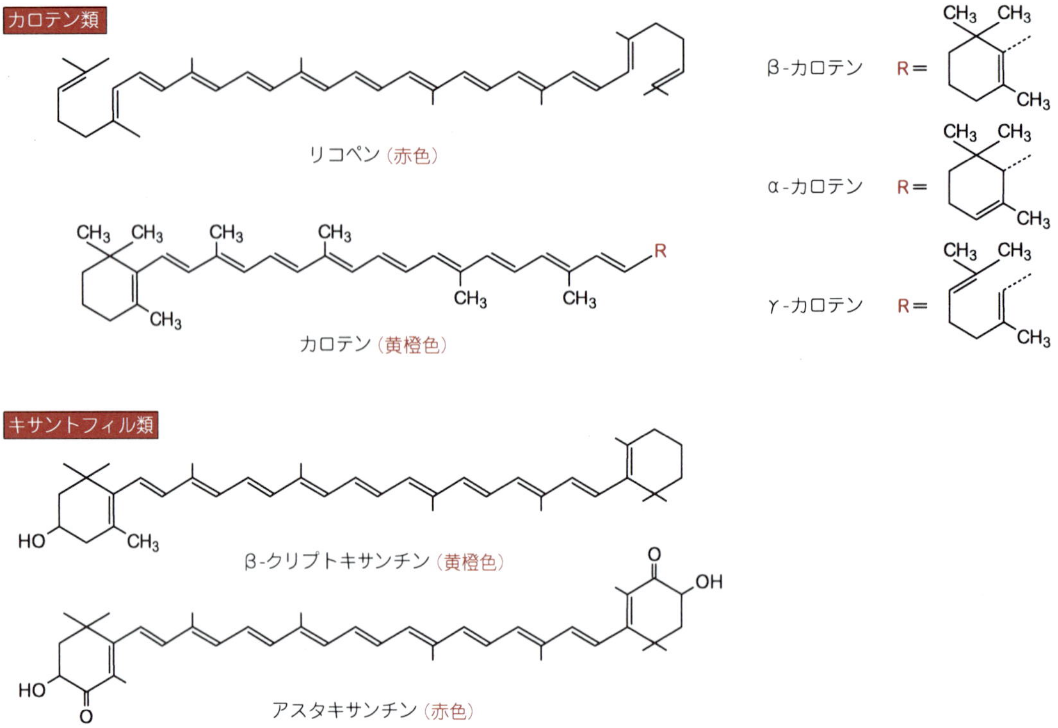

図3.5 おもなカロテノイド系色素

## PlusOne Point

**フラボノイドの生理機能**

植物にとってフラボノイドは花の色素として昆虫を誘引する役割や，有害な紫外線の防御物質としての役割を果たしていると考えられており，またフィトアレキシン（抗菌性物質）として殺虫，殺魚，抗菌作用がある．

環境汚染物質であるヘテロサイクリックアミン類は体内に取り込まれてシトクロム P-450 酵素によって活性化され，変異原性・発がん性を示す．フラボノイド類はこの活性化を抑制して抗がん作用を示すことが最近注目されている．

皮膚がんなどさまざまながんに対して抑制効果のあることが報告され，近年注目されている．

**（b）フラボノイド系色素**

「フラボノイド」とは本来は植物色素という意味であり，ほとんどすべての植物に含まれている色素化合物である（表3.6）．多くは配糖体として存在するので水溶性である．アグリコンの基本骨格であるフラバンの $C_6$-$C_3$-$C_6$ の中央の三つの炭素の構造によって，図3.6のように分類される．フラバノン，フラボン，これらのアルコール誘導体であるフラバノノール，フラボノールやイソフラボン骨格をもつものが狭義のフラボノイドであり，広義にはアントシアニジン骨格をもつアントシアニン類やフラバノール類が含まれる．

**i）狭義のフラボノイド類**

われわれが摂取している野菜や果物には多種類のフラボノイドが mg/kg レベルで含まれている．とくに，光が当たる部分に多く含まれている．ヒトの1日の摂取量は 5〜50 mg であり，体内への吸収率は低く，1%以下といわれるが，ケルセチンの吸収率が52%であったという報告もある．

狭義のフラボノイド類のうち，フラボンとフラボノールは少数だが共役二重結合をもつため淡黄色を示す（表3.6）．

フラボノイドは複数のヒドロキシ基をもち，強い抗酸化能がある．一般にヒ

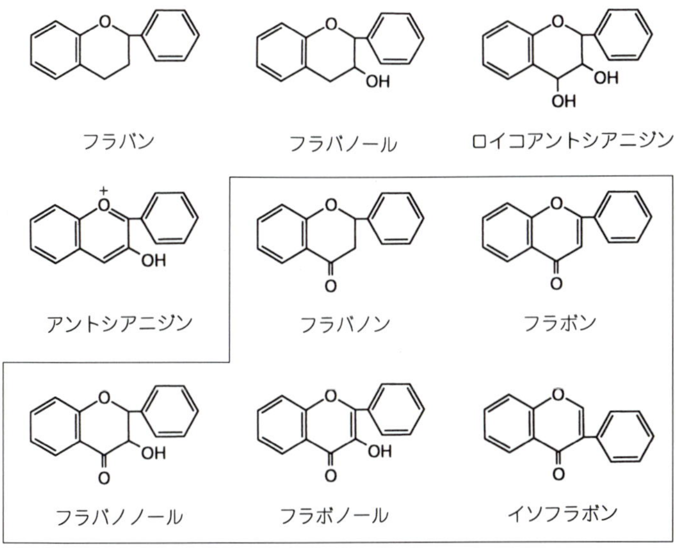

フラバン　フラバノール　ロイコアントシアニジン

アントシアニジン　フラバノン　フラボン

フラバノノール　フラボノール　イソフラボン

**図 3.6　フラボノイド系色素の基本骨格**
　　　□は狭義のフラボノイド.

**表 3.6　フラボノイド色素およびアントシアニン色素とその所在**

| 骨　格 | 配糖体 | アグリコン | 色 | 所在 |
|---|---|---|---|---|
| フラバノン | ナリンギン | ナリンゲニン | 無色 | かんきつ類 |
|  | ヘスペリジン | ヘスペレチン | 無色 | かんきつ類 |
| フラボン | アピイン | アピゲニン | 淡黄色 | セロリ，パセリ |
| フラボノール | ルチン | ケルセチン | 淡黄色 | そば，アスパラガス |
| アントシアニジン | ナスニン | デルフィニジン | 紫色 | なす |
|  | シソニン | シアニジン | 赤紫色 | しそ |
|  | エニン | マルビジン | 紫色 | ぶどう果皮 |

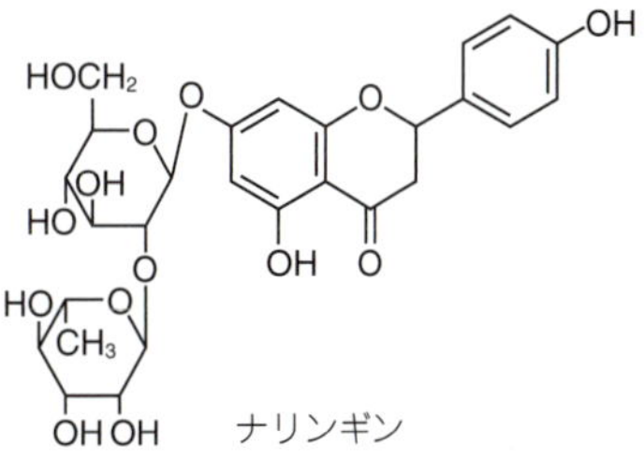

ナリンギン

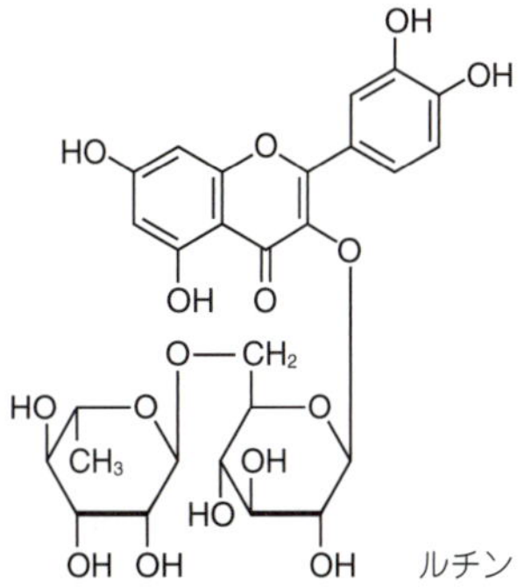

ルチン

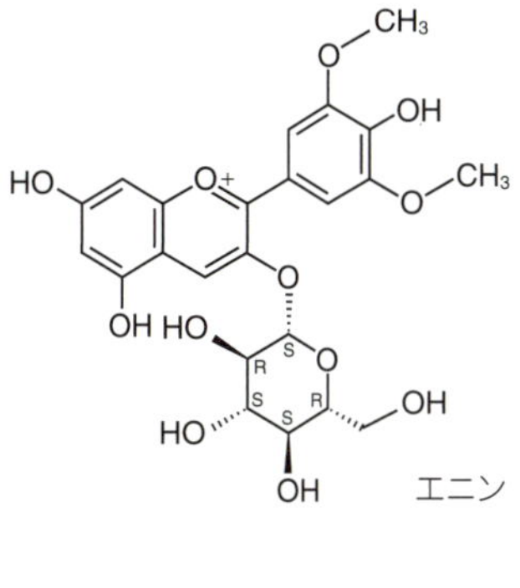

エニン

ドロキシ基が多いほど抗酸化能は強いが，その位置も重要である．**ナリンギン**はかんきつ類の果皮に含まれている苦味成分である（表 3.2 参照）．**ヘスペリジン**は結晶化しやすく，みかん缶詰のシロップの白濁の原因物質であり，そばや茶に含まれる**ルチン**とともに毛細血管の強化作用があるため，かつては**ビタミン P** とよばれた．

**ⅱ) アントシアニン類**

　しその葉やなすやぶどうの果皮をはじめとして，赤色から青色を示す植物の花や果実，葉の色の母体は**アントシアニン**である．アントシアニンは水溶性で，植物の細胞液中に配糖体あるいは有機酸が結合した配糖体として溶解している．アントシアニンの基本骨格をアントシアニジン（図 3.6）という．アグリコンとしてデルフィニジン，シアニジン，マルビジンなどがある（表 3.6）．共役二重結合をもつため，pH によって構造が変化し，色が変わる（図 3.7）．中性では脱水され，無色になることがある．アントシアニンは酵素的にも，非酵素的にも酸化されやすく褐変する．またフェノール性ヒドロキシ基をもっているので，金属イオンと錯化合物を形成し，安定な青色を呈する．なすの漬けものにさび

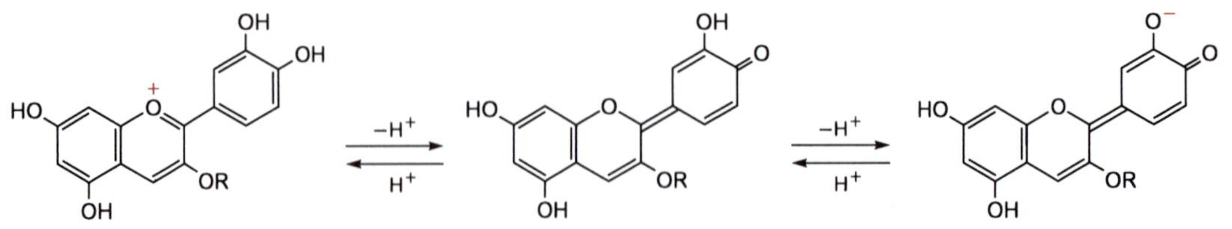

**図3.7 pHによるアントシアニンの構造と色の変化**
R：糖．

## PlusOne Point

**アントシアン**
配糖体アントシアニンと，そのアグリコンであるアントシアニジンの総称．

**タンニン**
皮なめし(tanning)作用をもつ植物性成分の総称．カテキン，クロロゲン酸，没食子酸，カフェ酸など．一般にポリフェノールで，渋味があり，タンパク質，アルカロイドを沈殿させる．

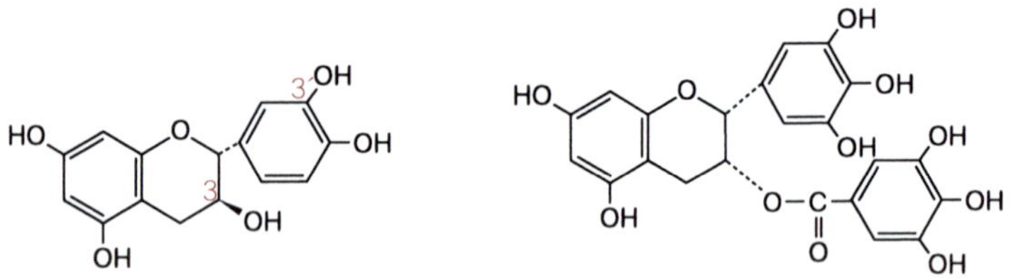

**ポルフィリン**
400 nm 付近の遠紫外線照射で赤色の蛍光を発する．たとえば，暗室で卵に紫外線を照射するときれいな赤色の蛍光を発するが，これもポルフィリンによるもので，卵が新鮮なほど蛍光は強く発せられる．このことから卵の鮮度測定に用いられる．

たくぎやミョウバンを添加するのは，このためである．

### iii) フラバノール類

フラバノールやロイコアントシアニジン骨格をもつ化合物は広義のフラボノイドであるが，タンニンとして扱われることが多い．

カテキン(図3.8)は果実，野菜，茶葉に多く含まれるフラバノールであり，3位の立体異性，3位の没食子酸によるエステル化の有無，3′位のヒドロキシ基の有無などにより多くの種類が存在する．かき(柿)や茶の渋味成分であり，無色であるが，ポリフェノールオキシダーゼの基質として褐変に関与する．

**図3.8 カテキンの構造**

### (c) ポルフィリン系色素

ポルフィリンは4個のピロールがメチン基(-CH=)で結合した環状の化合物の総称で，紫外～可視波長領域に強い吸収をもつ赤色色素である．クロロフィル，ヘム色素の基本骨格として，生物にとってきわめて重要な成分であると同時に，食品の色素成分としても重要である．

### i) クロロフィル色素

クロロフィルは，植物の光合成で光エネルギーを捕らえるという重要な機能を果たしているポルフィリン系の緑色色素で，金属イオンとしてマグネシウムをもっている．クロロフィルの各種条件による構造変化と，それにともなう色の変化を図3.9に示す．クロロフィルには，クロロフィル$a$，クロロフィル$b$などがあるが，いずれもフィトールをもつため脂溶性である．クロロフィルは酸性では容易にマグネシウムが離脱し，黄変する．グリンピースの缶詰などではマグネシウムを銅や鉄に置換して緑色を安定化させている(銅クロロフィル，鉄クロロフィル)．また組織が傷むとクロロフィラーゼにより脱フィトールさ

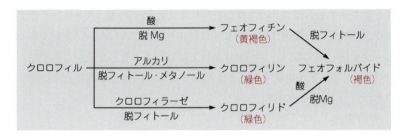

**図 3.9　クロロフィルの構造と色の変化**

れ，クロロフィリドとなる．クロロフィリドは水溶性でクロロフィルより脱マグネシウムされやすく黄変する．クロロフィルが脱フィトール，脱マグネシウムされた**フェオフォルバイド**は光過敏症の原因物質である．

**ⅱ）ヘム色素**

ヘムはポルフィリン環に鉄が配位した構造をもつ．食肉の肉色素や血色素の赤色はそれぞれヘムをもった**ミオグロビン**と**ヘモグロビン**というタンパク質に起因する．

食肉中にはヘモグロビンも存在するが，その量はミオグロビンの約5分の1であり，食肉の色はミオグロビンによると考えてよい．図3.10に，ミオグロビンの色調変化をまとめた．

新鮮な生肉は，**還元型ミオグロビン**（ポルフィリン内の鉄は2価）による暗赤色を呈する．これを空気に触れさせると，酸素化されて**オキシミオグロビン**となり，明るい赤色を呈するようになる．さらに空気中に長く放置したり酸化剤を作用させると，酸化され**メトミオグロビン**（ポルフィリン内の鉄は3価）となり赤褐色を示すようになる．生肉を加熱すると，この変化と同時にタンパク質部分が変性して**変性グロビンヘミクローム**となり灰褐色になる．ハム・ソーセージ，ベーコンなどの塩漬け肉において，この灰褐色化を防ぐため塩漬け時に発色剤として硝酸塩や亜硝酸塩，発色助剤としてアスコルビン酸を加えることが

### PlusOne Point

**ミオグロビンとヘモグロビン**
ミオグロビンは分子量17,500のモノマーに一つのヘムが結合し，ヘモグロビンは分子量64,500のテトラマーで各サブユニットあたり一つのヘムが結合している．ヘモグロビンが肺から運んできた酸素を，組織中のミオグロビンが受け取って貯蔵している．

### PlusOne Point

酸化と酸素化の違いに注意！

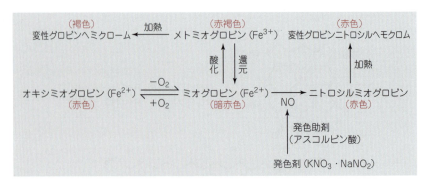

図3.10　ミオグロビンの色調変化

ある．これは一酸化窒素を生じさせ，ミオグロビンに結合させることにより安定な鮮赤色を示す**ニトロシルミオグロビン**にするためである．ニトロソミオグロビンが加熱変性した**変性グロビンニトロシルヘモクロル**は赤色で安定である．

最近，亜硝酸と第二級アミンが酸性条件で反応すると強力な発がん物質である***N*-ニトロソアミン**が生成することが明らかとなり，発色処理をしない加工肉も作られている（6.2節参照）．

**（d）色の変化**

りんごは，皮をむくと褐色になっていく．また，糖類などを加熱していくと褐色になる．このように食品の色が何らかの処理によって変化することは，よく経験することである．褐変には酵素的褐変と非酵素的褐変があるが，これらについては6.6節で述べる．

**（e）食品添加物と色**

食品選択の基準の一つに色がある．そこで，食品のもっている自然の色ばかりでなく，食品のおいしさを引き出し，生活に充実感を与えるため，人工的に食品の色を制御している．添加物の目的は，着色，発色，および漂白である．

**ⅰ）着色剤**

着色目的に用いられるものは，天然系と合成系とに分類される．天然着色料には植物性および鉱物性のものがあり，成分規格が定められていない．化学合成着色料は石炭タールを原料にしてつくられ，食品衛生法によって成分規格が定められており，いずれも使用基準が決められている（表3.7）．**食用タール色素**ともよばれる．

**ⅱ）発色剤**

発色を目的とした添加物には，**亜硝酸ナトリウム**や**硝酸カリウム**がある．いずれもハムやソーセージ，たらこ，すじこなどに用いられるが，発色剤自身に色はない．亜硝酸ナトリウムの還元で生じる一酸化窒素は血色素や肉色素が酸化され褐色になることを防止する．硝酸カリウムは原料肉中の硝酸還元酵素によって亜硝酸塩となり，前者と同様の働きをする（6.2節参照）．

表3.7　おもな化学合成着色料

| 色素名<br>(化学構造) | 用途 | 性質 | 1日摂取許容量<br>(mg/kg体重) |
|---|---|---|---|
| 赤色2号<br>(モノアゾ系) | 冷菓, ゼリー<br>ようかん, 清涼飲料 | 耐光, 耐酸<br>酸化・還元に弱い | 0.5 |
| 赤色3号<br>(キサンテン系) | 焼き菓子, 生菓子<br>かまぼこ | 耐熱, 紫外線に<br>不安定 | 0.1 |
| 赤色40号<br>(モノアゾ系) | 清涼飲料, 冷菓<br>キャンデー, 漬けもの | 耐光, 耐熱, 耐酸 | 7 |
| 赤色102号<br>(モノアゾ系) | ゼリー, キャンデー<br>ジャム, ケーキ | 耐光, 耐熱, 耐酸<br>還元作用に不安定 | 4 |
| 赤色106号<br>(キサンテン系) | ゼリー, でんぶ<br>キャンデー, 漬けもの | 耐熱, 耐光, 耐塩<br>還元作用に安定 | |
| 黄色4号<br>(モノアゾ系) | 清涼飲料, ゼリー<br>漬けもの, 冷菓 | 耐光, 耐熱, 耐酸<br>還元作用に不安定 | 7.5 |
| 黄色5号<br>(モノアゾ系) | 清涼飲料, ゼリー<br>漬けもの, 冷菓 | 耐光, 耐熱, 耐酸<br>還元作用に不安定 | 2.5 |
| 青色1号<br>(トリフェニル<br>メタン系) | 清涼飲料, ゼリー<br>漬けもの, 冷菓 | 耐熱, 耐光, 耐塩<br>還元作用に安定<br>染着力は強くない | 12.5 |

赤色106号

黄色4号

### iii) 漂白剤

漂白目的の添加物には酸化漂白剤と還元漂白剤とがある．前者の例として，**亜塩素酸ナトリウム**や**過酸化水素**，後者の例として**亜硫酸ナトリウム**や**次亜硫酸ナトリウム**，**ピロ亜硫酸ナトリウム**がある．

## 3.2　食品中の有害物質

食品は栄養素や非栄養素を含むが，ときには有害物質を含むことがある．有害物質は，栄養素を阻害する反栄養素と，生体の代謝機構を阻害する毒物とに分けることができる．また，食品中の有害物質には，その起源が動物，植物，微生物由来のものがあり，その作用機構もさまざまである．なお，食品の加工中や保存中に生じた有害物質についてはそれぞれの項で述べられる．

### （1）植物中の有害物質

植物中に含まれる有害物質としては，タンパク質性のもの，アルカロイド，配糖体などがある．

#### （a）タンパク質性有害物

ほとんどの穀物および豆類には，タンパク質性のタンパク質分解酵素阻害剤（プロテアーゼインヒビター）が含まれている．とくに，トリプシンを阻害する**トリプシンインヒビター**が広く分布している．インヒビターは，トリプシンの活性中心に結合してその活性を阻害する．**レクチン**は，豆類に含まれる糖結合性タンパク質であり，ヘマグルチニン，フィトヘマグルチニン，アグルチニンともいわれる．赤血球を凝集する作用があり，成長阻害や致死作用がある．**リシン**（ricin）はヒマ種子に含まれ，糖タンパク質である．そのA鎖はリボソームを不活性化する酵素作用をもっており，タンパク質合成を阻害する．タンパ

アミノ酸のリシン
lysineと表記される．

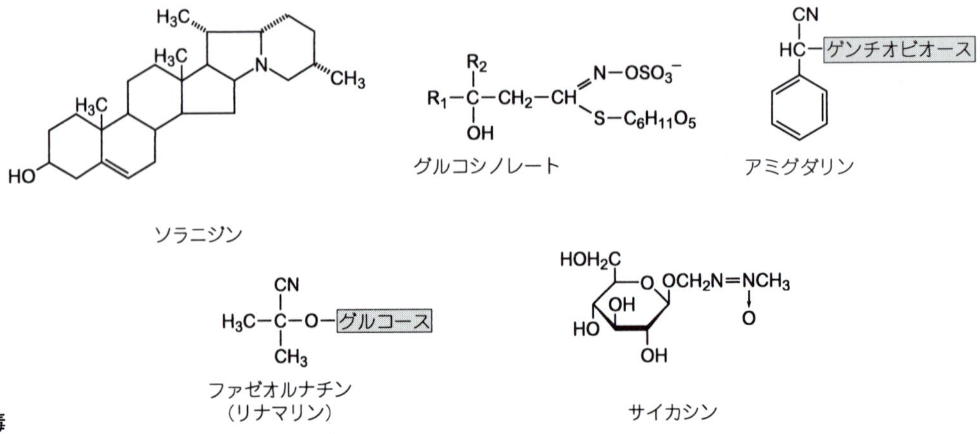

図 3.11　植物の毒

ク質性の有害物質の多くは熱によって変性して活性を失うので，それを含む食品を摂取するときには加熱調理するとよい．

**（b）アルカロイド**

じゃがいもには**ソラニン**と**チャコニン**が含まれている．ソラニンは，**ソラニジン**（図 3.11）をアグリコンとするステロイド系アルカロイド配糖体である．発芽部分と表皮のすぐ下の部分に多く含まれている．また，じゃがいもを傷つけるとその部分にソラニンやチャコニンが生成される．これらはコリンエステラーゼを阻害し，嘔吐，下痢，舌の硬直などの中毒症状を引き起こす．発芽部位，緑色部位，および皮を除いて調理する必要がある．発芽を抑えるために，放射線（$\gamma$ 線，コバルト 60）の照射が許可されている．

**（c）配糖体**

キャベツ，なたねには含硫配糖体である**グルコシノレート**（図 3.11）が存在し，これがミロシナーゼで加水分解されると甲状腺腫（goiter）を起こす物質**ゴイトリン**が生じる．

アーモンドやあんずなどのバラ科植物の種子には**アミグダリン**（図 3.11），リマ豆やバター豆などの豆類やキャッサバには**ファゼオルナチン**（リナマリン）（図 3.11）というシアン配糖体が存在している．これらは腸内細菌の $\beta$-グルコシダーゼによって加水分解され**青酸**（**シアン化水素**，HCN）を生成する．

ソテツの種子や幹には**サイカシン**（図 3.11）という配糖体が存在している．サイカシンは $\beta$-グルコシダーゼによって**メチルアゾキシメタノール**を生成し，発がん性をもつようになる．

**（d）その他**

ほうれんそうは，**シュウ酸**を多く含んでいる．シュウ酸は体内でカルシウムや鉄と結合して，カルシウム欠乏を導いたり，結石をつくったりする．ほうれんそうをゆでて，十分に水にさらすことによって除くことができる．

### （2）動物中の有害物質

糖タンパク質である**オボムコイド**は，卵白タンパク質の約10%を占め，トリプシンを阻害する．また，**アビジン**も卵白タンパク質の約0.05%を占め，ビオチンと結合してその活性を阻害する．

**チアミンピリジニラーゼ**（チアミナーゼI）は，アノイリナーゼともよばれ，淡水魚や貝類の内臓に存在している．チアミンのピリミジン部分を塩基に転移して，チアミン（ビタミン$B_1$）を分解する．

**テトロドトキシン**は，よく知られたふぐの毒である．ふぐだけでなく，つむぎはぜ，いもり，かになどにも含まれ，その致死量は約2 mgと推定されており，低分子自然毒のうちでは最も強いものである．テトロドトキシンは海洋細菌によって生産され，食物連鎖によってふぐの肝臓に蓄積され，体液によって卵巣や皮膚に運ばれる．したがって，ふぐ毒の含量は個体差，地域差，および季節的変動が認められる．

ホタテガイやムラサキガイ，アサリなどの貝類も麻痺性貝毒や下痢性貝毒を蓄積することがある．**麻痺性貝毒**にはさまざまな化合物が知られており，最初に構造決定されたものは，**サキシトキシン**である．毒は主として二枚貝の中腸腺に分布している．**下痢性貝毒**はその名の通り下痢を起こさせるもので，原因物質は**オカダ酸**，**ディノフィシストキシン**，**ペクテノトキシン**である．これらの毒も二枚貝の中腸腺に分布している．**ドウモイ酸**は最近明らかになった貝毒で，中枢神経の興奮性神経伝達物質を刺激し，胃腸や神経障害を引き起こす．

### （3）微生物由来の毒

かびの毒はマイコトキシンと総称される．1960年イギリスで七面鳥の飼料として用いられたピーナッツミールがアスペルギルス・フラバスというかびに汚染され，中毒事件が発生したことから**アフラトキシン**が見つけられた．アフラトキシンには10種類以上の同族体が知られており，強い発がん性がある．ナッツ類はタンパク質や脂肪などを多く含み，かびによる汚染を受けやすい．

きのこには，毒を含むものが多い．クサウラベニタケやシロトマヤタケには，**ムスカリン**とよばれる第四級アンモニウム化合物が見いだされている．コリン作動性神経に作用して血圧低下や錯乱，幻覚を引き起こす．ベニテングタケから分離された**イボテン酸**は強い呈味性物質であるが毒性をもつ．

細菌による毒素としてはブドウ球菌の**エンテロトキシン**，強力な神経毒である**ボツリヌス毒素**，O157に代表される腸管出血性大腸菌の**ベロ毒素**がある．

### （4）アレルゲン

生体にとって異物が侵入してくると，多くの場合マクロファージに取り込まれ，分解処理される．その結果，リンパ球が反応しやすい抗原がつくられる．その後，いろいろな過程を経て，その抗原に特異的な抗体がつくりだされ，つくられた抗体は全身に運ばれ，抗原と結合して，白血球の食作用を助ける．このようにして，結局，異物は不活性化されることになる．抗体はグロブリンに

---

**テトロドトキシン**
Naチャンネルのタンパク質に結合し，刺激の伝達中断や麻痺を起こす．ふぐ自身がこのテトロドトキシンに中毒しないのは，Naチャンネルタンパク質への親和性がヒトよりもはるかに小さいからであろう．

### PlusOne Point

**貝毒**
貝類の毒性物質は，海洋プランクトンや海洋細菌によって生産され，二枚貝が捕食する．貝組織内に毒性物質が蓄積し，濃縮され，新たな海洋細菌によって構造が変換され，貝毒となる．

アフラトキシン$B_1$

ムスカリン

イボテン酸

# 3章 食品中の嗜好・有害成分

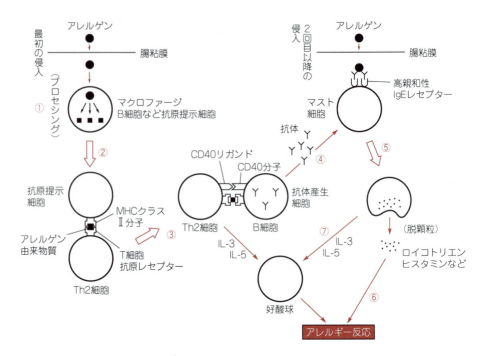

**図 3.12 I 型アレルギー発症の機序の概略**
① アレルゲンはマクロファージや B 細胞など抗原提示細胞に取り込まれると，そこで分解され，生じた一部が MHC クラス II 分子と結合して細胞表面に移行する．すると② T 細胞抗原レセプターが接触することができるようになり，T 細胞は活性化される．I 型アレルギー発症にはさまざまな T 細胞のうち，Th2 細胞が関与していると考えられている．Th2 細胞は CD40 リガンドを通じて B 細胞表面の CD40 分子と結合し，B 細胞を抗体産生細胞に変化させる．このとき，B 細胞表面では同時にアレルゲンが抗原レセプターに結合している．その結果，③ B 細胞は免疫グロブリンを産生する．④ I 型アレルギーでは IgE が産生され，マスト細胞表面のレセプターに結合すると，⑤ マスト細胞はロイコトリエンやヒスタミン，トロンボキサンなどを細胞外に放出する．これらは⑥ 直接アレルギーを引き起こしたり，また，⑦ 好酸球を活性化してアレルギーを引き起こす．アレルギー発症の型としては I～IV 型があり，上の図は I 型の場合を示している．

## PlusOne Point

### アレルギー

1906 年オーストリアの小児科医 C. von Pirquet によって提唱されたことばで，その語源はギリシャ語である．「変化した」という意味の $\alpha\lambda\lambda o\sigma$（アロス，allos）と，「作用」という意味の $\varepsilon\rho\gamma o$（エルゴ，ergo）から合成された述語で，一度接触したことのある物質に再び接触すると，生体が以前とは違った反応をするという意味である．

属するタンパク質（免疫グロブリン）で，異物を特異的に認識する．したがって異物の種類だけ抗体の種類も存在することになる．これが**免疫反応**である．

免疫反応は生体を保護する方向に働くが，逆に生体に対して障害を与える状態を**アレルギー反応**とよぶ．したがって，アレルギーの定義は「免疫反応が過剰に働いた結果，生体に不利益をもたらす現象」ということになる．アレルギーは基本的には免疫反応の変形であるから，生体に存在しないものすべてが原因物質（**アレルゲン**）となる可能性がある．

近年，アレルギー症状で悩む人が増えてきている．その原因として，生活様式の変化や環境の悪化が考えられ，食物を摂取することによってもアレルギー症状を呈することがある．図 3.12 に食物アレルギーの発症機序を概説した．

アレルギーを起こしやすい食品としては，成人ではさば，まぐろ，卵，小麦など，小児では卵，牛乳，大豆がある．これら以外に米，そば，ピーナッツ，かに，かつお，肉類が食物アレルゲンとして知られている．現在知られている

## 化合物の名前の意味は？

われわれのまわりには1,000万種以上の化合物があり，構造が決定されているものもある．では，化合物はどのように命名されているのだろうか．化合物の名前は，国際純正および応用化学連合（IUPAC）の委員会で英語によって決められている．有機化合物名は，接頭語，母体化合物名，接尾語からなっている．接頭語は，特性基およびその位置と数を，接尾語は，主基または母体化合物の不飽和度を表している．

香り成分の項では，ずいぶん多くの化合物の名前が出てきた．その一つであるメロンの香りを例にして説明しよう．メロンの香りは，図3.3にあるように3,6-ノナジエナールである．この化合物の母体はノナンという直鎖飽和炭化水素である．ノナは9を表すギリシャ語で，ジは2を表すギリシャ語である．エナールは「エン」と「アール」からなっている．エンは二重結合を表し，アールは—CHO（アルデヒド）を表す接尾語である．だから，ジエナールは二つの二重結合をもったアルデヒドということになる．数字の3と6は二重結合の位置を表す．ここまでで，3位と6位に二重結合をもった炭素数九つのアルデヒドとわかる．

なお，古くから知られている化合物では通俗名も認められている．それらについては覚えるよりほかはない．

おもな接尾語

-al（-CHO）アルデヒド，-one（-C＝O）ケトン，-ol（-OH）アルコール，-thiol（-SH）チオール，-amine（-NH$_2$）アミン，-imine（＝NH）イミン

ほかに-ate（エイト）は塩またはエステルを，-oid（オイド）は類を，-ose（オース）は糖を，-ase（アーゼ）は酵素を表す．

---

食物アレルゲンの大部分はタンパク質で，その同定も進んでいる．アレルゲンとして働くには，分子量が10,000から70,000の範囲にあることが必要であるとされている．大豆では2Sグロブリン画分に，卵ではオボムコイド，オボアルブミンに，牛乳では$\beta$-ラクトグロブリンや$\alpha_{s1}$-カゼインに強いアレルゲン活性が認められている．

# 練 習 問 題

次の文を読み，正しいものには○，誤っているものには×をつけなさい．

(1) 基本味とは，それを感知する受容体と，その味質を伝達する単一の味神経線維が存在し，他の味の組合せではできない味である．
(2) 五原味は，甘味，酸味，辛味，塩味，うま味からなっている．
(3) うま味は日本人の食生活から生み出されたものであり，イノシン酸はかつおから見いだされた． → p.95
(4) $\alpha$-グルコース，$\beta$-フルクトース，$\alpha$-マルトース，$\beta$-ラクトースのどれよりもスクロースのほうが甘味度が大きい．
(5) 石焼きいも特有の甘味は，含まれる$\beta$-アミラーゼがゆっくりとした加熱によって酵素作用を発現することによるものである． → p.92
(6) 食品に添加されている糖アルコールのなかではエリトリトールがもっとも甘い．
(7) 甘味料は糖質や糖アルコールで，高分子のどのようなタンパク質も甘味をもたない．

(8) アスパルテームは，アスパラギン酸とフェニルアラニンという二つのアミノ酸からなるジペプチドのメチルエステルで，体内では消化・吸収され，代謝される．

(9) 酸味は水素イオンの刺激効果によるものであるから，酸の種類が変わっても味質は変わらない．

(10) 塩味の主要因はナトリウムイオンであり，対になっている陰イオンの違いがあっても味の強さは変わらない．

(11) 基本味のなかで，もっとも少量で感じるのは苦味である．

p.94 ← (12) ビールの苦味成分は，ホップ中に含まれているイソフムロンがフムロンに異性化したことによる．

(13) 茶のうま味成分はテアフラビンによるものであり，清酒のそれはコハク酸によるものである．

(14) うま味の大きな特徴は，相乗効果が認められることである．

(15) 辛味物質は，硫黄原子を含むものと含まないものとに大別される．辛子，わさび，たまねぎなど辛味物質はイソチオシアネート類やスルフィド類であって，名前の通り硫黄原子を含んでいる．

(16) 渋味物質の代表はカテキン類である．カテキンはフラボノイドの一種である．

(17) ミラクルフルーツに含まれているミラクリンという脂質は味覚修飾物質として知られている．

(18) アリインをアリシンにかえる酵素はシステインスルホキシドリアーゼである．

(19) 多くの辛味物質は抗酸化活性をもっている．

(20) 香り物質のいくつかはリノレン酸やリノール酸から生合成されるアルコールやアルデヒドで，分子内に二重結合をもっているものが多い．

p.99 ← (21) カロテノイドは，炭化水素化合物のカロテン類と，末端炭素骨格にヒドロキシ基，カルボキシ基，エポキシ基などの形で酸素をもつキサントフィル類とに分類される．

(22) pH 変化で色調の変化するアントシアニン色素は，構造的にはフラボノイド色素よりもカロテノイド色素に似ている．

(23) 強い抗酸化活性をもつケルセチンやルチンはフラボノールである．

(24) ポルフィリン骨格にマグネシウムが結合したものがヘムで，鉄が結合したものがクロロフィルである．

(25) じゃがいもの発芽部分に含まれるソラニンやチャコニンは加熱処理で無毒化されるので，調理時には除かなくてもよい．

(26) アーモンドや豆に含まれるシアン配糖体はヒトの加水分解酵素で腸内にシアンを生成するようになる．

(27) ビタミン $B_1$ を分解するチアミンピリジニラーゼは，アノイリナーゼとは異なるものである．

(28) 魚介類の毒性物質は食物連鎖によって体内に蓄積され，濃縮されたものであることが多い．

(29) アスペルギルス・フラバスの生産するアフラトキシンは，10種類以上の同族体が知られており，強い発がん性をもっている．

# 4 食品の栄養価

　ある食品が特定の栄養素を高濃度に含むとき，しばしばその食品は栄養価が高いという．しかし食品中の栄養素は消化・吸収・代謝の過程でさまざまな損失を受けるため，栄養素の含有量と機能の大きさは必ずしも一致していない．したがって食品の栄養価は，化学分析値である栄養素含有量だけではなく，栄養素の質的な良否，すなわち消化吸収率と吸収後の代謝変換率の両者を加味した栄養素の有効性（availability）によっても決定される．

　この章では食品を食べる側，すなわちヒトの立場から見てみよう．

## 4.1 栄養素の有効性に影響を及ぼす要因

　食品中の栄養素の消化吸収率と代謝変換率に影響を及ぼす要因は，① ヒトに関連する要因，② 栄養素の化学形態に関連する要因，③ 食品中の共存成分に関連する要因，の三つに大別できる．

### （1）ヒトに関連する要因

　同じ種類の食品を摂取しても，個人によって栄養素の有効性は異なる．たとえば栄養素の吸収率は，成長期，妊娠・授乳期のように，その栄養素の生理的要求量が高まっているときに上昇する．また長年にわたる食習慣が，消化に関わる酵素や栄養素の体内での代謝に関わる酵素の活性を増減させることがある．

### （2）栄養素の化学形態に関連する要因

　食品中の栄養素の化学形態は一様でない．たとえば，デンプン中のグルコースの結合様式は食品ごとに異なる．また，タンパク質を構成するアミノ酸の組合せは無数である．脂肪を構成する脂肪酸の種類も食品ごとに異なる．これらの化学形態の違いは，栄養素の消化吸収や代謝変換に大きく影響する．またビタミンや無機質でも食品中の化学形態は，その有効性に深く関わっている．

### （3）共存成分に関連する要因

　食品中の共存成分が栄養素の消化吸収や代謝変換に影響することは多い．有効性が低下する例として，豆類中のプロテアーゼインヒビターがあり，上昇させる例としては，ビタミンCなど還元性物質の共存による鉄吸収率の上昇な

**PlusOne Point**

**栄養素の
バイオアベイラビリティ**

栄養素の有効性をバイオアベイラビリティ（bioavailability：生物学的有効性）とよぶことがある．ところが薬学や毒性学の分野においては，経口投与した化学物質の吸収率をバイオアベイラビリティと呼んでいる．食品学・栄養学では，ビタミンA，ナイアシン，鉄，多価不飽和脂肪酸などのように，構造が異なっていても機能が同じであれば一つの栄養素としてまとめ，必要に応じて「有効性」という物差しを用いて比較するが，薬学や毒性学では，構造が異なれば別の薬物・毒物として扱うためであろう．ビタミンAのレチノール活性当量やナイアシンのナイアシン当量は「有効性」を示す単位といえる．

**PlusOne Point**

**食品中の
プロテアーゼインヒビター**

大豆のアミノ酸価は100に近い．しかし，実際に成長期の実験動物にあまり加熱していない脱脂大豆を与えて飼育しても，十分な成長は認められない．これは，消化液中のプロテアーゼの活性を阻害する物質が大豆に含まれているためである．これは豆類など多くの植物性食品に存在しており，ほとんどがタンパク質なので，十分に加熱すれば阻害作用がなくなる．実際の食生活では，あまり問題にならないが，豆類は生で食べないことである．

どがある．また無機質では，消化吸収時だけではなく，吸収後の体内においてもさまざまな無機質間相互作用が生じる．

## 4.2 食品のエネルギー換算

20世紀はじめにアトウォーター(Atwater)は，食品のエネルギー含有量を算定するために，実験的燃焼値とアメリカ人が日常とっている食品の平均的な消化吸収率をもとにタンパク質，炭水化物，脂質の生理的燃焼値としてそれぞれ4，4および9 kcal/gを提唱した．この数値(アトウォーター係数)は，食品のエネルギー換算が簡単に行えるため広く用いられてきた．同じ質量でも脂質は炭水化物，タンパク質に比べて2倍以上多くエネルギーを含むことに注意すべきである．

現在，わが国では，食品のエネルギー量を三大熱量素であるタンパク質，脂質，利用可能炭水化物由来のものに，食物繊維，糖アルコール，有機酸，アルコールに由来するエネルギー量を加えて算出している．また，三大熱量素の換算係数として，タンパク質については，アミノ酸組成によるタンパク質量に4 kcal/g，脂質については，脂肪酸のトリアシルグリセロール当量に9 kcal/g，利用可能炭水化物については，実測による単糖当量であれば3.75 kcal/g，差引き法による量であれば4 kcal/gを用いている(第9章参照)．

## 4.3 タンパク質の栄養効果

食品タンパク質の質的な良否(有効性)はタンパク質の栄養価と表現され，化学的，および生物学的方法によって定量的に示される．

### (1) 化学的評価法

栄養価が高いタンパク質は，ヒトが要求するアミノ酸を過不足なく供給する．そこでタンパク質を構成するアミノ酸のなかで，2.2節で述べた9種の必須アミノ酸に着目し，食品タンパク質の必須アミノ酸組成と理想的な必須アミノ酸組成を比較して栄養価を判定するのが化学的評価法である．判定結果は一般に化学価(化学スコア：chemical score)という．

#### (a) アミノ酸価

化学価のなかでもっとも一般的なのは，アミノ酸価(アミノ酸スコア：amino acid score)である．アミノ酸価はFAOなどが定めたアミノ酸評点パターンと食品タンパク質のアミノ酸組成を比較して算定する．表4.2に代表的な食品タンパク質のアミノ酸価を示した．アミノ酸価でみると，動物性タンパク質は植物性タンパク質より栄養価が高い．なお，アミノ酸価は比較に用いるアミノ酸評点パターンが変われば異なる値となる．

---

**「糖質」と「炭水化物」**
4章では「糖質」と「炭水化物」の用語を，食事摂取基準および食品表示基準の定義(p.39参照)により使用する．

**アトウォーター係数**
タンパク質，糖質，脂質を実際に燃やしたときに発生するエネルギー量を物理的燃焼値といい，それぞれ平均5.65，4.10，9.45 kcal/gである．アメリカ人の平均的な消化吸収率はそれぞれ約92，98，95％である．さらに糖質と脂質は体内で完全燃焼し$CO_2$と$H_2O$になるが，タンパク質は尿素，クレアチニンなどのように，まだエネルギーを含有した形で体外に排泄される(1.25 kcal/g)．アトウォーターらはこれらの値からアトウォーター係数を提唱した．

**FAO**
Food Agriculture Organization (国際連合食糧農業機関)

**WHO**
World Health Organization (世界保健機関)．

表 4.2　おもな食品に含まれるタンパク質のアミノ酸価

| 食　品 | アミノ酸価 | 第一制限アミノ酸 | 食　品 | アミノ酸価 | 第一制限アミノ酸 |
|---|---|---|---|---|---|
| 鶏卵 | 100 | − | 玄米 | 71 | リシン |
| 牛乳 | 100 | − | 精白米 | 63 | リシン |
| 牛肉 | 100 | − | 食パン | 32 | リシン |
| 豚肉 | 100 | − | そば粉 | 100 | − |
| 鶏肉 | 100 | − | 生とうもろこし | 49 | リシン |
| いわし | 100 | − | コーンフレーク | 15 | リシン |
| あじ | 100 | − | 大豆 | 100 | − |
| まぐろ | 100 | − | えんどう | 91 | 含硫アミノ酸 |
| いか | 81 | バリン | いんげんまめ | 92 | 含硫アミノ酸 |
| くるまえび | 87 | バリン | きゅうり | 68 | 含硫アミノ酸 |
| プロセスチーズ | 100 | − | トマト | 54 | ロイシン |

2007年にFAO/WHO/UNUから報告された乳児に対するアミノ酸評点パターンと日本食品標準成分表2015年版（七訂）アミノ酸成分表編より計算した．アミノ酸価＝（食品タンパク質の第一制限アミノ酸含量）÷（該当するアミノ酸のアミノ酸評点パターンでの数値）×100である．

UNU
United Nation University（国連大学）

制限アミノ酸
食品タンパク質の必須アミノ酸のなかで，理想的な必須アミノ酸組成と比較して含有量が少ないアミノ酸を制限アミノ酸という．そのなかでも最小の比を示すものを第一制限アミノ酸という．

**（b）アミノ酸の補足効果**

一般に穀類のタンパク質では，含硫アミノ酸含有量は多いが，リシンとトレオニンが不足している．逆に豆類のタンパク質では，含硫アミノ酸は不足しているが，リシンとトレオニンは豊富である．このため両者を同時に摂取すると，それぞれに不足している必須アミノ酸を補うことができる．これを補足効果という．アミノ酸価は単一の食品タンパク質だけでなく，複数の食品を組み合わせた場合にも計算が可能であり，日常の食事や新たに開発された食品のタンパク質の栄養価を求める場合にも活用できる．

**（2）生物学的評価法**

化学的評価法はタンパク質の消化吸収率と代謝変換率を100％としているが，現実にはこれらは100％ではない．したがって厳密な栄養価の判定には，ヒトや実験動物に対する栄養効果に基づく生物学的評価法を用いる．

**（a）タンパク質効率**

食品タンパク質を含む飼料を動物に与え，体重増加量(g)を摂取タンパク質量(g)あたりで示すのが，タンパク質効率(PER：protein efficiency ratio)である．成長期のラット（白ネズミ）を用い，飼料中タンパク質濃度を10％として4週間飼育するのが原則である．3.5以上をきわめて良質，3.0〜3.5を良質，2.0〜3.0をふつう，2.0未満を劣質のタンパク質と判定する．全卵3.9，牛乳3.1，大豆2.3，小麦1.5などの数値が知られている．

**（b）窒素出納試験に基づく評価法**

栄養素の摂取量と糞・尿への排泄量の差し引きを検討することを出納試験（balance study）といい，タンパク質では窒素含量を測定するので窒素出納試験とよぶ．

ⅰ）生物価（BV）

吸収窒素量に対する保留窒素量の百分率をさす．栄養価の高いタンパク質は消化吸収後，体タンパク質に効率よく取り込まれるので**生物価**（BV：biological value）は大きい．ほとんどの食品タンパク質のBVは60〜85となる．

ⅱ）正味タンパク質利用率（NPU）

摂取窒素量に対する保留窒素量の百分率をさす．**正味タンパク質利用率**（NPU：net protein utilization）はBVに消化吸収率を加味しているので，BVに比較してNPUが小さい食品タンパク質は消化吸収率が低いといえる．

## 4.4　炭水化物の栄養効果

### （1）糖質の消化吸収率

#### （a）単糖の栄養価

成長期の動物に一定期間異なる糖質を含む飼料を与え，体重増加量を指標にして糖質の栄養価を評価することができる．つまり栄養価の低い糖質ほどエネルギー変換効率が低く，それを補うためにタンパク質がエネルギーとして消費されるので体重増加量が小さくなる．この方法で比較すると，単糖の栄養価ではグルコースとフルクトースはほぼ同じであるが，ガラクトースとマンノースはやや低い．ガラクトースは体内での代謝速度が遅いこと，マンノースは小腸での吸収速度が遅いことが栄養価の低い理由である．

#### （b）デンプンの消化率

生デンプン（β-デンプン）の消化率を比較すると，じゃがいもデンプンの消化率は約20％にすぎず，米やとうもろこしデンプンに比較してはるかに低い．しかし，ヒトは調理や食品加工の過程で水浸・加熱を行い，十分に糊化（α化）したデンプンを摂取している．つまり生では消化率の低いじゃがいもデンプンでも，現実にはα化したものを摂取しているのでほぼ完全に消化される．

アミロペクチンはアミロースよりも消化速度が高い．たとえば，もちは白飯よりも消化が速い．しかしこれは消化速度の差であり，ヒトの消化管内での最終的な消化率に差はない．つまりアミロースでも十分にα化していれば，ほぼ完全に消化される．

#### （c）乳糖不耐症

ラクトース（乳糖）を分解するラクターゼの分泌は乳児期には最大で，成長するにしたがって低下する．このため成人ではラクトースを十分に消化できない場合がある．ラクトースを分解できないために，牛乳を飲むと下痢を起こす症状を**乳糖不耐症**という．乳糖不耐症防止のためにラクトースを分解した乳製品が開発・販売されている（6章参照）．

### （2）食物繊維の溶解性と機能

**食物繊維**（p.214，p.222参照）はエネルギーには変換されないが，①肥満防止，②血清コレステロール濃度の上昇抑制，③血糖濃度の上昇抑制，④大腸

---

**PlusOne Point**

**マンノースの吸収と代謝**

マンノースは解糖系中間体に変換されて解糖系に入りエネルギー源として利用されるが，吸収速度がグルコースの約5分の1（ネズミの場合）であるため，エネルギー源としての栄養価が低いと考えられてきた．しかし最近の研究では，マンノースは，速度は遅くても最終的には100％近く吸収されるが，一部が糖タンパク質の糖鎖合成に利用されるだけで，解糖系にはほとんど入らず速やかに排泄されることが明らかにされている．

がん発生抑制などの機能をもつ．このため近年では生活習慣病（成人病）予防の観点から，食物繊維含有量の高い食品を重視する傾向がある．

　食物繊維には水溶性のものと不溶性のものがあり，その機能には差がある．セルロースやキチンのような不溶性食物繊維が含まれている食物をとると，そしゃく回数が増える．この結果，だ液や胃液の分泌が促進されて食塊は大きくなり，満腹感が得やすくなる．また大便量を増大させて排便を促進させ，発がん促進物質などの有害物質の腸内滞留時間を短縮させる．一方，ペクチン，マンナン，アルギン酸，カルボキシメチルセルロースなどの水溶性食物繊維は，胃で膨満して食塊の粘性と容積を増大させる．このため食物の胃内滞留時間は長くなり，食物の過剰摂取が防止される．この高い粘性はグルコースの吸収速度を低下させたり，コレステロールや胆汁酸などの吸収を抑制する．この結果，血糖値や血清コレステロール濃度の上昇は防止される．さらに水溶性食物繊維は，腸内細菌によって発酵を受けやすく，乳酸や低級脂肪酸が生成される．これらは腸内環境を弱酸性に保ち，アミン類などの発がん促進物質の生成を防止する．さらに低級脂肪酸は，体内において血清コレステロール濃度を低下させる．

> **生活習慣病**
> がん，高血圧症，糖尿病などはいつ発病したのかが不明で慢性に経過する．これらの疾患は多くの場合，その発症に日常の生活習慣が深く関わっている．このような発症に生活習慣が関わる疾患を生活習慣病とよんでいる．生活習慣病というのは特定の疾患を意味するのではなく，発症の仕組みに着目してつくられた用語である．慢性疾患の中には，生活習慣以外の要因であるウイルスや遺伝的素因などが発症に関わっている場合もある．「慢性疾患＝生活習慣病」ではないことに注意してほしい．

## 4.5　脂質の栄養効果

　かつては単にエネルギー源と考えられていた脂質であるが，現在では生活習慣病との関連において摂取にもっとも注意が必要な栄養素と考えられている．

　ここでは脂質，とくに食品として圧倒的に摂取量の多い油脂（脂肪），およびその構成成分である脂肪酸の栄養効果について考えてみる．

### （1）エネルギーとしての脂肪の栄養価

　エネルギー源としての脂肪には表4.3のように糖質にはない特徴がある．アトウォーターのエネルギー換算係数は9 kcal/gであり，糖質に比較してはるかに高い．これは図4.1のように炭素含量が多いためである．このため少量の摂取で大量のエネルギーを獲得でき，エネルギー要求量の大きい成長期，妊婦，授乳婦，スポーツ選手，肉体労働者などのエネルギー源として適している．

表4.3　エネルギー源としての脂肪の特徴

| | |
|---|---|
| 1. 高エネルギー | 約9 kcal/g |
| 2. 胃への負担が軽い | 等量のエネルギーを得るのに糖質よりも少量で足りる |
| 3. 満腹感の持続 | 胃での滞留時間が長い |
| 4. ビタミン$B_1$節約作用 | 脂肪酸の燃焼にはビタミン$B_1$が不要 |

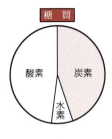

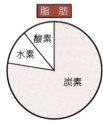

図 4.1
糖質と脂肪の平均元素組成

**イコサノイド**
アラキドン酸やイコサペンタエン酸などの高度不飽和脂肪酸にシクロオキシゲナーゼやリポキシゲナーゼが作用して生じる, プロスタグランジン, トロンボキサン, ロイコトリエンなどの一連の生理活性物質の総称.

**PlusOne Point**

**必須脂肪酸の範囲**
2.4節では,「体内で合成できないのはリノール酸と α-リノレン酸であるが, アラキドン酸も必須脂肪酸として扱われている」と記したが, アラキドン酸を必須脂肪酸に含めない場合もある. また, リノール酸と α-リノレン酸を「狭義の必須脂肪酸」と説明している場合もある. 一方, α-リノレン酸から生成するイコサペンタエン酸とドコサヘキサエン酸を必須脂肪酸として扱う場合もある. このように必須脂肪酸の範囲として, ①リノール酸と α-リノレン酸の 2 種, ②リノール酸, α-リノレン酸, アラキドン酸の 3 種, ③リノール酸, α-リノレン酸, アラキドン酸, イコサペンタエン酸, ドコサヘキサエン酸の 5 種, という三つの考え方があり, いずれも間違いではない.

エネルギー源としての脂肪の栄養価は, 糖質と同様に消化吸収率によって左右される. エネルギー換算係数で比較すると (9 章参照), 穀類などに含まれる脂肪の消化吸収率が動物性食品中の脂肪や油脂類に比較してやや低い. しかし穀類でも消化吸収率そのものは 90% 以上であり, ほとんどが消化吸収されるとみなせる.

現実の食生活において, 脂肪の消化吸収率に影響を与えるのは膵臓からの脂肪分解酵素や胆汁酸の分泌量であり, これには相当の個人差がある. 高脂肪食を与え続けた実験動物では脂肪分解酵素の分泌量は増加する. したがって高脂肪の食習慣のヒトほど脂肪の消化吸収率は大きい.

### (2) 脂肪酸の種類と機能

2.4 節で述べたように, ヒトを含む動物はリノール酸 (18:2 $n$-6) と α-リノレン酸 (18:3 $n$-3) を生合成できない. 体内でリノール酸はアラキドン酸 (20:4 $n$-6), α-リノレン酸はイコサペンタエン酸 (20:5 $n$-3, IPA) やドコサヘキサエン酸 (22:6 $n$-3, DHA) に変換される. これらの多価不飽和脂肪酸 (ポリエン酸) には表 4.4 に示す独特の栄養効果が存在する.

アラキドン酸と IPA は細胞膜を構成するリン脂質から遊離し, 表 4.4 にまとめたイコサノイドの前駆体としても利用される. かつては, アラキドン酸から生成するイコサノイド ($n$-6 系) の機能が IPA から生成するもの ($n$-3 系) よりも大きく, 重要であるとされてきた. しかし近年では, $n$-6 系と $n$-3 系は共通の酵素によって生成するため (図 4.2), 互いに生理作用を調節していることが明らかとなった. 両者のアンバランスは, 心筋梗塞や脳梗塞などの血栓性疾患, 大腸がんや乳がん, アレルギー疾患などの発症リスクを高める可能性が高い.

表 4.4 多価不飽和脂肪酸の栄養効果

1. 細胞膜成分であるリン脂質を構成する
2. 不足すると皮膚炎, 脱毛, 腎臓障害などの欠乏症を起こす
3. 不足すると肝臓のコレステロールの血中放出量が増加して血中コレステロール濃度が上昇し, 動脈硬化の原因となる
4. 下記の生理活性物質 (イコサノイド) に変換される

アラキドン酸 ($n$-6 系列) より生成するもの
    $PGE_2$ …………… 胃腸粘膜保護, 免疫抑制, 血管拡張, 子宮筋収縮
    $PGI_2$ …………… 血小板凝集抑制, 血管拡張, 気管支弛緩
    $TXA_2$ …………… 血小板凝集, 血管収縮, 気管支収縮
    $LTB_4$ …………… 白血球誘因
    $LTC_4$, $LTD_4$ …アナフィラキシー誘発, 炎症, 血管透過性亢進, 気管支収縮

イコサペンタエン酸 ($n$-3 系列) より生成するもの
    $PGI_3$ …………… $PGI_2$ と同様の作用
    $TXA_3$ …………… $TXA_2$ と同様の作用をするが効果は弱い
    $LTB_5$ …………… $LTB_4$ と同様の作用をするが効果は弱い
    $LTC_5$, $LTD_5$ …$LTC_4$, $LTD_4$ と同様の作用をするが効果は弱い

PG : プロスタグランジン, TX : トロンボキサン, LT : ロイコトリエン.

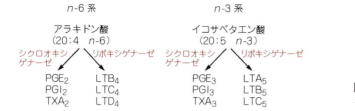

図 4.2 イコサノイドの生成

　脂肪を動物性，植物性，魚油に分けてその構成脂肪酸を比較すると，動物性ではパルミチン酸などの飽和脂肪酸やオレイン酸などの一価不飽和脂肪酸(モノエン酸)，植物性ではリノール酸に代表される $n$-6 系列，魚油では IPA，DHA に代表される $n$-3 系列のポリエン酸の割合が高い．ポリエン酸の機能に着目すれば，植物性脂肪や魚油は動物性脂肪よりもすぐれている．しかしポリエン酸は多くの二重結合をもつために酸化を受けやすく，生成した過酸化脂質により弊害の出る可能性がある．またポリエン酸の供給を植物性脂肪にのみ依存することは，リノール酸の過剰摂取によるイコサノイドのアンバランスにつながる．

　一方，飽和脂肪酸は血清コレステロール濃度を上昇させ，ポリエン酸は下げる．さらに近年ではモノエン酸もポリエン酸と同程度の低下作用があると指摘されている．血清コレステロール濃度の上昇は動脈硬化や血栓性疾患の発症リスクを高めるため，モノエン酸の機能に注目が集まっている．しかし，モノエン酸についても，多量の摂取は心筋梗塞などの冠動脈疾患や肥満のリスクを高める可能性がある．

　したがって，動物性脂肪，植物性脂肪，魚油をバランスよく摂取し，特定の脂肪酸を多量に摂取しないことが重要である．表 4.5 には「日本人の食事摂取基準 2015 年版(七訂)」に記載されている脂質の基準値をまとめた．

表 4.5 脂質の食事摂取基準

1. 脂肪エネルギー比率
　20～30%エネルギー(目標量)
2. 脂肪酸摂取量
　飽和脂肪酸：7%エネルギー以下(目標量)
　$n$-6 系脂肪酸：10 g/日(目安量)
　$n$-3 系脂肪酸：2.1 g/日(目安量)

「日本人の食事摂取基準 2015 年版(七訂)」における 30～49 歳男性に対する値．

**PlusOne Point**

**油で心筋梗塞を抑える**

イヌイットに心筋梗塞が少ないのは，彼らが $n$-3 系列の脂肪酸を多量に含むアザラシの肉を多く食べるためである．つまり，体脂肪の脂肪酸組成が $n$-3 に傾いていることに起因する．$TXA_2$ より血小板凝集作用の弱い $TXA_3$ の生合成量が増えるため，血が固まりにくいからである．わが国でも海岸地方で魚を多く食べる人たちの方が，内陸部の人たちに比べて心筋梗塞の発症率は低い．

## 4.6 ビタミンと無機質の有効性

食品中のビタミンと無機質の有効性を，タンパク質の栄養価のように数値化する試みがなされている．たとえば，ビタミン $B_1$ などのように容易に欠乏症を誘導できるものや，ビタミン $B_6$ や鉄などのように生化学的な指標が明らかなものでは，標準物質と比較すれば有効性を定量的に示すことができる．

### (1) 脂溶性ビタミンの有効性

#### (a) 化学形態と活性

ビタミンA，D，E，Kの活性を示す物質は食品中にいずれも複数存在する．ビタミンDとKに関しては物質間の活性に差はないが，AとEは物質間で活性に差がある．この点については2.6節を参照されたい．

#### (b) 吸収率

脂溶性ビタミンは脂質成分に溶け込んでいると吸収率が増大する．とくに，緑黄色野菜に含まれる $\beta$-カロテンの吸収率は単独では約30%であり，ビタミン $A_1$（レチノール）の約3分の1にすぎないが，油脂類と同時に摂取すると著しく上昇する．したがって野菜類を油脂類とともに調理して摂取すれば，含有されている $\beta$-カロテンの有効性は高まる．

### (2) 水溶性ビタミンの有効性

#### (a) 結合型ビタミン

水溶性ビタミンは，植物中で他の成分と結合して存在することがある．ヒトはこのような結合型ビタミンの一部を消化吸収できない．代表的なものに穀類中の結合型ナイアシンがある．結合型ナイアシンは加工や調理におけるアルカリ処理や加熱処理によって遊離型となり，有効性が改善される（6.4節参照）．

食品中の水溶性ビタミンを定量する場合，結合型ビタミンを遊離させるために加水分解処理をすることが多い．たとえばビタミン $B_6$ では試料を酸で加水分解したのち，微生物を用いた定量を行う．したがって食品成分表記載の数値は結合型ビタミン $B_6$ を含んでおり，すべてが有効な $B_6$ ではない．

#### (b) 共存成分と有効性

ビタミンを酸化・分解したり，吸収を阻害する成分が食品中に含まれていることがある．植物の葉などに含まれるアスコルビン酸オキシダーゼはビタミンCを熱に不安定なデヒドロアスコルビン酸に変化させる．また卵白中のアビジンはビオチンと結合してその有効性を低下させる．ビタミンの機能を喪失させたり有効性を低下させるこれらのタンパク質性の成分は，食品加工や調理によって取り除くことが可能である．

### (3) 無機質の有効性

無機質の有効性は，食品ごとに大きく変動する．この変動は他の栄養素と比較しても，はるかに大きい．このため食品中の無機質の化学分析値と栄養効果の大きさには，しばしば大きなくい違いが生じる．ここでは化学形態と共存成分の影響について，代表的なものを述べる．

### (a) カルシウムの有効性

食品中のカルシウムの有効性は，おもに消化吸収率によって決定される．乳製品中のカルシウムはカゼインと結合しており，消化の段階でカゼインホスホペプチドとなって効率よく吸収される．またラクトース（乳糖）や乳酸もカルシウムの吸収を促進するため，乳製品はカルシウムに関して栄養価の高い食品といえる．

一方，穀類や豆類に含まれるフィチン酸，ほうれんそうなどに含まれるシュウ酸は，消化管内でカルシウムと結合して吸収を阻害する．したがって，これらの植物性食品のカルシウムの有効性は低い．しかしほうれんそうなども，調理時に水に十分さらしてシュウ酸を除去すれば問題はない．また食品添加物に多用されるリン酸もカルシウムと結合するため，同時に摂取した食品中のカルシウムの有効性を低下させる．

### (b) 鉄の有効性

食品中の鉄の有効性も，カルシウムと同様に消化吸収率によって決まる．鉄ではヘム鉄と2価鉄の吸収率が高く，3価鉄は低い．おもな食品中の鉄の吸収率を図4.3に示した．動物性食品はヘモグロビンやミオグロビンなどのヘムタンパク質の形態で鉄を含有するため，鉄の吸収率は高い．これに対して，植物性食品に含まれる鉄は3価鉄なので吸収率が低い．したがって，鉄の有効性は動物性食品では高く，植物性食品では低い．しかしビタミンC（アスコルビン酸）は3価鉄を2価鉄に還元するため，植物性食品でもビタミンCとともに摂取すれば鉄の吸収率は改善される．

茶などに含まれるタンニンは，鉄と結合して吸収を阻害する．植物性食品が含有するフィチン酸やシュウ酸，および食物繊維の多くはカルシウムだけでなく鉄をはじめとする多くの無機質と吸着・結合するため，無機質全体の有効性を低下させる．

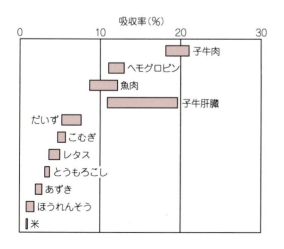

**図4.3 おもな食品の鉄の吸収率**
「微量元素と生体」，木村修一・左右田健次編，秀潤社(1987), p.39 より一部改変．

**（c）その他の無機質の有効性**

一部の植物性食品が含有するチオシアン酸やシアン配糖体は，ヨウ素やセレンの有効性を低下させる．微量元素間の相互作用が有効性に影響することも多い．たとえば，モリブデンの多量摂取は食品中の銅の有効性を低下させる．またまぐろやかつおには高濃度のセレンが含まれているが，水銀が共存するために有効性は低い．

## 4.7 体によい食品

いままで述べてきたように，それぞれの食品の栄養価は，栄養素の含有量と有効性によって決まる．健康の維持・増進のためには，これらの食品を組み合わせて1日に必要な栄養素量を確保しなければならない．したがって体によい食品とは，栄養素量が効率よく確保できる食品といえる．

日本人の栄養状態は時代とともに変化しており，必要な栄養素の種類も過去と現在とでは異なっている．栄養不足の時代は穀類，大豆，卵，魚，肉類など，エネルギーやタンパク質を効率よく摂取できる食品が「体によい食品」であった．エネルギーやタンパク質が充足されると，ビタミンの効果が注目され，ビタミンを強化した食品が「体によい食品」として登場した．その後，カルシウムの摂取不足や食物繊維の機能などが注目を集め，乳製品や緑黄色野菜類などが「体によい食品」と喧伝され，その摂取が勧められた．

現在は栄養不足よりも過剰が問題となっている．そのため，肥満や生活習慣病を予防する可能性がある特殊な機能性成分を含んだ食品を体によい食品とする傾向がある．しかし，このような特殊な食品だけを多量に摂取することは栄養素確保の点から望ましくない．健康を維持・増進させるためには，栄養素を過不足なく摂取していることが基本である．食品の栄養価を正しく理解し，適切な摂取を心がければ，どのような食品でも体によい食品となることを強調しておきたい．食品の機能性に関しては5章で述べる．

## 練 習 問 題

次の文を読み，正しいものには○，誤っているものには×をつけなさい．

（1）食品の栄養価は栄養素含量の化学分析値のみで決まる． → p.112
（2）精白米のタンパク質の栄養価は食パンよりも高い．
（3）全アミノ酸に占める必須アミノ酸の割合は，動物性タンパク質よりも植物性タンパク質のほうが大きい．
（4）魚油を構成する脂肪酸は牛脂などの動物性脂肪と同様に飽和脂肪酸の割合が大きい．
（5）リノール酸，$\alpha$-リノレン酸，アラキドン酸は，必須脂肪酸といわれる．
（6）$\alpha$-デンプンは$\beta$-デンプンよりも消化率が高い．
（7）牛乳を飲むと下痢をするヒトではラクトース分解酵素の生成が低下している．
（8）食物繊維は種類が異なっても栄養効果は同じである．
（9）摂取された$\beta$-カロテンは体内で100％ビタミンAに変換される．
（10）穀類に含まれるナイアシンのなかにはヒトが利用できない形態のものがある．
（11）植物性食品に含まれる鉄の吸収率は動物性食品よりも高い． → p.119
（12）乳製品中のカルシウムは他の食品中のカルシウムよりも吸収率が高い．
（13）脂肪はその種類と無関係に1gあたり約9kcalの熱量を発生させる．
（14）穀類や豆類に含まれるフィチン酸はカルシウムや鉄などの無機質の吸収を阻害する．
（15）大豆を加熱処理するとアミラーゼ阻害因子が破壊されて消化性が向上する．
（16）タンパク質以外の栄養素の栄養価を数値化することはできない．
（17）ビタミンE活性をもつトコフェロールは構造が異なっても等しい栄養効果を示す．
（18）ビタミンD活性をもつエルゴカルシフェロールとコレカルシフェロールは等しい栄養効果を示す．
（19）じゃがいもデンプンの消化率は加熱して$\alpha$化しても50％に達しない．
（20）穀類のタンパク質では含硫アミノ酸が制限アミノ酸であることが多い．
（21）大豆などに含まれるトリプシンインヒビターはタンパク質からなり，加熱によって大部分失活する．
（22）穀類のタンパク質では一般に含硫アミノ酸が不足しがちであり，また豆類のタンパク質では一般にトリプトファンが不足しがちである． → p.113
（23）植物性食品に広く含まれるフィチン酸は，カルシウム，鉄，リンなどと結合し吸収を促進する．

# 5 食品の機能と表示

## 5.1 食品の機能

食品の成分は生体に対してさまざまな働きをする．たとえば，食品を顔に近づければ食品成分が視覚や嗅覚に何らかの働きかけをし，食品を口に入れると食品成分が味覚や触覚（一部は嗅覚）に働きかけをする．さらに食品成分は，消化管の中あるいは体内に吸収されてさまざまな生理的働きをする．生体に対する食品の「働き」（生理的特性）を，食品の機能といい，一次機能，二次機能および三次機能の三つに分類される（表5.1）．

表 5.1 食品の機能性

| 分類 | 機能 | 働き（生理的特性） | 強調食品 |
|---|---|---|---|
| 一次機能 | 栄養機能（栄養性） | 生命維持・成長・活動を営むために必要なエネルギー源となる成分（炭水化物（糖質），脂質），身体組織の構成・成長・維持に必要な成分（タンパク質，ミネラル），身体機能を調節し代謝を円滑に行うために必要な成分（ミネラル，ビタミン）を供給する働き | 救荒食品 |
| 二次機能 | 感覚応答機能（嗜好性） | 水分，色素成分，呈味成分，香気・におい成分や組織の物性（テクスチャー）がもつ生体の感覚（視覚，味覚，嗅覚，触覚，聴覚）に訴えておいしさを感じさせ，食欲を増進させる働き | 嗜好食品（アルコール飲料，コーヒー，茶） |
| 三次機能 | 生体調節機能（機能性） | 食品成分がもつ生体防御，体調リズムの調節，その他疾病の予防，疾病の回復あるいは老化予防につながる働き<br>　a．消化管内で作用する機能<br>　b．消化吸収後，標的組織の生理作用を調節する機能 | 機能性食品（保健機能食品，いわゆる健康食品など） |

食品機能が成りたつための前提は**食品の安全性**（有害なものを含まず安全なこと）である．このことを踏まえたうえで，食品の機能のなかでもっとも基本的なものは，生命活動に必要な栄養素を供給する機能（**栄養機能**）である．この機能を**一次機能**という．食品の一次機能成分は**栄養成分**（栄養素）とよばれる．

食品の**二次機能**は，食品の色，味，香り，口触りなどおいしさに関わる**感覚**

一次機能をもつ食品成分
「2章 食品の主要成分」および「4章 食品の栄養価」で述べる．

二次機能をもつ食品成分
「2.1 水」，「3.1 食品の品質・おいしさにかかわる成分」および「7章 食品の物性」で述べる．

123

応答機能である．二次機能をもつ成分は**嗜好性成分**とよばれ，一次機能をもつ栄養素のこともあるが，非栄養素のこともある．

食品の**三次機能**は**生体調節機能**である．三次機能をもつ食品成分は**機能性成分**とよばれ，機能性成分は栄養性や嗜好性をもつこともあるが，これまで非栄養素とされてきたものが多い．近年，生活習慣病予防のため，食品の三次機能が注目されている．

実際の食品はいろいろな成分を含むのでふつう上記の三つの食品機能を併せもっているが，どれか一つの食品機能をとくに重視して利用されることもある．たとえば，**救荒食品**とよばれるものは一次機能を重視した食品であり，**嗜好食品**は二次機能を重視した食品である．三次機能を重視し，機能性成分の機能を効果的に発現させ利用できるように工夫した食品は**機能性食品**とよばれる．

## 5.2　食品の機能性成分——生体調節機能の分類

食品の三次機能（生体調節機能）を示す機能性成分には2種類がある．一つは，そのまま生体調節の働きをするものであり，もう一つは，そのままでは生体調節機能をもたないが，腸内細菌や消化過程で何らかの作用を受けて機能性成分に変換されて働くものである．前者にはポリフェノール化合物やテルペン類，カロテノイドなどがあり，後者には特定のタンパク質から生成されるペプチドのほか，オリゴ糖や食物繊維がある．

一方，対象別では2種類に分けられる．消化器系に対する機能と消化管吸収後の標的組織で生理機能を調節する機能である．標的組織は，循環器系，内分泌系，生体防御免疫系，神経系などに分類できる．

次にヒトでの効果が検証され，特定保健用食品の関与成分として実用化されている機能性成分（表5.14参照）を中心にして述べる．

### （1）消化器系に対する機能

消化器系に対する機能としては腸運動の刺激や腸内菌叢の改善による整腸作用，糖吸収遅延による血糖値上昇の制御作用，ミネラルの可溶化による吸収促進作用などがある．また，虫歯予防作用がある．

#### （a）整腸作用を示す成分

整腸作用を示すものには**プロバイオティクス**（probiotics）と**プレバイオティクス**（prebiotics）とがある．

ⅰ）プロバイオティクス

生体内，とくに腸管内の正常細菌叢に作用し，そのバランスを改善することにより生体に利益をもたらす生きた微生物とその死んだ細胞，あるいはその一方とその代謝産物を含んだ微生物製品と定義される．人体に良い影響を与える**乳酸菌**，**ビフィズス菌**や**納豆菌**に代表される腸内の善玉菌のことである．プロバイオティクスを含む生菌製剤およびヨーグルトなどの発酵乳がある．これらを摂取することで食中毒や腸炎などの発症のリスク低下，ビタミンB群の生

---

**三次機能をもつ食品成分**
「5.2　食品の機能性成分——生体調節機能の分類」でも述べる．

**救荒食品**
通常は食用にしないが，飢饉などで食物が不足したときに利用する食品．エネルギー源のデンプンを含むものが多いが，ソテツの実のように発がん物質が含まれていたり，ヒガンバナの球根のように有毒成分が含まれていたり，トチの実のように渋味成分が含まれていることもある．水さらしなどでこうした成分を除いて使用する必要があり，取り扱いには十分な知識と注意を必要とする．

---

**PlusOne Point**

**フィトケミカル**

機能性成分にはフィトケミカル（phytochemicals）とよばれるものも多い．ギリシャ語でフィト（phyto）は「植物」，ケミカル（chemical）は「化学」を意味し，植物有機化合物のことである．フィトケミカルは，植物が紫外線や活性酸素の曝露，病原菌の感染，昆虫やほ乳類の摂食などから身を守るために生産する防衛物質であると考えられるが，近年，その機能が注目されている．

フィトケミカルには，ポリフェノール，含硫化合物，カロテノイド，糖質関連物質，アミノ酸類（タウリン，グルタチオンなど），テルペン類などがあり，食品では色素，香り成分，苦味成分ともなる．

産などの効果，アレルギー予防などが期待できる（p.130 参照）．

　ⅱ）プレバイオティクス

　プロバイオティクスの増殖を促進するか，あるいは有害な細菌の増殖を抑制することにより，腸内菌叢環境の改善を促進して人体に有益な効果をもたらす物質のことである．食物繊維や難消化性のオリゴ糖があげられる．

　食物繊維の多くは難消化性の多糖類である（p.222 参照）．食物繊維は腸内容物の体積を増やして便秘を改善するとともに，腸内の有害物質を吸着して排出することで大腸がんのリスクを低減する（p.115 参照）．また，食物繊維は，ビフィズス菌や乳酸菌など大腸内有用細菌により嫌気発酵を受け，その増殖を促進する．増殖した大腸内有用菌は酢酸，プロパン酸（プロピオン酸），ブタン酸（酪酸）など短鎖脂肪酸や乳酸，コハク酸など有機酸を生成し，腸壁粘膜細胞の新陳代謝を盛んにして大腸の運動を刺激し，便通を促す．生成した短鎖有機酸は腸内を弱酸性化するので有害菌の増殖を抑制し，アミン類など有害物質の生成を減少させる．生成した短鎖脂肪酸は吸収され，体内で血中コレステロール値を低下させる．さらに食物繊維は後述するように，糖やコレステロール，胆汁酸の吸収を抑制して代謝性疾患を予防する．食物繊維とその誘導体として，グアーガム分解物，サイリウム種皮，ビール酵母由来の食物繊維，寒天由来の食物繊維，小麦ふすま，難消化性デキストリン，低分子化アルギン酸ナトリウム／水溶性コーンファイバーなどあり，合成多糖類としてポリデキストロースがある．

　難消化性のオリゴ糖はビフィズス菌など大腸内有用菌による発酵を受けるので，その増殖を促進するなど食物繊維と同様な整腸効果をもたらすとともに，腸内菌叢環境の改善を促進する．こうした作用をもつオリゴ糖として，イソマルトオリゴ糖，ガラクトオリゴ糖，キシロオリゴ糖，フラクトオリゴ糖，大豆オリゴ糖（p.48 参照），乳果オリゴ糖，ラクチュロース，ラフィノース，コーヒー豆マンノオリゴ糖がある．

### （b）血糖値上昇の制御作用を示す成分

　この作用をもつ成分はいずれも，糖の消化酵素 $\alpha$-グルコシダーゼの作用を阻害して，糖の消化・吸収速度を遅延させて食後の血糖値の上昇を抑制する．その結果，糖尿病など生活習慣病のリスクを低減する効果が期待できる．

　難消化性デキストリン（p.171 参照）は小腸粘膜中の二糖類分解酵素（マルターゼ，スクラーゼ）と共役したグルコース輸送路の阻害により，二糖類以上の糖質の消化・吸収速度を遅延させる．小麦アルブミンは唾液および膵液のアミラーゼの阻害効果，グァバ葉中のタンニン重合物であるグァバ葉ポリフェノールは唾液および膵液のアミラーゼ，および小腸粘膜の二糖類分解酵素（マルターゼ，スクラーゼ）の阻害効果，豆鼓エキスは小腸粘膜のマルターゼの阻害効果，L-アラビノースは小腸粘膜のスクラーゼの阻害効果をもつため，それぞれ糖の吸収を抑えて血糖値の上昇を抑制するとされる．

**PlusOne Point**

豆鼓（トウツー）
中国の伝統的発酵食品で，調味料として用いる．寺納豆に似た黒い半乾性状で味は塩辛い．蒸した黒大豆に塩，麹などを加えて発酵させたのち，日陰で乾燥させてつくる．

### （c）ミネラルの吸収促進作用を示す成分
#### ⅰ）カルシウムの吸収促進作用

骨や歯の形成に必要なカルシウムが腸管から吸収されるためには，可溶性のカルシウムイオンとなっている必要がある．食品中のカルシウムは不溶性の塩であることが多いが，胃では酸性下でいったんイオン化して可溶化する．しかし，腸管では弱アルカリ性の膵液の影響で再び不溶化する．食品成分中にはカルシウム可溶化を促進し吸収を高めるものが知られている（p.119 参照）．その作用機作として，**クエン酸リンゴ酸カルシウム（CCM）**ではクエン酸やリンゴ酸のカルボキシ基が，**カゼインホスホペプチド（CPP）**（p.29 参照）ではセリン残基に結合したリン酸基が，納豆のねばねば成分である**ポリグルタミン酸**ではカルボキシ基が，カルシウムの可溶化に関係してカルシウムの腸管からの吸収を促進する．**フラクトオリゴ糖**の場合は腸内細菌の増殖を助け，菌が生成した有機酸のカルボキシ基がカルシウムの可溶化に関係してカルシウムの腸管からの吸収を促進すると考えられている．

#### ⅱ）鉄の吸収促進作用

赤血球形成に必要な鉄には植物性食品や乳製品などに含まれる鉄の無機塩である非ヘム鉄と，肉類に含まれるミオグロビンやヘモグロビンなどヘムタンパク質に由来するヘム鉄の2種類がある．**ヘム鉄**は食物繊維やお茶のカテキンによっても吸収阻害を受けないため，吸収率が非ヘム鉄より数倍高くなり，貧血防止に効果がある．また，鉄の荷電には還元型の第1鉄（二価鉄，$Fe^{2+}$）と酸化型の第2鉄（三価鉄，$Fe^{3+}$）の状態があるが，第1鉄のほうが第2鉄より吸収効率がよい．アスコルビン酸（ビタミンC）は第2鉄を第1鉄に還元する能力をもち，鉄の吸収を促進することが知られている（p.119 参照）．

### （d）血中中性脂肪の増加抑制作用を示す成分

**グロビンタンパク分解物**は膵リパーゼの働きを抑えて中性脂肪の分解吸収を妨げるため，食後の血中中性脂肪量を抑える作用がある．また，リポタンパクリパーゼと肝性リパーゼを活性化させ，レムナント様リポタンパク質の増加を抑制する．

ウーロン茶特有のポリフェノールである**重合茶ポリフェノール**もリパーゼ阻害作用をもっており，食後の血中中性脂肪上昇を抑える作用がある．重合茶ポリフェノールは，ウーロン茶の半発酵過程中にカテキン類が重合して生じる．

### （e）虫歯の原因になりにくい成分ならびに歯の健康維持に役立つ成分

う蝕（虫歯）は，う蝕原性細菌がスクロースなど糖質から非水溶性グルカンを生成して歯面に付着物（プラーク）をつくる．そこでう蝕原性糖質を発酵して有機酸を産生する結果，歯の硬組織エナメル質のヒドロキシアパタイトがその酸により徐々に溶解され（脱灰），崩壊することにより発生する．

虫歯の原因になりにくい成分（虫歯の発生リスクを低減するもの）には糖アルコール（表2.11参照）や茶ポリフェノール（図3.8参照）があり，これらを含ん

---

**グロビンタンパク分解物**
動物性タンパク質，あるいは赤血球に含まれるヘモグロビンの構成成分であるグロビンというタンパク質を酵素分解して得られたオリゴペプチドの混合物である．

**PlusOne Point**
烏龍茶（ウーロン）
ウーロン茶は半発酵茶（p.178参照）でカテキンと重合カテキン（重合茶ポリフェノール）の両方が入っている．理論的にはカテキンの脂肪吸収阻害作用と重合カテキンのリパーゼ阻害作用を併せもつといえる．

だガムやキャンディが多く開発されている．

マルチトール，パラチノース，還元パラチノース，エリトリトール，キシリトールなど，糖アルコールは虫歯原因となるミュータンス菌 Streptococcus mutans に利用されず，酸産生の材料にならないことなどから，虫歯の低減あるいは軽減効果がある．茶ポリフェノールには，ミュータンス菌に対する増殖抑制作用および非水溶性グルカン生成酵素阻害作用があり，虫歯菌増殖抑制および歯垢形成抑制効果から，う歯の発生抑制が確認されている．

一方，歯の健康維持に役立つ成分は歯の脱灰の抑制作用や歯の再石灰化の促進作用をもつものである．カゼインホスホペプチド－非結晶リン酸カルシウム複合体（CPP-ACP．乳タンパク質分解物）は歯の硬組織エナメル質の構成成分（ヒドロキシアパタイト）であるリン酸とカルシウムを供給する．リン酸化オリゴカルシウム（POs-Ca）も同様の作用である．

キシリトール・マルチトール・リン酸一水素カルシウム・フクロノリ抽出物（フノラン）を組み合わせたものもあり，その再石灰化促進作用機序については，次のように考えられている．キシリトールは口腔内細菌の増殖を抑制することで酸の分泌を減少させる．また，キシリトールはカルシウムイオンのキャリアーとして働き，深層からの再石灰化を促進する．リン酸一水素カルシウムは，ヒドロキシアパタイトの構成成分のカルシウムとリン酸を供給源とする．フクロノリ抽出物（フノラン）は，これらの成分が歯の表面に付着するのを助けると考えられる．

緑茶フッ素はフッ素イオンを供給して，再石灰化の際にフッ素イオンがエナメル質に取り込まれやすくし，エナメル質を虫歯の原因となる酸に溶けにくい状態にする．

### （2）循環器系に対する機能
#### （a）血圧調節・高血圧防止を示す成分

牛乳由来のカゼインドデカペプチド，ラクトトリペプチド（VPP，IPP），魚介類由来のサーデンペプチド（バリルチロシンを含む），かつお節オリゴペプチド，わかめペプチドなどのペプチド類は，動脈内壁細胞に局在する血圧調節系酵素（ACE：アンギオテンシン変換酵素）を阻害して，アンギオテンシンⅠからアンギオテンシンⅡ（血管を収縮させる働きをもつ）への生成を抑制したり，血圧降下作用を示すブラジキニンのキニナーゼによる分解を防いで，血圧降下作用を示す．

杜仲茶配糖体（ゲニポシド酸）は副交感神経を刺激して動脈の筋肉を和らげ，血管を広げて血圧降下作用を示す．

γ-アミノ酪酸（GABA）は，血管を収縮させるノルアドレナリンの分泌を抑制して血圧降下作用を示す．

柑橘類由来のフラボノイド（p.101参照）にも血圧降下作用がある．

**PlusOne Point**

リン酸化オリゴカルシウム（POs-Ca）

じゃがいもデンプンを酵素で分解したオリゴ糖にリン酸をエステル結合させたもので，カルシウム塩となっている．

カゼイン加水分解物由来のトリペプチド
VPP：Val-Pro-Pro（バリル-プロリル-プロリン）
IPP：Ile-Pro-Pro（イソロイシイル-プロリル-プロリン）

キニナーゼ
キニナーゼⅠとキニナーゼⅡがある．キニナーゼⅡは，アンギオテンシン変換酵素（ACE）と同一である．

**PlusOne Point**

杜仲茶

杜仲とは，中国原産のトチュウ科の落葉高木．樹皮は強壮や滋養作用と鎮痛作用をもち漢方薬の原料として使われ，若葉はお茶として利用される．

(b) 低血圧防止作用を示す成分

茶やコーヒーの苦味物質のカフェイン(p.94参照)には，交感神経活性を亢進させることによる血圧上昇作用が知られている．

(c) 動脈硬化防止作用(血中コレステロール値低下作用)を示す成分

動脈硬化の危険因子であるコレステロールは肝臓で胆汁酸に異化され，十二指腸に分泌され，小腸や大腸から再吸収される(腸肝循環という)．したがって胆汁酸の再吸収が妨げられると，肝臓でのコレステロールから胆汁酸への異化が促進され，血中コレステロールが低下する．

**キトサン**(p.52参照)，**サイリウム種皮由来の食物繊維**，**低分子化アルギン酸ナトリウム**は，食事由来のコレステロールを吸着して腸管からの吸収を妨げるだけでなく，胆汁酸を吸着することで再吸収過程も妨げ，血中コレステロールの値を低下させる．

**大豆タンパク質**ならびにその消化ペプチドである**リン脂質結合大豆ペプチド**(CSPHP)は，腸管でのコレステロールの吸収を阻害し，腸管で胆汁酸を吸着してその排泄を促すことで腸肝循環を阻害，肝臓でのコレステロールの消費促進，肝臓でのコレステロール合成の抑制などの作用により血中コレステロールの値を低下させる．

**植物ステロールエステル**や**植物ステロール**(p.69参照)は，コレステロールが腸管から吸収されるのに必要なミセル形成を阻害して血中コレステロールの値を低下させる．

魚介類に多く含まれるタウリン(表2.4参照)は，肝臓で胆汁酸抱合体となり胆汁酸を胆汁中に排出することで結果的にコレステロールの異化を促進する(p.69参照)．

(d) 血栓防止作用を示す成分

血栓は，血管内皮細胞の損傷箇所に血小板が凝集して血液が凝固することで生成する．n-3系の多価不飽和脂肪酸のα-リノレン酸やイコサペンタエン酸(IPA)(p.117参照)，野菜類の刺激性揮発成分であるイソチオシアネート類，スルフィド類など(p.96参照)には血小板の凝集を阻害し血栓の形成を抑制する作用がある．また，納豆には血栓溶解酵素ナットウキナーゼが含まれている．

(e) 中性脂肪の代謝の調整作用を示す成分

魚油に多く含まれるn-3系の多価不飽和脂肪酸である**イコサペンタエン酸(IPA)**と**ドコサヘキサエン酸(DHA)**(p.60参照)は，肝臓での中性脂肪合成を低下させることで超低密度リポタンパク質(VLDL)の合成量を低下させ，食後の血中中性脂肪を低下させる作用がある．

**中鎖脂肪酸**を含むトリアシルグリセロール(中鎖脂肪酸油)は，消化管リパーゼによる加水分解を受けやすい(p.63参照)ため，ほとんどが遊離の中鎖脂肪酸となって腸から速やかに吸収され，腸管膜内でトリアシルグリセロールへ再合成されることなく，脂肪酸の形態で門脈を経て肝臓に運ばれる．また，中鎖

---

**PlusOne Point**

**中鎖脂肪酸油**

炭素数8〜10の中鎖脂肪酸(オクタン酸およびデカン酸)(表2.15参照)を含むトリアシルグルセロール(medium chain triglyceride, MCT)はやし油やパーム油に10％ほど含まれる(p.62参照)．しかし，低分子のため加熱時に泡立ちや発煙が起こる欠点があり，利用が病態時のエネルギー補給などに限られていた．

現在，特定保健用食品として市販されている中鎖脂肪酸油は，長鎖脂肪酸を含む油脂(なたね油)と中鎖脂肪酸を多く含む植物油(やし油など)とを混ぜてエステル交換(p.66参照)を行い，なたね油のトリアシルグリセロールの長鎖脂肪酸の一部を中鎖脂肪酸に置き換え，中鎖脂肪酸を適当割合(14％)で含むトリアシルグリセロールとしたものである．加熱調理時の泡立ちや発煙問題も解消されており，調理油として利用できる．

脂肪酸は肝臓でミトコンドリア内外膜通過時にカルニチン輸送系に依存しないため，カルニチンがなくてもすばやく酸化分解され，エネルギーとなる．このため長鎖脂肪酸よりエネルギーになりやすく，体脂肪がつきにくいとされる．

　高濃度茶カテキン(p.102参照)は肝臓での脂質代謝を活発にさせることで，脂質の燃焼によるエネルギー消費を増加させ，体脂肪を低減するとされる．

　ウーロン茶重合ポリフェノールは消化酵素のリパーゼの働きを阻害して中性脂肪の消化・分解を抑制し，腸管からの中性脂肪の吸収を抑制する結果，体脂肪を低減するとされる．

　コーヒー豆マンノオリゴ糖は脂肪の吸収を抑制し，また肝臓での脂肪の合成を抑制して体脂肪を低減するとされている．

　ケルセチン配糖体にも体脂肪低減効果がある．

### （3）内分泌系に対する機能
#### （a）脂質代謝促進・肥満防止
　とうがらしの辛味成分カプサイシンは副交感神経を刺激し，副腎からのアドレナリン分泌を促進し，皮下脂肪代謝を高め，大量の体熱を産生する．

#### （b）膵臓機能亢進・糖尿病予防
　大豆や卵のトリプシンインヒビター(p.105参照)は膵機能を亢進させ，インスリン分泌を促進することで耐糖能改善作用がある．

### （4）生体防御免疫系に対する機能
#### （a）免疫能増強
　免疫に関与する細胞(NK細胞やマクロファージ)の活性化や，免疫に関与する因子(TNFやインターフェロン)の増強などによる免疫能増強作用で生体防御作用を高めるものとして，多糖類のβ-グルカンがある．きのこ類，藻類，植物性食品，微生物利用食品に含まれる．医薬品としても，しいたけ由来のレンチナンやスエヒロタケ由来のシゾフィランが抗がん剤として許可されている．腸管免疫を介した全身免疫能増強メカニズムが考えられている．

#### （b）アレルギー症状緩和
　リンパ球には細胞性免疫を司る1型ヘルパー細胞(Th1)と体液性免疫を司る2型ヘルパー細胞(Th2)があり，Th2の割合が過剰になることでアレルギーが起こる(図3.12参照)．アレルギー症状を緩和させるものとして，$n$-3系多価不飽和脂肪酸あるいはプロバイオティクスがあげられる．

　$n$-6系多価不飽和脂肪酸のアラキドン酸から生成されるイコサノイドはアレルギー(アトピーなど)の発症に関与するが，$n$-3系多価不飽和脂肪酸から生成されるイコサノイドはその生理作用が弱いか，あるいは$n$-6系イコサノイドの産生を阻害する．したがって，$n$-3系多価不飽和脂肪酸の$α$-リノレン酸，イコサペンタエン酸(IPA)，ドコサヘキサエン酸(DHA)を積極的に摂取することで両イコサノイドのバランスがとれ，アレルギー症状が緩和されると考えられている(p.117参照)．

---

**カルニチン(carnitine)**
筋肉細胞に存在し，生体の脂質代謝に関与する．アミノ酸から生合成され，L-カルニチンが有効である．

一方，乳酸菌やビフィズス菌などのプロバイオティクスの摂取は，腸管免疫系を介してTh1を刺激して活性化し，Th2を抑制してIgE産生を抑え，アレルギーの予防・改善効果を示すと考えられている．

### （5）神経系に対する機能

牛乳タンパク質水解物のカゼインペプチド，小麦タンパク質水解物のグルテンペプチドはオピオイド受容体に結合して神経鎮静作用がある．

魚油のドコサヘキサエン酸（DHA）には神経組織成長促進による神経機能の維持作用，大豆レシチンには神経伝達物質であるアセチルコリンの供給による脳機能維持作用がある．

### （6）骨系に対する機能

骨の健康を目的とするものには，前述したカルシウムの腸管からの吸収を促進して骨代謝を調節するもののほかに，骨組織細胞を直接標的とするものがある．骨芽細胞や破骨細胞に作用して骨代謝を調節する成分としては，大豆イソフラボン，乳塩基性タンパク質（MBP），ビタミン$K_2$がある．

**大豆イソフラボン**は大豆に含まれるイソフラボン骨格（p.101参照）をもつ配糖体（p.56参照）で，ダイゼインやゲニステインである．これらの大豆イソフラボンは腸内細菌で分解されてアグリコンとなって吸収されるが，アグリコンの構造が女性ホルモンのエストロゲンの構造と類似しており，女性ホルモンと似た作用メカニズムで骨芽細胞を活性化し，破骨細胞を不活性化して骨量を増加させ，結果的に骨粗しょう症の予防に関与するものと考えられている．

**乳塩基性タンパク質**（milk basic protein，**MBP**）は，乳清タンパク質中の塩基性画分から得られた複数のペプチドタンパク質の混合物である．腸管から吸収されて破骨細胞の骨吸収や骨破壊を抑制し，さらに骨芽細胞の骨形成にも関与して骨の健康を維持すると考えられている．

**ビタミン$K_2$**（p.80参照）はメナキノン（MK）ともよばれ，微生物によって生産されるが，側鎖の長さによりMK-4，MK-7などの種類がある．ビタミン$K_2$は，破骨細胞の骨吸収や骨破壊を抑制し，骨芽細胞の骨形成を促進することで骨の健康を維持する．また，ビタミン$K_2$はビタミン$K_2$依存カルボキシラーゼの補酵素として働き，いくつかの骨基質タンパク質のグルタミン酸残基の$\gamma$-カルボキシ化を促進することで，骨代謝を調節していると考えられている．

### （7）その他

このほかに，発がんプロモーション抑制およびがん細胞増殖抑制などによるがん抑制作用，抗酸化による抗動脈硬化作用や老化抑制作用，あるいは炎症抑制作用などがある．

カテキン類，カロテノイド，アスコルビン酸，トコフェロールの抗動脈硬化，老化抑制，炎症抑制作用などは抗酸化作用による．

---

**大豆イソフラボン**

大豆イソフラボンは，大量に摂取した場合，環境ホルモン的な健康被害（女性性ホルモン過剰や乳がんのプロモーション，男性の性機能減弱など）が想定される．このため，内閣府食品安全委員会は，大豆イソフラボンの安全な1日摂取目安量の上限値を，成人（閉経前女性，閉経後女性，男性）で70～75 mg/日（大豆イソフラボンアグリコンに換算した値）としている．特定保健用食品として摂取する場合は，大豆イソフラボンの安全な1日上乗せ摂取量の上限値を30 mg/日（大豆イソフラボンアグリコンに換算した値）としている．また，胎児，乳幼児，小児，妊婦については，大豆イソフラボンを含有する特定保健用食品から日常的な食生活に上乗せして摂取することは推奨できないとしている．

**PlusOne Point**

**納豆に含まれる，骨の健康によい成分**

納豆の1パック（約45 g）には，ビタミン$K_2$が約0.5 mg，大豆イソフラボンが約100 mg，ポリグルタミン酸約150 mgが含まれる．さらに材料の大豆にはカルシウムやマグネシウムが多く含まれるなど，骨の健康によい成分が含まれている．

## 5.3 食品表示制度

消費者にも事業者にもわかりやすい食品表示制度を目指した食品表示法が，2015(平成27)年4月から施行された．また，同法第4条第1項の規定に基づき，食品表示基準〔2015(平成27)年3月20日内閣府令第10号〕が定められた．これにより，これまで食品衛生法，JAS法，健康増進法の3法で決められていた58本の食品表示の基準が，食品表示法に一元化された．

食品表示法の目的は，食品を摂取する際の安全性の確保および自主的かつ合理的な食品の選択の機会を確保すること，および消費者の利益の増進を図り，国民の健康の保護・増進，食品の生産・流通の円滑化，消費者の需要に即した食品の生産振興に寄与することである．

食品表示基準は，食品関連事業者等が一般加工食品，生鮮食品または一般用の添加物を販売する場合について，原則すべてに適用される．ただし，加工食品または生鮮食品を設備を設けて飲食させる場合には，生食用牛肉の注意喚起表示を除き，食品表示基準に定められた表示の必要はない．

### (1) 表示義務
#### (a) 横断的義務表示

容器包装に入れられた加工食品(業務用加工食品を除く，以下一般加工食品という)および添加物を販売する場合については，次の事項を一括して表示することが義務づけられている．

> 名称，保存方法(例外食品あり)，消費期限または賞味期限(例外食品あり)，原材料(例外食品あり)，添加物，原材料原産地名(原材料に占める重量割合上位1位のもの)内容量または固形量及び内容総量，熱量および栄養成分(たんぱく質，脂質，炭水化物及びナトリウムをいう)の量，食品関連事業者の氏名または名称および所在地，製造所または加工所の所在地(輸入品にあっては，輸入業者の営業所の所在地，乳にあっては乳処理場(特別牛乳にあっては特別牛乳搾取処理場)の所在地

また，次の事項に該当する場合は表示をしなければならない．

> アレルゲン，L-フェニルアラニン化合物を含む旨，特定保健用食品，機能性表示食品，遺伝子組換え食品，乳児用規格適用食品

表示場所は，容器包装を開かないでも容易に見ることができるように当該容器包装の見やすい場所またはその食品に添付する文書(容器包装に表示することが困難な食品の場合)で，邦文で読みやすく理解しやすく表示する．

表示可能面積が30 cm$^2$以下と小さい場合には，一部の事項は省略可能であるが，次の事項については省略できない．

---

**食品表示について**
食品表示については，「食品表示基準」のほか，消費者庁次長通知「食事表示基準について」および消費者庁食品表示企画課「食品表示基準Q＆A」に詳しい．

**経過措置**
経過措置により，当分は旧基準の表示も認められている．
加工食品(一般用)・添加物(一般用)については2020(平成32)年3月31日までに製造販売されるもの．原材料原産地表示については2022(平成34)年3月31日までに製造販売されるもの．

**食品表示基準の適用外**
容器包装に入れられていない一般用加工食品を販売する場合は，食品表示基準の適用対象外である．たとえば，外食や中食などの対面販売で客の注文に応じて弁当，そうざいをその場で容器に詰めて販売する加工食品，スーパーのバックヤードでつくったお持ち帰り弁当は適用対象外となる．一方，コンビニ弁当は適用対象である．

名称，保存方法，消費期限または賞味期限，アレルゲン，L-フェニルアラニン化合物を含む旨，食品関連事業者の氏名または名称および住所

### （b）任意表示
次の①～⑧の事項に該当する場合には，その事項を任意で表示できる．
① 特色のある原材料等に関する事項
　特定の原産地のもの，有機農産物・有機畜産物および有機加工食品，非遺伝子組換えのもの等，特定の製造地のもの，特別な栽培方法により生産された農産物，品種名等，銘柄・ブランド名・商品名
② 栄養成分（タンパク質，脂質，炭水化物およびナトリウムを除く）
③ ナトリウムの量（ナトリウム塩を添加していない食品の容器包装に表示される場合に限る）
④ 栄養機能食品に係る栄養成分の機能
⑤ 栄養成分の補給ができる旨
⑥ 栄養成分または熱量の適切な摂取ができる旨
⑦ 糖類（単糖類または二糖類であって，糖アルコールでないものに限る）を添加していない旨
⑧ ナトリウム塩を添加していない旨

### （2）保存方法および期限表示
保存方法および期限表示は表示義務事項である．保存方法は，食品の特性に従って表示する．ただし，食品衛生法第11条第1項の規定により保存の方法の基準が定められたものにあっては，その基準に従って表示する．期限表示には消費期限および賞味期限があり，いずれも定められた方法で保存された場合のみ有効である（表5.2）．なお，次の①，②の場合は，保存方法や期限表示を省略できる．① 注文を受けたその場で飲食料品を製造し，もしくは加工し，一般消費者に直接販売する場合（対面販売，量り売り等）（例：店内で焼いたパン，量り売りのお惣菜など）．② 品質の劣化がきわめて少ないもの（表5.3）．

### （3）原材料名，添加物の表示
原材料と添加物がわかるように，「添加物」項目名を設けるなど，明確に区別し，それぞれに占める重量の割合の高いものから順に表示する．

単に混合しただけなど，原材料の性状に大きな変化がない複合原材料（中間加工原材料）については，それを構成する原材料を分割して表示することも可能である．

### （4）アレルゲンの表示
アレルゲン（アレルギー物質）を特定原材料および特定原材料に準じるものの2種類とし（表5.4），アレルギー体質をもつ消費者の健康危害の発生を防止する観点から，容器包装された加工食品および添加物へ特定原材料を使用した旨の表示は義務づけられている．また，特定原材料に準じるものを使用した旨の

---

原材料名，添加物表示の例

| 原材料名 | 小麦粉（国産），砂糖，食塩 |
|---|---|
| 添加物 | 膨張剤，カラメル色素，香料 |

このほか，添加物の項目を設けず，記号（スラッシュなど）で区別して表示したり，改行して区別する方法もある

原材料名，添加物表示の例

砂糖，ココアパウダー，アーモンドパウダー，食塩を混合した複合原材料「ココア調整品」を仕入れて製造したクッキー

| 原材料名 | 小麦粉（国産），バター，砂糖，鶏卵，ココアパウダー，アーモンドパウダー，食塩／膨張剤 |
|---|---|

「ココア調整品」を分割して原材料を表示している．添加物を記号（スラッシュなど）で区別して表示している

## 5.3 食品表示制度

表5.2 加工食品の期限表示

|  | 定義 | 表示方法 | 対象の食品 |
|---|---|---|---|
| 消費期限 | 未開封の容器包装に入った製品を，定められた方法により保存した場合において，腐敗・変敗その他の食品の品質の劣化に伴う安全性を欠くおそれがないと認められる期限を示す年月日をいう | 年月日表示と保存方法 | 弁当，調理パン，惣菜，生菓子類，食肉，生めん類 |
| 賞味期限 | 未開封の容器包装に入った製品を，定められた方法により保存した場合において，期待されるすべての品質の保持が十分に可能であると認められる期限を示す年月日をいう．ただし，当該期限を超えた場合であっても，これらの品質が保持されていることがあるものとする | 年月日表示(3カ月を超えるときは年月表示でもよい)と保存方法 | スナック菓子，即席めん，缶詰，牛乳，乳製品 |

この規定にかかわらず，乳，乳飲料，発酵乳，乳酸菌飲料およびクリームのうち，紙，アルミニウム箔その他これに準ずるもので密栓した容器に収められたものにあっては，消費期限または賞味期限の文字を冠したその日の表示をもってその年月日の表示に代えることができる．

表5.3 期限表示を省略できる食品の例(品質の劣化がきわめて少ないもの)

① でん粉
② チューインガム
③ 冷菓
④ 砂糖
⑤ アイスクリーム類
⑥ 食塩およびうま味調味料
⑦ 酒類
⑧ 飲料水および清涼飲料水〔ガラス瓶入りのもの(紙栓をつけたものを除く．またはポリエチレン容器入りのものに限る)〕
⑨ 氷

表5.4 アレルゲン(アレルギー物質)を含む食品に関する表示義務

|  | アレルゲンの名称 | 表示が必要な理由 |
|---|---|---|
| 特定原材料<br>7品目<br>(表示義務) | 卵(玉子，たまご，エッグでも可)，乳(牛乳でも可)，小麦(小麦粉，こむぎ，コムギでも可)，えび，かに | 発症件数が多い |
|  | そば(そば粉でも可)，落花生(ピーナッツ) | 症状が重篤であり生命に関わるため特に留意が必要 |
| 特定原材料に準じるもの<br>21品目<br>(任意表示・表示奨励) | アーモンド，あわび，いか，いくら，オレンジ，キウイフルーツ，牛肉(ビーフでも可)，くるみ，さけ(サーモン，しゃけでも可)，さば，大豆，鶏肉，豚肉，まつたけ，もも，やまいも，りんご，バナナ，ごま，カシューナッツ | 症例数や重篤な症状を呈する者の数が，継続して相当数みられるが，特定原材料に比べると少ない |
|  | ゼラチン | 牛肉，豚由来であることが多い |

表示は任意であるが，奨励されている．表示は**個別表示**(個々の原材料の直後にカッコ書きする)が原則であるが，表示面積に限りがあるときは，**一括表示**(すべてのアレルゲンをまとめてカッコ書きする)が例外的に可能である．特定原材料などの範囲に含まれないものの例を表5.5に示した．また，表5.6は表記例である．

### (5) 栄養成分の含有量表示
#### (a)「主要5項目」含有量表示の義務づけ

原則として，すべての消費者向けの包装された加工食品および添加物に栄養成分表示が義務づけられた．熱量および栄養4成分(タンパク質，脂質，炭水化物およびナトリウム)の量の5項目は，必ずこの順で表示しなければならない．このうちナトリウムの量は**食塩相当量**で表示しなければならない．また，表示が推奨されるものとして飽和脂肪酸の量と食物繊維の量がある．

店頭で表示されるポップやポスターなど，食品の容器包装以外のものに栄養表示する場合は，食品表示基準は適用されない．栄養成分などの表示の例と表示上の注意を図5.1に示す．

**PlusOne Point**

**アレルゲン表示の省略**
特定原材料由来のタンパク質が加工食品1kgあたり数mg未満のときは省略可．
店内で焼いたパンや量り売りのおそうざいなど対面販売をしているものなど，原材料そのものの表示がない場合は，アレルゲンも表示されない．

133

表 5.5 特定原材料などの範囲に含まれないものの例

| 特定原材料など | 特定原材料などの範囲に含まれないもの |
|---|---|
| 卵 | 魚卵，は虫類卵，昆虫卵 |
| 乳 | 山羊乳，めん羊乳 |
| 小麦 | 大麦，ライ麦など |
| えび | しゃこ類，あみ類，おきあみ類 |
| あわび | とこぶし |
| オレンジ | うんしゅうみかん，夏みかん，はっさく，グレープフルーツ，レモンなど |
| さけ | にじます，いわな，やまめ等 陸封性のもの(海で養殖した場合を除く) |
| 牛肉，豚肉，鶏肉 | 内臓(耳，鼻，皮など，真皮層を含まない場合．ケーシング材を含む)，皮(真皮を含まないものに限る)，骨(肉が付いていないものに限る) |
| ごま | トウゴマ(唐胡麻)やシソ科シソ属に属するエゴマ(荏胡麻) |

表 5.6 アレルゲンの表記例

|  | 個別表示例 | 一括表示例 |
|---|---|---|
| 名称 | チョコレートケーキ | チョコレートケーキ |
| 原材料名 | 準チョコレート(パーム油(大豆を含む)(輸入)，砂糖，全粉乳，ココアパウダー，乳糖，カカオマス，食塩)，小麦粉，ショートニング(牛肉を含む)，砂糖，卵，コーンシロップ，乳または乳製品を主要原料とする食品，ぶどう糖，麦芽糖，加工油脂，カラメルシロップ，食塩 | 準チョコレート〔パーム油(輸入)，砂糖，全粉乳，ココアパウダー，乳糖，カカオマス，食塩〕，小麦，ショートニング，砂糖，卵，コーンシロップ，乳または乳製品を主要原料とする食品，ぶどう糖，麦芽糖，加工油脂，カラメルシロップ，食塩，(一部に小麦，卵，乳成分，牛肉，大豆を含む) |
| 添加物 | ソルビトール，酒精，乳化剤，膨張剤，香料 | ソルビトール，酒精，乳化剤，膨張剤，香料(一部に乳成分，大豆を含む) |

＿＿＿(アンダーライン)がアレルゲンにあたる原材料(実際の食品にはアンダーラインはない)．
左表は個別表示の例，右表は一括表記の例である．一括表示する場合は，すべての特定原材料を一括表示欄に表示する．また，原材料に表示されていても一括表示欄に改めて表示する．
添加物については「○○由来」と表記するのが原則．
特定原材料など由来の添加物の割合が微小である場合には，「○○を含む」と表示することが可能．
乳については乳等省令で定義されているものではアイスクリームなど代替表記が認められる．

### (b) 栄養成分表示の省略

以下の①～⑤の場合は，栄養成分の表示の省略が認められている．
① 容器包装の表示可能面積が小さく，おおむね 30 平方 cm 以下であるもの
② 酒類
③ 栄養の供給源としての寄与の程度が小さいもの(茶葉，スパイスなど)
④ きわめて短い期間で原材料(その配合割合を含む)が変更されるもの
⑤ 消費税法第 9 条第 1 項において消費税を納める義務が免除される事業者が販売するもの．また，当分の間，小規模業者(おおむね従業員が 20 人以下．商業，サービス業は 5 人以下)が販売するもの

### (6) 栄養強調表示

熱量または栄養成分について，「補給ができる旨の表示」あるいは「適切な摂取ができる旨の表示」をすることを **強調表示** という．この場合は，主要 5 項目の含有量表示とともに，強調する熱量または栄養成分について定められた基準を満たし，その成分量を表示する必要がある．

強調表示には，絶対表示と相対表示の 2 種類がある．**絶対表示** には 2 種類があり，栄養成分ごとに食品 100 g あたり(飲料の場合 100 mL あたり)あるいは食品 100 kcal あたりの基準値が定められている．**相対表示** は他の食品と比べて栄養成分などの量や割合がどのくらい多いか，または少ないかを表示する場

---

**PlusOne Point**

**味覚に関する表現の表示**
「うす塩味」，「甘さひかえめ」など味覚に関する表現は，栄養表示ではないので食品表示基準の対象ではない．
一方，「あま塩」，「うす塩」，「あさ塩」は味覚に関する表現ではないので，食品表示基準により表示が必要である．

5.3 食品表示制度

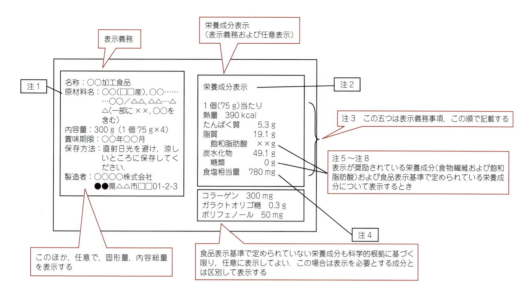

**図 5.1 食品表示の表示義務事項と栄養成分表示**

注1 原材料と添加物は区別する（この図はスラッシュで区切って表記）．アレルゲンは個別表記または一括表記する（この図は一括表示）．原材料のうち重量割合の一番多いものについて，原産地名を表示する．表示方法には①「国別重量順表示」〔例：豚肉（○○産，国産）〕，②「製造地表示」〔例：チョコレート（○○製造）〕，③「又は表示」〔例：豚肉（○○産又は国産）〕，④「大括り表示」〔例：豚肉（輸入）〕がある．

注2 食品単位は，100 g，100 mL，1食分，1包装その他の1単位のいずれかを表示する．1食分である場合は，1食分の量を併記して表示する．水などを加えることによって，販売時と摂取時で重量に変化があるもの（粉末ジュース，粉末スープなど）においても販売時（水などを加える前）の栄養成分量および熱量を表示すること（ただし，お茶については，浸出液の栄養成分量および熱量を表示する）．調理により栄養成分量が変化するもの（米，乾めん，塩抜きする塩蔵品など）は，販売時の栄養成分量に加えて，標準的な調理方法と調理後の栄養成分の量を併記することが望ましい．

注3 栄養成分表示では，熱量（エネルギー），タンパク質，脂質，炭水化物，ナトリウムの量の表示は義務であり，含有量が0（ゼロ）の場合でも，省略はできない．

注4 ナトリウム量はナトリウム量に2.54(58.5/23)を乗じた食塩相当量で表示する．ナトリウム塩を添加していない食品または添加物の場合で，食塩相当量に加えてナトリウム量を表示しようとする際は，ナトリウム（食塩相当量）などと表示する．

注5 食品表示基準で定められている栄養成分（飽和脂肪酸，$n$-3系脂肪酸，$n$-6系脂肪酸，コレステロール，糖質，糖類，食物繊維）の表示は任意である．

注6 糖質または食物繊維の量のいずれかを表示するときは，糖質および食物繊維の両方の量を表示する．

注7 食物繊維および飽和脂肪酸の量についての表示が奨励されている．

注8 表示の単位，分析方法，誤差範囲，0と表示できる基準が定められており，一定値で表示する場合は値が定められた許容差の範囲内にあること，下限値および上限値で表示する場合は値がその範囲に含まれていることが必要である．

合であり，基準が定められている．

### （a）栄養成分の補給ができる旨の表示

日本人の栄養摂取状況からみて，その欠乏が国民の健康維持・増進に影響を与えているものとして，21の栄養成分（タンパク質，食物繊維，ミネラル6成分，およびビタミン13成分）については栄養成分の「補給ができる旨」の表示ができる．表示には栄養成分が「高い旨」，または「含む旨」を強調する絶対表示と，栄養成分の量や割合が（他の食品と比べて）「強化された旨」を強調する相対表示がある（表5.7）．いずれも当該栄養成分について定められた下限の基準を満たしている必要がある（表5.8）．

糖類の強調表示
p.55 も参照．

### （b）栄養成分または熱量の「適切な摂取ができる」旨の表示

日本人の栄養摂取状況からみて，その過剰摂取が国民の健康維持・増進に影

135

響を与えているものとして．熱量と五つの栄養成分については「適切な摂取ができる」旨の表示ができる．表示には熱量または栄養成分を「含まない旨」、または量が「低い旨」を強調する絶対表示と、熱量または栄養成分の量や割合が

表5.7 栄養成分の「補給ができる旨」を強調する表示の基準

| 強調表示の種類 | 〈絶対表示〉 高い旨の表示 | 〈絶対表示〉 含む旨の表示 | 〈相対表示〉 強化された旨の表示 |
|---|---|---|---|
| 必要な基準 | 表示のある栄養成分の含量が表5.8〔第2欄〕に定める基準値以上であること | 表示のある栄養成分の含量が表5.8〔第3欄〕に定める基準値以上であること | 表示のある栄養成分の強化された量が他の同種の食品に比べてそれぞれ表5.8〔第4欄〕に定める基準値以上であること（タンパク質および食物繊維は他の食品に比べて強化された割合が25％以上のものに限る） |
| 表示例 | 「高○○」「●●豊富」「多△△」「▲▲たっぷり」「□□リッチ」など | 「○○源」「●●供給」「△△含有」「▲▲入り」「□□使用」「■■添加」など | 「○○強化」「●●増」「△△30％アップ」「▲▲プラス」「□□2倍」など（あわせて「自社従来品○○○」「日本食品標準成分表2015○○○」「コーヒー飲料標準品」などと比較食品を明記する．また、強化された量または割合を記載する） |
| 該当する栄養成分 | 表5.8〔第1欄〕に掲げる栄養成分 タンパク質、食物繊維、亜鉛、カリウム、カルシウム、鉄、銅、マグネシウム、ナイアシン、パントテン酸、ビオチン、ビタミンA、ビタミンB$_1$、ビタミンB$_2$、ビタミンB$_6$、ビタミンB$_{12}$、ビタミンC、ビタミンD、ビタミンE、ビタミンK、葉酸 |||

表5.8 「補給ができる旨」の表示対象となる栄養成分および守るべき基準値

| 〔第1欄〕 | 〔第2欄〕 〈絶対表示〉 高い旨の表示 ||| 〔第3欄〕 〈絶対表示〉 含む旨の表示 ||| 〔第4欄〕 〈相対表示〉 強化された旨の表示 ||
|---|---|---|---|---|---|---|---|---|
| 栄養成分 | 食品100gあたりの場合 | カッコ内は、一般に飲用に供する液状の食品100mLあたりの場合 | 100kcalあたりの場合 | 食品100gあたりの場合 | カッコ内は、一般に飲用に供する液状の食品100mLあたりの場合 | 100kcalあたりの場合 | 食品100gあたりの場合 | カッコ内は、一般に飲用に供する液状の食品100mLあたりの場合 |
| たんぱく質 | 16.2 g | (8.1 g) | 8.1 g | 8.1 g | (4.1 g) | 4.1 g | 8.1 g | (4.1 g) |
| 食物繊維 | 6 g | (3 g) | 3 g | 3 g | (1.5 g) | 1.5 g | 3 g | (1.5 g) |
| 亜鉛 | 2.64 mg | (1.32 mg) | 0.88 mg | 1.32 mg | (0.66 mg) | 0.44 mg | 0.88 mg | (0.88 mg) |
| カリウム | 840 mg | (420 mg) | 280 mg | 420 mg | (210 mg) | 140 mg | 280 mg | (280 mg) |
| カルシウム | 204 mg | (102 mg) | 68 mg | 102 mg | (51 mg) | 34 mg | 68 mg | (68 mg) |
| 鉄 | 2.04 mg | (1.02 mg) | 0.68 mg | 1.02 mg | (0.51 mg) | 0.34 mg | 0.68 mg | (0.68 mg) |
| 銅 | 0.27 mg | (0.14 mg) | 0.09 mg | 0.14 mg | (0.07 mg) | 0.05 mg | 0.09 mg | (0.09 mg) |
| マグネシウム | 96 mg | (48 mg) | 32 mg | 48 mg | (24 mg) | 16 mg | 32 mg | (32 mg) |
| ナイアシン | 3.9 mg | (1.95 mg) | 1.3 mg | 1.95 mg | (0.98 mg) | 0.65 mg | 1.3 mg | (1.3 mg) |
| パントテン酸 | 1.44 mg | (0.72 mg) | 0.48 mg | 0.72 mg | (0.36 mg) | 0.24 mg | 0.48 mg | (0.48 mg) |
| ビオチン | 15 µg | (7.5 µg) | 5 µg | 7.5 µg | (3.8 µg) | 2.5 µg | 5 µg | (5 µg) |
| ビタミンA | 231 µg | (116 µg) | 77 µg | 116 µg | (58 µg) | 39 µg | 77 µg | (77 µg) |
| ビタミンB$_1$ | 0.36 mg | (0.18 mg) | 0.12 mg | 0.18 mg | (0.09 mg) | 0.06 mg | 0.12 mg | (0.12 mg) |
| ビタミンB$_2$ | 0.42 mg | (0.21 mg) | 0.14 mg | 0.21 mg | (0.11 mg) | 0.07 mg | 0.14 mg | (0.14 mg) |
| ビタミンB$_6$ | 0.39 mg | (0.20 mg) | 0.13 mg | 0.20 mg | (0.10 mg) | 0.07 mg | 0.13 mg | (0.13 mg) |
| ビタミンB$_{12}$ | 0.72 mg | (0.36 mg) | 0.24 mg | 0.36 mg | (0.18 mg) | 0.12 mg | 0.24 mg | (0.24 mg) |
| ビタミンC | 30 mg | (15 mg) | 10 mg | 15 mg | (7.5 mg) | 5 mg | 10 mg | (10 mg) |
| ビタミンD | 1.65 µg | (0.83 µg) | 0.55 µg | 0.83 µg | (0.41 µg) | 0.28 µg | 0.55 µg | (0.55 µg) |
| ビタミンE | 1.89 mg | (0.95 mg) | 0.63 mg | 0.95 mg | (0.47 mg) | 0.32 mg | 0.63 mg | (0.63 mg) |
| ビタミンK | 45 µg | (22.5 µg) | 30 µg | 22.5 µg | (11.3 µg) | 7.5 µg | 15 µg | (15 µg) |
| 葉酸 | 72 µg | (36 µg) | 24 µg | 36 µg | (18 µg) | 12 µg | 24 µg | (24 µg) |

(他の食品と比べて)「低減された旨」を強調する相対表示がある(表5.9).いずれも定められた上限の基準を満たしている必要がある(表5.10).

**表5.9 栄養成分などの「適切な摂取ができる旨」を強調する表示の基準**

| 強調表示の種類 | 〈絶対表示〉 含まない旨の表示 | 〈絶対表示〉 低い旨の表示 | 〈相対表示〉 低減された旨の表示 |
|---|---|---|---|
| 必要な基準 | 表示のある熱量または栄養成分の含量が表5.10〔第2欄〕に定める基準値未満であること | 表示のある熱量または栄養成分の含量が表5.10〔第3欄〕に定める基準値未満であること | 表示のある熱量または栄養成分の低減された量が表5.10〔第4欄〕に定める基準値以上であって,他の食品に比べて低減された割合が25%以上であること（ナトリウムについては,25%以上低減することにより,当該食品の保存性および品質を保つことが著しく困難な食品については,相対差についての特定を認める） |
| 表示例 | 「無○○」「●●ゼロ」「ノン△△」「▲▲レス」「□□フリー」など | 「低○○」「●●ひかえめ」「微△△」「▲▲少」「□□ライト」「■■オフ」「▽▽ダイエット」など | 「○○3割減」「●●30%カット」「□□35%オフ」「△△ハーフ」「▲▲1/4」(あわせて「自社従来品○○○」「日本食品標準成分表2015○○○」「コーヒー飲料標準品」など,比較食品を明記する.また,強化された量または割合を記載する)（ナトリウムを25%以上低減することにより,当該食品の保存性および品質を保つことが著しく困難な食品については,ナトリムの量が当該他の食品に比べて低減された割合を記載する） |
| 該当する栄養成分など | 表5.10〔第1欄〕に掲げる熱量および栄養成分 熱量,脂質,飽和脂肪酸,コレステロール,糖類,ナトリウム | | |

**表5.10 「適切な摂取ができる旨」の表示対象となる栄養成分および守るべき基準値**

| 〔第1欄〕熱量および栄養成分 | 〔第2欄〕〈絶対表示〉含まない旨の表示 食品100gあたりの場合 | 〔第2欄〕カッコ内は一般に飲用に供する液状での食品100mLあたりの場合 | 〔第3欄〕〈絶対表示〉低い旨の表示 食品100gあたりの場合 | 〔第3欄〕カッコ内は一般に飲用に供する液状での食品100mLあたりの場合 | 〔第4欄〕〈相対表示〉低減された旨の表示 食品100gあたりの場合 | 〔第4欄〕カッコ内は一般に飲用に供する液状での食品100mLあたりの場合 |
|---|---|---|---|---|---|---|
| 熱量 | 5 kcal | (5 kcal) | 40 kcal | (20 kcal) | 40 kcal | (20 kcal) |
| 脂質 | 0.5 g（ドレッシングタイプ調味料(いわゆるノンオイルドレッシング)については3g） | (0.5 g) | 3 g | (1.5 g) | 3 g | (1.5 g) |
| 飽和脂肪酸 | 0.1 g | (0.1 g) | 1.5 g ただし飽和脂肪酸由来の熱量が当該食品の全熱量の10%以下 | (0.75 g) | 1.5 g | (0.75 g) |
| コレステロール | 5 mg ただし飽和脂肪酸の含有量が※ 1.5 g 未満 かつ飽和脂肪酸由来の熱量が当該食品の全熱量の10%未満 | (5 mg) (0.75 未満) | 20 mg ただし飽和脂肪酸の含有量が※ 1.5 g 以下 かつ飽和脂肪酸由来の熱量が当該食品の全熱量の10%以下 | (10 mg) (0.75 g 以下) | 20 mg ただし飽和脂肪酸の低減量が当該他の食品に比べて 1.5g 以上 | (10 mg) (0.75g 以上) |
| 糖類 | 0.5 g | (0.5 g) | 5 g | (2.5 g) | 5 g | (2.5 g) |
| ナトリウム | 5 mg | (5 mg) | 120 mg | (120 mg) | 120 mg | (120 mg) |

（※）1食分の量を15g以下である旨を表示し,かつ,当該食品中の脂肪酸の量のうち飽和脂肪酸の占める割合が15%以下である場合については,コレステロールに係る含まない旨および低い旨の表示のただし書きの規定は適用しない.

## PlusOne Point

**「高い旨」および「含む旨」の基準値の設定方法**

原則としてコーデックスガイドライン（CAC/GL23-1997）に準じている．

「含む旨」の表示をする場合の基準値は，次のとおり．

たんぱく質：100 g（mL）あたり栄養素等表示基準値の10％（5％）または100 kcal あたり栄養素等表示基準値の5％．

ビタミン・ミネラル：100 g（mL）あたり栄養素等表示基準値の15％（7.5％）または100 kcal あたり栄養素等表示基準値の5％．

食物繊維：100 g あたり3 g または100 kcal あたり1.5 g．

「高い旨」の基準値は，「含む旨」の2倍．

**栄養成分の機能表示について**
「5.4 健康志向型食品にかかわる制度」の項も参照．

### （7）栄養成分無添加強調表示

糖類およびナトリウム塩については，一定条件が満たされた場合に限り，食品への無添加に関する強調表示ができる．

#### （a）糖類を添加していない旨の表示

次の①〜④のすべての要件に該当する場合には，「糖類無添加」，「砂糖不使用」など糖類を添加していない旨の表示をすることができる．ここで糖類とは単糖または二糖類であって，糖アルコールでないものをいう．

① いかなる糖類も添加されていないこと．
② 糖類（添加されたものに限る）に代わる原材料（複合原材料を含む）（例：ジャム，非還元濃縮果汁など）または添加物を使用していないこと．
③ 酵素分解その他何らかの方法により，当該食品の糖類含有量が原材料および添加物に含まれていた量を超えていないこと．
④ 当該食品の100 g もしくは100 mL または1食分，1包装その他の1単位あたりの糖類の含有量を表示していること．

#### （b）ナトリウム塩を添加していない旨の表示

次の①②のすべての要件に該当する場合には，「食塩無添加」などナトリウム塩を添加していない旨の表示をすることができる．

① いかなるナトリウム塩も添加されていないこと．ただし，食塩以外のナトリウム塩を技術的目的で添加する場合であって，当該食品に含まれるナトリウムの量が別表（表5.10〔第3欄〕）に定める基準値以下であるときは，この限りでない．
② ナトリウム塩（添加されたものに限る）に代わる原材料（複合原材料を含む）（例：ウスターソース，ピクルス，しょう油など）または添加物を使用していないこと．

### （8）栄養成分の機能表示

定められた栄養成分（$n$-3系脂肪酸，ビタミン13種類，ミネラル6種類）については，その栄養成分の機能の表示ができる．この場合には，1日あたりの摂取目安量に含まれる栄養成分量が定められた上・下限値の範囲内になる必要がある．この表示をしたものが栄養機能食品であり，食品表示基準はほかにも注意喚起表示など栄養機能食品の表示事項を定めている．

### （9）食品添加物の表示

食品に含まれる添加物は，食品衛生法および食品表示法により，原則すべて表示しなければならない．添加物（食品添加物）は，「食品の製造の過程において又は食品の加工もしくは保存の目的で，食品に添加，混和，浸潤その他の方法によって使用する物」（食品衛生法4条2項）と定義されており，指定添加物，既存添加物，天然香料，一般飲食物添加物の4種類に分類される（表5.11）．表示にあたっては，原材料と添加物の区分を明確にし，添加物に占める重量の割合の高いものから順に表示する（p.132参照）．添加物の表示には，① 当該

添加物の物質名および用途名を併記する場合，② 当該添加物の物質名あるいは別名を表示する場合，③ 一括名で表示する場合，④ 表示が免除される場合，の 4 種がある（表 5.12）．表示が免除される場合は，① <u>栄養強化</u>の目的で使用されるもの（特別用途食品および機能性表示食品を除く），② <u>加工助剤</u>，③ <u>キャリーオーバー</u>に該当するもの，である（表 5.13）．

また，表示面積が狭く（30 cm² 以下），表示が困難なもの（特別用途食品および機能性表示食品を除く）およびばら売り食品は表示義務がない．ただし，包装容器に入れないばら売り食品でも，防かび剤または防ばい剤（アゾキシスト

**防かび剤または防ばい剤使用の表示が必要な食品（食品表示基準 別表第24）**
あんず，おうとう，かんきつ類，キウィー，ざくろ，すもも，西洋なし，ネクタリン，バナナ，びわ，マルメロ，もも，およびりんご．

表 5.11　添加物の分類と許可品目　（品目数は 2015 年 9 月現在）

| 分類 | 内容 | 許可品目（約 1500 品目） |
|---|---|---|
| 指定添加物[*1] | 厚生労働大臣が安全性と有効性を確認して指定した添加物 | 449 品目 |
| 既存添加物[*2] | 1996 年時点で既に広く使用されており長年食経験の実績があるもので，厚生労働大臣が引き続き使用することを認めているもの<br>例：クチナシ色素（着色料）や柿タンニン（清澄剤） | 365 品目 |
| 天然香料 | 動植物から得られる着香を目的とした添加物で，一般に使用量が微量であり，長年の食経験で健康被害がないとして使用が認められているもの<br>例：りんごや緑茶，乳 | 612 品目 |
| 一般飲食物添加物 | 一般に食品として飲食に供されているもので添加物として使用されるもの<br>例 1：イチゴジュース，オレンジ果汁，イカスミなどを他の食品に着色の目的で使用する．<br>例 2：こんにゃく成分のマンナンを他の食品に増粘の目的で使用する．<br>例 3：テングサ等から抽出した寒天を羊羹などの成形に使用する． | 72 品目 |

[*1] 1996 年以降，新たに許可された添加物は，化学的合成品や天然物など製造方法の違いの区別なく指定添加物となる．
[*2] 安全に問題のあるものや使用実態のないものについては，既存添加物リスト名簿から消除される．1996 年当時は 489 品目であった．

表 5.12　添加物表示法の種類

| 表示方法 | 表示例 |
|---|---|
| 用途名（物質名）併記 | 甘味料（サッカリン Na）<br>着色料（赤 3，黄 4，アナトー）<br>保存料（ソルビン酸，安息香酸 Na）<br>増粘剤，安定剤，ゲル化剤または糊料<br>酸化防止剤（エリソルビン酸 Na）<br>発色剤（亜硝酸 Na）<br>漂白剤（亜硫酸 Na）<br>防かび剤（OPP）または防ばい剤（OPP） |
| 物質名（別名表示も可） | ビタミン E または V.E<br>リン酸塩（Na，K）<br>ダイダイ抽出物<br>卵黄レシチン |
| 一括名 | イーストフード，ガムベース，かんすい，酵素，光沢剤，香料，軟化剤，調味料（アミノ酸等），調味料（無機塩等），苦味料，酸味料，豆腐用凝固剤，乳化剤，pH 調整剤，膨張剤，ベーキングパウダー，ふくらし粉 |
| 表示免除 | 表 5.13 の三つのケース |

表 5.13　添加物の表示が免除される場合

| 表示の免除 | 免除される理由 | 注 |
|---|---|---|
| 栄養強化の目的で使用されるもの（特別用途食品および機能性表示食品を除く） | 食品表示基準の栄養強調表示を適用するため | 栄養強化目的であっても，個別の表示基準があるものは表示が必要<br>注：L-アスコルビン酸を栄養強化の目的ではなく，酸化防止剤として使用する場合は「酸化防止剤（ビタミン C）と表示が必要 |
| 加工助剤<br>（加工工程で使用されるが，除去されたり，中和されたりして最終食品にほとんど残らない添加物） | 食品の完成前に除去される | 油脂製造時の抽出溶媒のヘキサン，ろ過助剤の活性炭 |
| | 最終的に食品に通常含まれる成分と同じになり，かつ，その成分量を増加させるものではない | ビールの原料水の水質を調整するための炭酸マグネシウム，中和されてほとんど残らないカセイソーダ |
| | 最終的に食品中に微量しか存在せず，その食品に影響を及ぼさない | 豆腐の製造中に大豆汁の消泡の目的で添加するシリコーン樹脂，せんべいに使用されるしょうゆに含まれる保存料の安息香酸 |
| キャリーオーバー<br>（原材料の製造，加工の過程において使用されたが，当該食品の製造，加工の過程において使用されないものであって，最終食品中では微量で効果がでない添加物） | 最終的に食品中に微量しか存在せず当該添加物の効果がでない | 添加物を含む原材料が原型のまま存在する場合や着色料や甘味料等のように，添加物の効果が視覚，味覚等の五感で感知できる場合は，キャリーオーバーとならず，表示が必要．<br>例 1：サラダに入れたハム中の発色剤<br>例 2：メロンアイスに使用したメロンソースの着色料 |

ロビン，イマザリル，オルトフェニルフェノール，ジフェニル，チアベンダゾール，フルジオキソニル，ピリメタニル，プロピナゾールなど)，および甘味料(サッカリン，サッカリンカルシウム，サッカリンナトリウム)については表示を要する．

### (10) 遺伝子組換え食品の表示

国内で流通が認められている**遺伝子組換え農産物**(生鮮食品)およびこれを原材料とした**遺伝子組換え食品**(加工食品)については，「遺伝子組換えである」旨または「遺伝子組換え不分別である」旨の表示が義務づけられている．

遺伝子組換え食品は，「加工工程後も組換えられたDNAまたはこれによって生じたタンパク質が残存する(広く認められた最新の検出技術によってその検出が可能な)もの」であり，そのおもな原材料(原材料の重量に占める割合の高い原材料の上位3位までのもので，かつ，原材料および添加物の重量に占める割合が5%以上であるもの)について，表示が義務づけられている．

対象農作物および加工品には，従来のものと組成，栄養価などが同等である生鮮食品(大豆，とうもろこし，ばれいしょ，菜種，綿実，アルファルファ，てん菜およびパパイヤの8種類)およびこれを原材料とした加工食品33食品群がある．また，従来のものと栄養価などが著しく異なる生鮮食品(高オレイン，ステアリドン酸産生，高リシンの3種の形質をもつ大豆あるいはとうもろこし)(**特定遺伝子組換え農産物**)およびその加工食品(高オレイン酸遺伝子組換え大豆およびこれを原材料として使用した大豆油など)がある．

表示方法は次の三つである．

① **分別生産流通管理**が行われたことを確認した遺伝子組換え農産物およびこれを原材料とする加工食品については，「遺伝子組換えのものを分別」，「遺伝子組換え」など分別生産流通管理が行われた遺伝子組換え農産物であることを表示する．

② 生産，流通または加工のいずれかの段階で，遺伝子組換え農産物および非遺伝子組換え農産物が分別されていない場合は「遺伝子組換え不分別」など分別されていない旨を表示する．

③ 分別生産流通管理あるいは特定分別生産流通管理が行われたことを確認した非遺伝子組換え農産物およびこれを原材料とする加工食品については，表示義務はないが，任意で「遺伝子組換えでないものを分別」，「遺伝子組換えでない」など分別生産流通管理が行われた非遺伝子組換え農産物である旨を表示する．特定遺伝子組換え農産物およびその加工食品についても同様である．

なお，前の8種類の遺伝子組換え農産物以外の農産物(たとえば，米や小麦など)およびその加工食品については「遺伝子組換えでない」などの表示をしてはならない．

### (11) 生鮮食品の表示

食品表示法では，食品関連事業者が生鮮食品(業務用生鮮食品を除く．一般

---

**ばら売り食品の場合の表示場所**
一般消費者が理解しやすいような日本語で，容器包装を開かないでも容易に見ることができるように容器包装の見やすい箇所に表示する．
陳列用容器，値札もしくは商品名を表示した札またはこれに近接した掲示物．

**分別生産流通管理**
遺伝子組換え農産物および非遺伝子組換え農産物を生産，流通および加工の各段階で善良なる管理者の注意をもって分別管理すること(その旨が書類により証明されたものに限る)をいう．

**特定分別生産流通管理**
特定遺伝子組換え農産物および非特定遺伝子組換え農産物を生産，流通および加工の各段階で善良なる管理者の注意をもって分別管理すること(その旨が書類により証明されたものに限る)をいう．

**ゲノム編集食品**
ゲノム編集技術でつくられた生鮮食品およびその加工品をいう．ゲノム編集食品のうち，最終的に，外来のDNA(遺伝子)またはその一部を追加する形でつくられた食品に関しては，これまでの遺伝子組換え食品と同様に，安全性審査とその表示が義務づけられる．しかし，DNAを破壊する形でつくられた食品については，事業者はどこをゲノム編集したかなどの情報を厚生労働省に届出するだけで流通させることができる．届け出は任意で違反しても罰則はない．食品表示についても，消費者庁は義務化せずに任意表示としている．

用生鮮食品)を販売する際には，食品表示基準が適用される．ただし，設備を設けて飲食させる場合または容器包装に入れないで，かつ，生産した場所で販売する場合もしくは不特定もしくは多数の者に対して譲渡(販売を除く)する場合は適用外である．

「容器包装に入れられた生鮮食品」では，容器包装を開かないでも容易に見ることができるように，容器包装の見やすい箇所に一般消費者や使用する者が理解しやすいような邦文で表示する．また，「容器包装に入れられていない生鮮食品」では，陳列用容器，値札もしくは商品名を表示した札またはこれに近接した掲示物など見やすい場所に表示する．

農産物共通表示事項(食品表示基準第18条第1項)として「名称」と「原産地」は表示が義務づけられている．また次の事項に該当する場合は表示しなければならない．このほかに個別に表示義務の農産物もある．

> 放射線を照射した食品，遺伝子組換え農産物，特定商品の販売に係る計量に関する政令第5条に規定する「特定商品」であって密封されたもの，乳児用規格適用食品，特定保健用食品，機能性表示食品

## 5.4 健康志向型食品にかかわる制度

食品の摂取により健康を維持したり，疾病を予防する気運が高まり，三次機能を重視した健康志向型食品が多く出回ってくるようになった．また，食品加工技術の新たな進歩により食品の機能を効果的に発揮できるように工夫した新食品が開発され，販売されるようになった．しかし，健康によいというイメージが先行し本当に効果があるのか疑わしいものもあった．さらに，これらを安易に利用する風潮もあり，その摂取によりかえって健康を害する例も報告されている．そこで，国は，機能性食品を含めた健康志向型の食品を，安心・安全および健康増進の面から，機能や用途により分類し制度化(p.13参照)しており，あわせて栄養に関する基準を定めている．

健康増進法では，食事摂取基準，特別用途食品制度，健康の保持増進効果などについての虚偽・誇大な表示の禁止を定めている．食品表示法では，同法第4条第1項に基づく食品表示基準の第2条および第9条で保健機能食品制度を定めている．また，従来，医薬品，医療機器等の品質，有効性及び安全性の確保等に関する法律(医薬品・医療機器等法)で錠剤やカプセルなど医薬品類似形態のものは販売が禁止されていたが，基準が緩和されて食品であることを明記すれば販売できることになった．栄養補助食品とよばれるものである．

### (1) 特別用途食品制度

特別用途食品は，「健康上特別な状態にある対象者(乳児，幼児，妊産婦，病者など)の発育や健康の保持・回復に適するという特別の用途について表示が許可(あるいは承認)された食品」を指す．特別用途食品には，病者用食品，妊

---

**PlusOne Point**

**意図せざる混入**

分別生産流通管理が適切に行われたことを確認した場合でも，遺伝子組換え農産物の一定の混入は避けられないことから，分別生産流通管理が適切に行われていれば，このような一定の「意図せざる混入」がある場合でも，「遺伝子組換えでない」旨の表示をすることができることとされている．なお，この場合，大豆およびとうもろこしについて，5%以下の意図せざる混入が認められている．

**PlusOne Point**

**油やしょうゆなどの加工食品**

油やしょうゆなど，組み換えられたDNAおよびこれによって生じたタンパク質が加工工程で除去・分解され，広く認められた最新の検出技術によってもその検出が不可能とされている加工食品については，遺伝子組換えに関する表示義務はない．これは，非遺伝子組換え農産物から製造した油やしょうゆと科学的に品質上の差異がないためである．ただし，任意で表示することは可能．

**PlusOne Point**

**健康志向型食品にかかわる健康増進法の条項**
① 食事摂取基準(第16条の2)
② 特別用途食品(第26条〜第30条)(p.141参照)
③ 健康の保持増進効果等についての虚偽，誇大な表示の禁止(第31条)(p.149参照)

**PlusOne Point**

**栄養補助食品**

「いわゆる栄養補助食品の取扱いに関する検討会報告書概要」(2000年3月，厚生労働省)によると，「栄養成分を補給し，又は特別の保健の用途に適するものとして販売の用に供する食品のうち，錠剤・カプセル等通常の食品の形態でないもの」をいう．

## 5章 食品の機能と表示

> **PlusOne Point**
> **特別用途食品の許可・承認**
> 以前は厚生労働大臣であったが、2009 年から消費者庁長官に移管された。

> **PlusOne Point**
> **特別用途食品の表示制度**
> 特別用途食品の表示事項は、食品表示法に基づく「食品表示基準」（内閣府令）および「食品表示基準について」（消費者庁次長通知）のほか、健康増進法第26条第6項に基づく「健康増進法に規定する特別用途食品の許可に関する内閣府令」、「特別用途食品の表示許可等について」（消費者庁食品表示課長通知）および「特定保健用食品の表示許可等について」（消費者庁次長通知）で定められている。これにより、許可を受けた内容などとともに栄養成分量、熱量および原材料の名称などを表示することが義務づけられている。

産婦・授乳婦用粉乳、乳児用調製粉乳およびえん下困難者用食品、特定保健用食品の5種類がある（図5.2）。

食品を特別用途食品として販売するには、健康増進法（第26条の1および2）に基づき、その特別の用途の表示について内閣総理大臣（消費者庁長官に委任）の許可を受ける必要がある。表示の許可にあたっては、許可基準があるものについてはその適合性を審査し（許可基準型）、許可基準のないものについては個別に評価が行われる（個別評価型）。また、日本で販売する食品（輸入品）について、特別用途表示をする場合は、内閣総理大臣（消費者庁長官に委任）の承認を受けることができる（健康増進法第29条、第30条）。

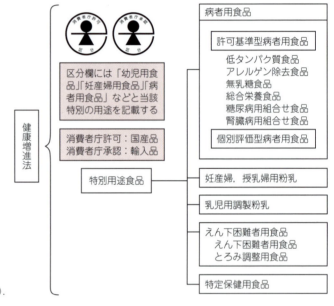

**図 5.2 特別用途食品とマーク**
特定保健用食品には別のマークが付けられる（p.144 参照）。

> **PlusOne Point**
> **病者用組合わせ食品**
> 従来特別用途食品としてあった、減塩食調製用組合わせ食品など2種類の病者用組合わせ食品は、宅配食品栄養指針での対応となった。組合せ食品は、1食で完結する、または主食を追加することで完結するように、栄養組成として熱量、タンパク質などの基準（栄養基準）が設定され、献立がその基準から±10％の範囲に入るように設計されている。

**（a）病者用食品**

病者用食品は「病気治療のための食事療法において利用される食品」である。

許可基準型病者用食品には低タンパク質食品、アレルゲン除去食品、無乳糖食品および総合栄養食品などの6種類がある。

① 低タンパク質食品は「タンパク質摂取制限を必要とする疾患（腎臓疾患など）に適する食品（タンパク質含有量が30％以下の食品）」である。

② アレルゲン除去食品は「特定のアレルゲンを不使用、また、除去または低減した食品」である。

③ 無乳糖食品は「乳糖不耐症またはガラクトース血症に適する食品」で食品中の乳糖またはガラクトースを除去したものである。

④ 総合栄養食品は「疾患等により通常の食事で十分な栄養を摂ることが困難な者に適している食品」である。食事として摂取すべき栄養素をバランスよく配合した液体または半固体で適度な流動性をもった食品で、いわゆる濃厚

流動食を指す．
⑤ 糖尿病用組合せ食品は「糖尿病の食事療法として利用できる調理済み食品」である．
⑥ 腎臓病用組合せ食品は「腎臓病の食事療法として利用できる調理済み食品」である．

個別評価型病者用食品は，「特定の疾病のための食事療法上の効果が期待できる根拠が医学的，栄養学的に明らかにされているかどうか，個別に科学的な評価を行って，病者用食品としての表示が認められた食品」である．現在のところアトピー性皮膚炎患者用食品，潰瘍性大腸炎患者用食品，慢性腎不全患者用食品および脱水症状患者用食品として許可されているものがある．

（b）妊産婦・授乳婦用粉乳

妊産婦・授乳婦用粉乳は，出産前や授乳期間中の母親の栄養摂取を目的に成分を調製したものである．カルシウムや鉄分を強化し，母体および胎児の栄養補給に役立つように考えられている．

（c）乳児用調製粉乳

乳児用調製粉乳は，おもに出生から離乳期までの育児用ミルクとして，原料である牛乳を母乳の成分に近くなるように調製したものである．最近ではタウリン，亜鉛，銅などの必須性の高い成分の添加が認められている．

（d）えん下困難者用食品

えん下困難者用食品は，嚥下（飲み込み）を容易にして誤嚥および窒息を防ぐことを目的としている食品で，えん下困難者用食品，とろみ調整用食品の2種類がある．硬さ，付着性，凝集性など食品の物性についての基準が設定されている．利用対象は高齢者に限らない．

（e）特定保健用食品

特定保健用食品は特定の保健の用途に適する食品であり，1991年に特別用途食品のなかに創設された．後述するように保健機能食品の一つとしても位置づけられている（p.143～148も参照）．

（2）保健機能食品制度

2001年，これまで定義があいまいだった健康食品の指針づくりの一環として，食品衛生法（施行規則）により保健機能食品制度が施行された．これは機能性食品など健康志向型食品のうち，国が定めた一定の要件を満たすものを保健機能食品としたものである．保健機能食品制度は，2015年の食品表示法の施行に伴い，同法第4条第1項に基づく食品表示基準に移行された．

保健機能食品は，栄養成分の補給・補完あるいは特定の保健の用途に資するもの（身体の機能や構造に影響を与え，健康の維持増進に役立つものを含む）であり，特定保健用食品，機能性表示食品，栄養機能食品の3種類がある（図5.3）．このうち特定保健用食品は健康増進法に基づく特別用途食品の一つとしても位置づけられている（p.141，142参照）．

> **PlusOne Point**
> 病者用食品であるかのような印象を与える食品表示の禁止
> ① 単に病者に適する旨を表示するもの（「病者用」，「病人食」など）．
> ② 特定の疾病に適する旨を表示するもの（「糖尿病者用」，「腎臓病食」，「高血圧患者に適する」など）．
> ③ 許可対象食品群名に類似する表示をすることによって，病者用の食品であるとの印象を与えるもの（「低タンパク食品」，「低アレルゲン食品」など）．
> ただし，「本品は，消費者庁許可の特別用途食品（病者用食品）ではありません」との文言を記載して，栄養成分表示を行っているものに限り，「低タンパク質（通常の○○（食品名）の△％）」，または「低タンパク質（通常の○○（食品名）に比べて□％少ない」との表示を行ったものについては，病者等が特別用途食品と誤認する恐れがないため，この限りではない（食品表示基準を満たすことは必要）．

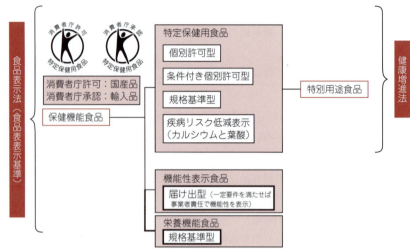

図 5.3 保健機能食品制度とマーク
機能性表示食品および栄養機能食品にマークはない.

## PlusOne Point

**特定保健用食品の規定**

健康増進法〔平成14(2002)年法律第103号〕第26条第1項に基づく許可または同法第29条第1項に基づく承認を受け，特別の用途に適する旨の表示をする食品(特別用途食品)の一つである．「健康増進法に規定する特別用途表示の許可等に関する内閣府令」〔平成27(2015)年3月内閣府令第11号〕第1条第1項第3号に「特定の保健の用途」の規定がある．

また，平成13(2001)年からは食品衛生法(施行規則)により保健機能食品の一つとしても規定されていたが，平成27(2015)年4月の食品表示法の施行により，保健機能食品制度は食品表示法に移行された．それに伴い，特定保健用食品は食品表示法第4条第1項に基づく食品表示基準(内閣府令第10号)第2条で規定されている．容器包装に入れられたものに限る．

### (a) 特定保健用食品

<u>特定保健用食品</u>(通称「トクホ」)は，前述したように健康増進法に基づく特別用途食品の一つであるが，食品表示法の食品表示基準で保健機能食品の一つとしても規定されている．

特定保健用食品は，身体の生理学的機能や生物学的活動に影響を与える保健機能成分(関与成分)を含んでおり，その摂取により特定の保健の目的が期待できる旨を表示できる食品である．

基本的に個別許可型であり，有効性や安全性の科学的根拠を示して，国(消費者庁および食品安全委員会)の審査を受け，国内で製造された商品は許可を得たのちに，輸入品は承認を得てから，保健の用途を表示できる．

特定保健用食品は認可マークのほか，成分，保健の用途(高度機能強調表示)，1日あたりの摂取目安量，摂取上の注意，調理・保存上の注意，「バランスのとれた食生活」普及を図る文書などを適正に表示することが義務づけられている．

2005年度からは，i) 個別許可型の特定保健用食品に加えて，ii) 規格基準型特定保健用食品，iii) 条件付き特定保健用食品，iv) 疾病リスク低減表示を認める特定保健用食品の制度も始まった．

#### i) 特定保健用食品(個別許可型・個別承認型)

食品ごとに国(消費者庁長官)の許可(承認)を受けたうえで，「食生活において特定の保健の目的で摂取をする者に対し，その食品の摂取により当該保健の目的が期待できる」旨の表示ができる．審査基準は，「作用機序が明確でかつヒトを対象とした無作為化比較試験で，危険率5%以下の有意差が認められるもの」となっている．国産品は個別許可型，輸入品は個別承認型とよばれるが，審査の過程は同じである．これまでに，オリゴ糖，食物繊維，カルシウム化合物，糖アルコールなどを含む食品が特定保健用食品として認められている(表

5.14). 個別許可型の特定保健用食品の表示例を図5.4に示した．

### ii）規格基準型特定保健用食品

規格基準型特定保健用食品は，特定保健用食品としての許可実績が十分（お

関与成分の機能
「5.2 食品の機能性成分——生体調節機能の分類」も参照．

**表 5.14 これまでに認められている，おもな特定保健用食品の用途表示と関与成分**

| 表示できる特定の保健の用途 | 保健機能成分（関与成分） |
|---|---|
| お腹の調子を整える食品 | オリゴ糖(イソマルトオリゴ糖，ガラクトオリゴ糖，キシロオリゴ糖，フラクトオリゴ糖，大豆オリゴ糖，乳果オリゴ糖，ラクチュロース，ラフィノース，コーヒー豆マンノオリゴ糖) <br> 合成多糖類(ポリデキストロース) <br> 食物繊維とその誘導体(グアーガム分解物，サイリウム種皮，ビール酵母由来の食物繊維，寒天由来の食物繊維，小麦ふすま，小麦外皮由来の食物繊維，難消化性デキストリン，低分子化アルギン酸ナトリウム／水溶性コーンファイバー，難消化性デンプン，還元タイプ難消化性デキストリン，大麦若葉由来の食物繊維) <br> 生菌(ビフィズス菌，乳酸菌，納豆菌) |
| 血圧が高めの方に適する食品 | ペプチド類(カゼインドデカペプチド，サーデンペプチド(バリルチロシンを含む)，かつお節オリゴペプチド，ラクトトリペプチド(VPP, IPP)，イソロイシルチロシン，わかめペプチド，海苔オリゴペプチド，ゴマペプチド，ロイヤルゼリーペプチド，カゼインドデカペプチド，大豆ペプチド) <br> 配糖体イソプレノイド〔杜仲葉配糖体(ゲニポシド酸)〕 <br> γ-アミノ酪酸，酢酸，クロロゲン酸類 |
| コレステロールが高めの方に適する食品 | 食物繊維(キトサン，サイリウム種皮由来の食物繊維) <br> リン脂質結合大豆ペプチド(CSPHP) <br> 植物ステロールエステル <br> 植物ステロール <br> 植物スタノールエステル <br> 低分子化アルギン酸ナトリウム <br> 大豆タンパク質 <br> ブロッコリー・キャベツ由来の天然アミノ酸 <br> 茶カテキン |
| 血糖値が気になる方に適する食品 | 難消化性デキストリン <br> L-アラビノース <br> グァバ葉ポリフェノール <br> 小麦アルブミン <br> 豆鼓エキス |
| ミネラル(カルシウム)の吸収を助ける食品 | クエン酸リンゴ酸カルシウム(CCM) <br> カゼインホスホペプチド(CPP) <br> ポリグルタミン酸 <br> フラクトオリゴ糖 |
| 貧血気味の人に適する食品 | ヘム鉄 |
| 食後の血中の中性脂肪を抑える食品 | グロビンタンパク分解物 <br> ウーロン茶重合ポリフェノールとりんご由来プロシアニジン <br> ドコサヘキサエン酸(DHA)とイコサペンタエン酸(IPA) <br> ベータコングリシニン <br> 難消化性デキストリン <br> モノグリコシルヘスペリジン |
| 体脂肪が気になる方に適する食品 | 茶カテキンとクロロゲン酸類 <br> コーヒー豆マンノオリゴ糖 <br> 中鎖脂肪酸 <br> ケルセチン配糖体 |
| 虫歯の原因になりにくい食品 | マルチトール <br> パラチノース <br> 還元パラチノース <br> エリトリトール <br> キシリトール <br> 茶ポリフェノール <br> 緑茶フッ素 |
| 歯の健康維持に役立つ食品 | カゼインホスホペプチド―非結晶リン酸カルシウム複合体(CPP-ACP)（乳タンパク質分解物） <br> キシリトール／マルチトール／リン酸一水素カルシウム／フクロノリ抽出物(フノラン) <br> リン酸化オリゴ糖カルシウム(POs-Ca) |
| 骨の健康が気になる方に適する食品 | 大豆イソフラボン <br> MBP(乳塩基性タンパク質) |

注：この表に表示してあるものと同じ保健機能成分(関与成分)を含んでいる食品でも，配合の割合や他の成分との相互作用などの関係もあるため，特定保健用食品とまったく同じ働きをするわけではない．
注：特定保健用食品の表示許可を受けたものは，2021年5月27日現在，1076品目（うち承認を受けた製品：1品目）である．最新の情報は消費者庁のホームページ http://www.caa.go.jp/foods/index4.html で確認できる．また，独立行政法人国立栄養・健康研究所などのホームページ http://hfnet.nih.go.jp/contents/sp_health.php は個別の特定保健用食品に関する有効性・安全性情報を公開している．

表 5.15 規格基準型特定保健用食品と表示

| 関与成分区分 | 関与成分 | 表示できる保健の用途 | 摂取する上での注意事項 |
|---|---|---|---|
| I（食物繊維） | 難消化性デキストリン，ポリデキストロース，グアーガム分解物 | ○○（関与成分）が含まれているのでおなかの調子を整えます | 摂りすぎあるいは体質・体調によりおなかがゆるくなることがあります．多量摂取により疾病が治癒したり，より健康が増進するものではありません．他の食品からの摂取量を考えて適量を摂取して下さい |
| II（オリゴ糖） | 大豆オリゴ糖，フラクトオリゴ糖，乳果オリゴ糖，ガラクトオリゴ糖，キシロオリゴ糖，イソマルトオリゴ糖 | ○○（関与成分）が含まれておりビフィズス菌を増やして腸内の環境を良好に保つので，おなかの調子を整えます | 摂りすぎあるいは体質・体調によりおなかがゆるくなることがあります．多量摂取により疾病が治癒したり，より健康が増進するものではありません．他の食品からの摂取量を考えて適量を摂取して下さい |
| III（食物繊維） | 難消化性デキストリン | 食物繊維（難消化性デキストリン）の働きにより，糖の吸収をおだやかにするので，食後の血糖値が気になる方に適しています | 血糖値に異常を指摘された方や，糖尿病の治療を受けておられる方は，事前に医師などの専門家にご相談の上，お召し上がり下さい．摂りすぎあるいは体質・体調によりおなかがゆるくなることがあります．多量摂取により疾病が治癒したり，より健康が増進するものではありません |
| IV（食物繊維） | 難消化性デキストリン | 食事から摂取した脂肪の吸収を抑えて排出を増加させる食物繊維（難消化性デキストリン）の働きにより，食後の血中中性脂肪の上昇をおだやかにするので，脂肪の多い食事を摂りがちな方，食後の中性脂肪が気になる方の食生活の改善に役立ちます | 摂りすぎあるいは体質・体調によりおなかがゆるくなることがあります．多量摂取により疾病が治癒したり，より健康が増進するものではありません．他の食品からの摂取量を考えて適量を摂取して下さい |

よそ 100 件）であるなど科学的根拠が蓄積されている関与成分について規格基準を定め，審議会（消費者委員会）の個別審査なく，消費者庁の事務局において，規格基準に適するか否かの審査を個別に行い許可された食品である．2017 年 7 月現在，食物繊維の一部とオリゴ糖の一部がある（表 5.15）．

### iii）条件付き特定保健用食品

**条件付き特定保健用食品**とは，特定保健用食品の審査で要求している有効性の科学的根拠のレベルには届かないものの，一定の有効性が確認され，限定的な科学的根拠である旨の表示をすることを条件として個別に許可された食品をいう．許可基準は表 5.16 のとおりであり，「作用機序が明確でかつヒトを対象とした無作為化比較試験で，危険率 10％以下の有意差が認められるもの」などいくつかの条件がある．

許可表示は「○○を含んでおり，根拠は必ずしも確立されていませんが，△△に適している可能性がある食品です．」であり，マークも制定されている．企業にとって取得のメリットが少ないため，これまでに認可申請はほとんどない．

### iv）疾病リスク低減表示を認める特定保健用食品

特定保健用食品にも，基本的に疾病リスクの低減に資する旨の表示は認められないが，関与成分の摂取による疾病リスクの低減効果が医学的・栄養学的に広く認められ確立されている場合には，「疾病リスクの低減に資する旨の表示」

条件付き特定保健用食品マーク
消費者庁許可：国産品．
消費者庁承認：輸入品．

5.4 健康志向型食品にかかわる制度

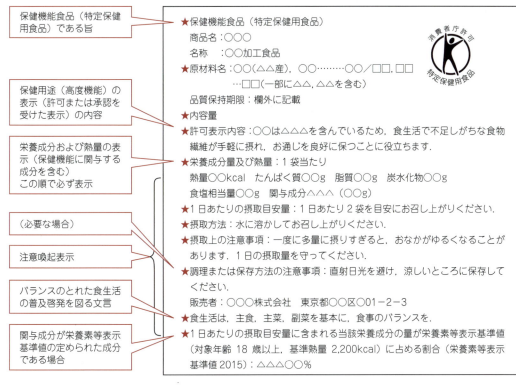

図 5.4 特定保健用食品のパッケージ表示例
★印は特定保健用食品としての必須表示事項．このほかにも食品表示法，計量法，不当景品類および不当表示防止法（景品表示法）などに基づく表示が必要である．

表 5.16 条件付き特定保健用食品の個別評価型許可基準

| 試験<br>作用機序 | 無作為化比較試験 ||  非無作為化<br>比較試験<br>（危険率 5％以下） | 対照群のない<br>介入試験<br>（危険率 5％以下） |
|---|---|---|---|---|
| | 有意差あり<br>（危険率 5％以下） | 有意傾向あり<br>（危険率 10％以下） | | |
| 明確 | 特定保健用食品 | 条件付き特定保健用食品 | 条件付き特定保健用食品 | × |
| 不明確 | 条件付き特定保健用食品 | 条件付き特定保健用食品 | × | × |

表 5.17 疾病リスク低減表示を認める成分と表示例

| 特定の保健機能を有する成分 | 保健用途表示 | 摂取する上での注意事項 |
|---|---|---|
| カルシウム（1 日摂取目安量：300〜700 mg） | この食品はカルシウムを豊富に含みます．日頃の運動と適切な量のカルシウムを含む健康的な食事は，若い女性が健全な骨の健康を維持し，歳をとってからの骨粗鬆症になるリスクを低減するかもしれません | 一般に疾病はさまざまな要因に起因するものであり，カルシウムを過剰に摂取しても骨粗鬆症になるリスクがなくなるわけではありません |
| 葉酸（プテロイルモノグルタミン酸）（1 日摂取目安量：400〜1000 µg） | この食品は葉酸を豊富に含みます．適切な量の葉酸を含む健康的な食事は，女性にとって，二分脊椎などの神経管閉鎖障害をもつ子どもが生まれるリスクを低減するかもしれません | 一般に疾病はさまざまな要因に起因するものであり，葉酸を過剰に摂取しても神経管閉鎖障害をもつ子どもが生まれるリスクがなくなるわけではありません |

が認められる．現在，疾病リスク低減表示が認められているのは「若い女性のカルシウム摂取と歳をとってからの骨粗鬆症になるリスクの関係」および「女性の葉酸摂取と神経閉鎖障害をもつ子どもが生まれるリスクの関係」の二つについてのみである（表5.17）．

### (b) 機能性表示食品

機能性表示食品とは，事業者の責任において科学的根拠に基づいた関与成分の機能性を表示した食品である．販売日の60日前までに食品に表示する内容，食品関連事業者に関する基本情報（事業者名・連絡先など），安全性および機能性の根拠に関する情報，生産・製造・品質の管理に関する情報，健康被害の情報収集体制，その他必要な事項を消費者庁長官へ届け出る必要がある．そのうえで，疾病に罹患していない者を対象に，健康の維持および増進に資する特定の保健の目的（「おなかの調子を整えます」「脂肪の吸収をおだやかにします」など）が期待できるという食品の機能性を表示できる（届け出型）．ただし，特定保健用食品とは異なり，消費者庁長官の個別の許可を受けたものではない．対象は包装した食品であり，サプリメント形状の加工食品や野菜，魚など生鮮食品にも機能性を表示できる．ただし，特別用途食品，栄養機能食品，アルコールを含む飲料，栄養素（脂質，飽和脂肪酸，コレステロール，糖類，ナトリウム）の過剰な摂取につながる食品は除く．機能性表示食品の表示例を図5.5に示す．

### (c) 栄養機能食品

保健機能食品のうち，栄養機能食品は，高齢化や食生活の乱れなどにより，1日に必要な栄養成分（ミネラルやビタミンなど）が通常の食生活では不足しがちな場合，その補給・補完を目的として，栄養成分の機能性を表示する加工食品である．栄養成分量が，国があらかじめ定めた規格基準に適合する場合は，国への許可申請や届出などの必要はなく，事業者は国が定めた表現によって栄養成分の機能性の表示をして，製造・販売できる（食品表示基準第7条．規格基準型）．

表示の対象となる栄養成分は，すでに医学的・栄養学的にその有効性が十分に確認されているものである．n-3系脂肪酸，ミネラル6種類（亜鉛，カリウム，カルシウム，鉄，銅，マグネシウム）およびビタミン13種類（ナイアシン，パントテン酸，ビオチン，ビタミンA，ビタミン$B_1$，ビタミン$B_2$，ビタミン$B_6$，ビタミン$B_{12}$，ビタミンC，ビタミンD，ビタミンE，ビタミンK，葉酸）の計20種類である（2015年4月現在）．

栄養機能食品は，栄養機能の表示とあわせて，「注意喚起表示」，1日あたりの摂取量目安量，摂取方法など，定められた注意事項などを適正に表示することが義務づけられている．保健用途表示（高度機能表示）や疾病リスク低減表示は認められない．栄養機能食品の規格基準，栄養機能表示および注意喚起表示を表5.18ならびに表5.19に示す．また，栄養機能食品の表示例を図5.6に

---

**機能性表示食品の規定**

「疾病に罹患していない者（未成年者，妊産婦（妊娠を計画している者を含む）及び授乳婦を除く）に対し，機能性関与成分によって健康の維持及び増進に資する特定の保健の目的（疾病リスクの低減に係るものを除く）が期待できる旨を科学的根拠に基づいて包装容器に表示をする食品〔健康増進法（平成14年法律第103号）第26条第1項に基づく許可又は同法第29条第1項に基づく承認を受け，特別の用途に適する旨の表示をする食品（以下「特別用途食品」という），栄養機能食品，アルコールを含有する飲料及び国民の栄養摂取の状況からみてその過剰な摂取が国民の健康の保持増進に影響を与えているものとして健康増進法施行規則（平成15年厚生労働省令第86号）第11条第2項で定める栄養素の過剰な摂取につながる食品を除く）であって，当該食品に関する表示の内容，食品関連事業者名及び連絡先等の食品関連事業者に関する基本情報，安全性及び機能性の根拠に関する情報，生産・製造及び品質の管理に関する情報，健康被害の情報収集体制その他必要な事項を販売日の60日前までに消費者庁長官に届け出たものをいう」〔食品表示基準第2条〕．表示禁止事項が同基準第9条に定められている．

機能性表示の根拠となる研究データやメカニズムは公開しなければならない．また，届け出られた情報は消費者庁のウェブサイトで公開される．

**栄養機能食品の規定**

「食生活において特定の栄養成分（ただし，錠剤，カプセル剤等の形状の加工食品にあってはカリウムを除く）の補給を目的として摂取する者に対し，当該栄養成分を含むものとしてこの府令に従い当該栄養成分の機能の表示をする食品（特別用途食品及び添加物を除き，包装容器に入れられたものに限る）をいう」〔食品表示法第4条に基づく食品表示基準（内閣府令第10号）第2条〕　表示については同基準第7条および第9条に定められている．

5.4 健康志向型食品にかかわる制度

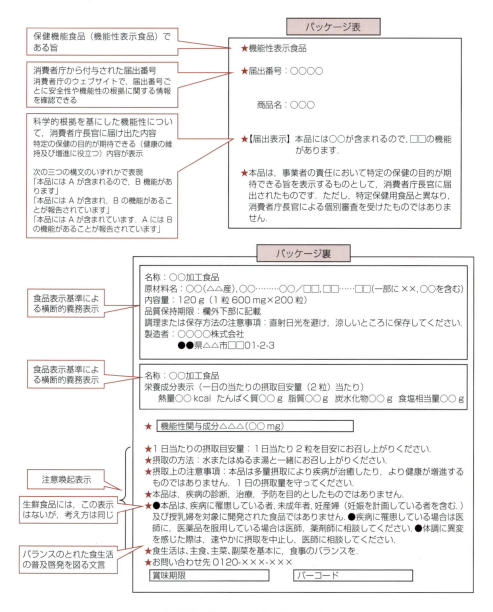

図 5.5 機能性表示食品の表示例
★は機能性表示食品としての必須表示事項．このほかにも食品表示法，計量法，不当景品類および不当表示防止法（景品表示法）などに基づく表示が必要．

示す（p.152 参照）．対象食品は容器包装された食品であり，生鮮食品にも適用される．また，カリウムを除く栄養成分では，錠剤，カプセル剤などの形状の加工食品にも適用される．

　栄養機能食品は微量栄養素の栄養機能（一次機能）が重視された食品ということになる．

表5.18 栄養機能食品として表示できる栄養成分（n-3系脂肪酸，ミネラル），その規格基準，栄養機能表示および注意喚起表示

| 栄養成分 | 規格基準<br>1日あたりの摂取目安量に含まれる栄養成分量の下限値～上限値 | 栄養機能表示 | 注意喚起表示 |
|---|---|---|---|
| n-3系脂肪酸 | 0.6～2.0 g | n-3系脂肪酸は，皮膚の健康維持を助ける栄養素です | 本品は，多量摂取により疾病が治癒したり，より健康が増進するものではありません．1日の摂取目安量を守ってください |
| 亜鉛 | 2.64～15 mg | 亜鉛は，味覚を正常に保つのに必要な栄養素です<br>亜鉛は，皮膚や粘膜の健康維持を助ける栄養素です<br>亜鉛は，タンパク質・核酸の代謝に関与して，健康の維持に役立つ栄養素です | 本品は，多量摂取により疾病が治癒したり，より健康が増進するものではありません<br>亜鉛の摂りすぎは，銅の吸収を阻害するおそれがありますので，過剰摂取にならないよう注意してください．1日の摂取目安量を守ってください<br>乳幼児・小児は本品の摂取を避けてください |
| カリウム | 840～2800 mg | カリウムは，正常な血圧を保つのに必要な栄養素です | 本品は，多量摂取により疾病が治癒したり，より健康が増進するものではありません．1日の摂取目安量を守ってください<br>腎機能が低下している方は本品の摂取を避けてください |
| カルシウム | 204～600 mg | カルシウムは，骨や歯の形成に必要な栄養素です | 本品は，多量摂取により疾病が治癒したり，より健康が増進するものではありません．1日の摂取目安量を守ってください |
| 鉄 | 2.04～10 mg | 鉄は，赤血球を作るのに必要な栄養素です | |
| 銅 | 0.27～6 mg | 銅は，赤血球の形成を助ける栄養素です<br>銅は，多くの体内酵素の正常な働きと骨の形成を助ける栄養素です | 本品は，多量摂取により疾病が治癒したり，より健康が増進するものではありません．1日の摂取目安量を守ってください．<br>乳幼児・小児は本品の摂取を避けてください |
| マグネシウム | 96～300 mg | マグネシウムは，骨の形成や歯の形成に必要な栄養素です<br>マグネシウムは，多くの体内酵素の正常な働きとエネルギー産生を助けるとともに，血液循環を正常に保つのに必要な栄養素です | 本品は，多量摂取により疾病が治癒したり，より健康が増進するものではありません<br>多量に摂取すると軟便（下痢）になることがあります．1日の摂取目安量を守ってください<br>乳幼児・小児は本品の摂取を避けてください |

**健康補助食品とJHFAマーク**

健康補助食品とは，財団法人日本健康・栄養食品協会（JHFA：JAPAN HEALTH FOOD AUTHORIZATION の略称）が認証している名称である．JHFAは国の指導のもと成分，安全・衛生面，表示内容などについて品目別規格基準を設定しており，独自に審査を行って適合した製品に対して認定マーク（JHFAマーク）の表示を許可している．JHFAマークは食品の品質や製品の規格を保証しているものであり，効果・効能を保証しているものではない．

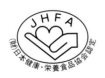

### （3）「いわゆる健康食品」

特別用途食品や保健機能食品以外の健康志向型食品は「いわゆる健康食品」ということになる．「いわゆる健康食品」は，サプリメント，健康補助食品，保健補助食品，栄養調整食品などの名称で販売されているが，これらの名称は販売業者らが独自の判断で付けて販売しているものであり，法令上で定義されているものではない．「いわゆる健康食品」はあくまで食品であり，他の食品同様，効能や効果を標榜することはできない．

### （4）虚偽・誇大広告などの禁止

また健康増進法は，食品として販売されている物について広告その他の表示をするときは健康の保持増進の効果について，著しく事実に相違する表示や著しく人を誤認させる表示を禁止している．

このほかに食品の表示を取り締まる法律として，食品表示法，計量法，景品表示法，医薬品・医療機器等法などがある．過去に，センナ茎茶に，医薬品に

指定されているセンナ葉が含まれていたとして薬事法違反で販売中止になったことがある．一方では規制緩和の流れを受けて，コエンザイム $Q_{10}$ など「専ら医薬品として使用されるもの」の指定をはずれた成分を含む食品が販売されるようになっている．

表 5.19　栄養機能食品として表示できる栄養成分（ビタミン），その規格基準，栄養機能表示および注意喚起表示

| 栄養成分 | 規格基準 1日当たりの摂取目安量に含まれる栄養成分量の下限値～上限値 | 栄養機能表示 | 注意喚起表示 |
|---|---|---|---|
| ナイアシン | 3.9 ～ 60 mg | ナイアシンは，皮膚や粘膜の健康維持を助ける栄養素です | 本品は，多量摂取により疾病が治癒したり，より健康が増進するものではありません．1日の摂取目安量を守ってください |
| パントテン酸 | 1.44 ～ 30 mg | パントテン酸は，皮膚や粘膜の健康維持を助ける栄養素です | |
| ビオチン | 15 ～ 500 μg | ビオチンは，皮膚や粘膜の健康維持を助ける栄養素です | |
| ビタミン A | 231 ～ 600 μg | ビタミン A は，夜間の視力の維持を助ける栄養素です ビタミン A は，皮膚や粘膜の健康維持を助ける栄養素です | 本品は，多量摂取により疾病が治癒したり，より健康が増進するものではありません．1日の摂取目安量を守ってください 妊娠3か月以内または妊娠を希望する女性は過剰摂取にならないよう注意してください |
| ビタミン $B_1$ | 0.36 ～ 25 mg | ビタミン $B_1$ は，炭水化物からのエネルギー産生と皮膚や粘膜の健康維持を助ける栄養素です | 本品は，多量摂取により疾病が治癒したり，より健康が増進するものではありません．1日の摂取目安量を守ってください |
| ビタミン $B_2$ | 0.42 ～ 12 mg | ビタミン $B_2$ は，皮膚や粘膜の健康維持を助ける栄養素です | |
| ビタミン $B_6$ | 0.39 ～ 10 mg | ビタミン $B_6$ は，タンパク質からのエネルギーの産生と皮膚や粘膜の健康維持を助ける栄養素です | |
| ビタミン $B_{12}$ | 0.72 ～ 60 μg | ビタミン $B_{12}$ は，赤血球の形成を助ける栄養素です | |
| ビタミン C | 30 ～ 1,000 mg | ビタミン C は，皮膚や粘膜の健康維持を助けるとともに，抗酸化作用をもつ栄養素です | |
| ビタミン D | 1.65 ～ 5.0 μg (60 ～ 200 IU) | ビタミン D は，腸管のカルシウムの吸収を促進し，骨の形成を助ける栄養素です | |
| ビタミン E | 1.89 ～ 150 mg | ビタミン E は，抗酸化作用により，体内の脂質を酸化から守り，細胞の健康維持を助ける栄養素です | |
| ビタミン K | 5 ～ 150 μg | ビタミン K は，正常な血液凝固を維持する栄養素です | 本品は，多量摂取により疾病が治癒したり，より健康が増進するものではありません．1日の摂取目安量を守ってください．血液凝固阻止薬を服用している方は本品の摂取を避けてください |
| 葉酸 | 72 ～ 200 μg | 葉酸は，赤血球の形成を助ける栄養素です． 葉酸は，胎児の正常な発育に寄与する栄養素です | 本品は，多量摂取により疾病が治癒したり，より健康が増進するものではありません．1日の摂取目安量を守ってください 葉酸は，胎児の正常な発育に寄与する栄養素ですが，多量摂取により胎児の発育が良くなるものではありません |

注1：表5.18 および5.19 に収載されたビタミンやミネラル以外の栄養素を食品として使用できないわけでなく，栄養機能表示ができないだけである．
注2：ハーブ類については，比較的作用が緩和なものから強いものまで，さらに副作用の懸念のあるものまで広範囲に存在することから医薬品または特定保健用食品で対応する．

### サプリメント

Dietary Supplement の日本語訳で，法令により定められたものでないが，一般に「栄養補充や健康の保持増進を目的とした食品」の総称として使われている．栄養補助食品（カプセル剤，粉末剤，錠剤などの医薬品的形状をした食品）と同義で使われることが多い．

### PlusOne Point

**医薬品・医療機器等法と食品**
いわゆる健康食品のみならず，すべての食品は医薬品に該当する成分を配合したり，医薬品的な効能効果（疾病の治療または予防を目的とする効能効果，身体の組織機能の一般的増強・増進を主たる目的とする効能効果，医薬品的な効能効果の暗示）の表示・広告を行った場合は医薬品・医療機器等法違反となる．
疾病リスク低減表示を認める特定保健用食品は例外的扱いである．

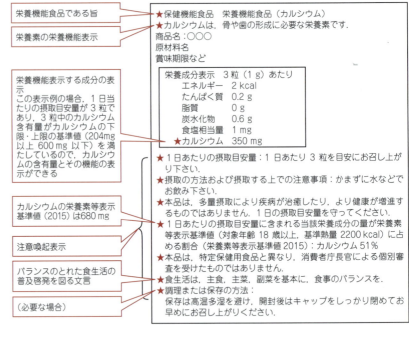

**図 5.6　栄養機能食品のパッケージ表示例**
★は栄養機能食品としての必須表示事項．この他にも食品表示法，計量法，不当景品類および不当表示防止法（景品表示法）などに基づく表示が必要．

## 練 習 問 題

次の文を読み，正しいものには○，誤っているものには×をつけなさい．

p.131 参照　（1）「食品表示基準」は健康増進法に基づいて定められている．
（2）成分表示を行う場合，熱量，タンパク質，脂質，炭水化物および食物繊維の5項目については必ず表示しなければならない．
p.141 参照　（3）特別用途食品は，食品衛生法で定められている．
（4）特別用途食品には，疾病の予防に適するという表示が許される．
（5）総合栄養食品は，病者用食品の一つである．
（6）乳児用調製粉乳の表示には，国の許可が不要である．
（7）栄養機能食品は保健機能食品の一つであるから保健の用途の表示ができる．
（8）亜鉛の栄養機能表示は，「亜鉛は，味覚を正常に保つのに必要な栄養素です」である．
（9）ビタミンDの栄養機能表示は，「ビタミンDは，皮膚や粘膜の健康維持を助ける栄養素です」である．
（10）機能性表示食品は個別許可型である．
（11）機能性表示食品には消費者庁の定めたマークがある．
（12）特定保健用食品には規格基準型がある．

(13) 特定保健用食品で疾病低減リスク低減表示ができる成分は，カルシウムと葉酸である．

(14) 「ノンシュガー」とは砂糖を使用していないという意味である． ➡p.55 も参照

(15) 食物繊維はプレバイオティクスのひとつである．

(16) 栄養表示において，100 g あたりのタンパク質が 20 g である食品は，「高タンパク質」と表示できる．

(17) 栄養表示において，100 g あたりの脂質が 1 g である食品は，「ノンファット」と表示できる．

(18) 特定原材料であっても，アレルギー表示が免除されることがある．

(19) うずら卵を原材料とする食品には，アレルギー表示をしなくてよい．

(20) 栄養機能表示できないビタミンがある．

(21) 特別用途食品では，許可基準がない病気に関する病者用食品は，個別に評価・許可される．

(22) 消費期限の表示は，年月表示でもよい．

(23) 賞味期限は，包装容器を開封した後にも適用される．

(24) 総合栄養食品は，病者用特別用途食品に含まれる．

(25) 食品 100 g あたりのナトリウムが 0.5 g に満たない場合は，「ナトリウム控えめ」と表示できる．

(26) 寒天ゼリーに使用されたフルーツソースに含まれる着色料は食品添加物としての表示が免除される．

(27) 遺伝子組換え食品の表示義務の対象となっている作物を原材料とする食品であっても，その原材料の食品に占める重量が 5％未満のものは，表示が省略できる．

(28) アレルギー表示において，「アイスクリーム」は乳の代替表記として認められていない．

(29) せんべいに使用されたしょうゆに含まれる保存料は食品添加物としての表示が免除される．

# 6 食品成分の化学変化

　大部分の食品素材は，ある程度，貯蔵・加工・調理されたあとに食される．これらの過程で食品成分は，良きにつけ悪しきにつけ何らかの物理的・化学的・酵素的変化を余儀なくされる．食品は多成分系であるので，このような変化には成分それぞれに起こるものと，成分間の相互作用によって起こるものがある．この章では，これらの変化の機構と食品の品質に与える影響について述べる．

## 6.1 油脂の酸化

　油脂の酸化は，食品成分の変化のなかでも代表的な反応である．油脂が酸化すると，単に栄養性，物性，嗜好性が低下するだけでなく，毒性を示すようになる．油脂の酸化には四つの機構がある．① 基底状態の三重項酸素によって起こる自動酸化，② 励起状態の一重項酸素の関与する光増感酸化，③ 熱酸化，④ 酵素的酸化，，である．油脂の酸化がとくに問題となるのは，自動酸化が日常生活のなかでラジカル連鎖反応として進行するからである．

### （1）活性酸素

　油脂の酸化の説明に入る前に，酸素の特性について知っておく必要がある．酸素はほかの多くの元素と結合しやすい性質(酸化性)をもっているため，われわれの身の回りの化合物のほとんどが酸素を含んでいる．このような酸素の強い反応性は，酸素分子が特殊な電子配置をもっていることに起因する．酸素原子は8個の電子をもっているため，2個の酸素原子が酸素分子を形成すると計16個の電子が2個の原子核を囲む分子軌道上に配置される．このうち2個ずつはK殻に配置しているので，計12個が反応性を決定する二つの最外殻(L殻)を占めることになる．このとき，酸素原子が1個ずつ電子を出し合って共有結合していること，電子が2個ずつ対をつくりやすいこと，一つのL殻は8個の電子が埋まると安定であることを考慮すると，図6.1の(a)，(b)の分子種が可能である．(a)のように対をつくっていない電子(不対電子)をもつ原子あるいは原子団はラジカル(radical)と総称され，ラジカル反応とよばれる連鎖反応を起こす反応性の高いものである．通常の酸素分子がこの形であり，基

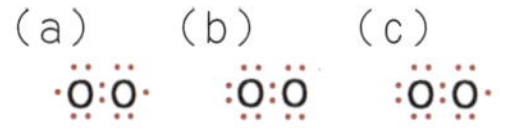

**図6.1　酸素分子の最外殻電子の配置**
(a)三重項酸素($^3O_2$)，(b)一重項酸素($^1O_2$)，(c)スーパーオキシド($O_2^-$)．

## 一重項酸素と三重項酸素

本文の記述は理解を容易にするために簡略化してある．実際は酸素分子中の16個の電子は1s，2s，2pの各軌道に右図のように配置されており，2個の酸素原子が2p軌道の一つを共有することによってσ結合している．それぞれの酸素原子の色付きの2p軌道に入っている電子が，本文に述べた2個の不対電子に相当する．電子には回転方向（スピン）があり，一つの軌道に入りうる電子のスピンが同じ場合を三重項状態（↑↑），違う場合を一重項状態という．基底状態にある分子の大部分は一重項状態であるが，酸素は例外で，基底状態が三重項状態である．励起されて一重項状態となる．一重項酸素には①↓と↑○の2種類があるが，実際に生体や食品における反応に関与するのは，本文で述べたように後者である．三重項酸素はラジカルとの親和性が高く，ラジカル反応を起こしやすく，一重項酸素は親電子的であり，二重結合を直接攻撃する．

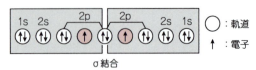

底状態の酸素あるいは三重項酸素(triplet oxygen：$^3O_2$)とよばれる．酸素分子が他の気体分子に比べて反応性が高いのは，2個の不対電子をもつビラジカルであることに起因する．

一方，電子が片方の酸素に局在した(b)は，分子として左右対称である $^3O_2$ より不安定である．(b)は一重項酸素(singlet oxygen：$^1O_2$)とよばれ，$^3O_2$ が外からエネルギーを得て励起された状態である．このほか，$^3O_2$ がほかの化合物から電子を1個引き込んだ（還元された）分子種をスーパーオキシドまたはスーパーオキシドアニオン〔図6.1(c)，$O_2^-$ または $O_2^{-\cdot}$〕とよぶ．水中における寿命は条件によって異なるが，$^1O_2$ で数マイクロ秒，$O_2^-$ では0.05〜5秒といわれている．$^1O_2$，$O_2^-$，ヒドロキシラジカル(・OH)，過酸化水素($H_2O_2$)などは $^3O_2$ より反応性が高く，活性酸素(active oxygen)とよばれている．

**活性酸素**
広義には脂質過酸化物やそのラジカル(ROOH，ROO・，RO・)，ハロゲン化酸素(ClO$^-$)，一酸化窒素ラジカル(NO・)なども含まれる．

### （2）自動酸化

油脂の自動酸化(autoxidation)はその構成不飽和脂肪酸に起こる．脂肪酸の自動酸化されやすさは，たとえばオレイン酸(18:1)，リノール酸(18:2)，リノレン酸(18:3)ではほぼ1:12:25であり，オレイン酸とリノール酸に大きな隔たりがある．これは自動酸化の初発反応である脂肪酸からの水素の引き抜きが，二重結合のとなりの炭素に起こりやすいためである．2.4節で述べたように多価不飽和脂肪酸は1,4-ペンタジエン構造をとっており，二つの二重結合に挟まれたメチレン基をもつ．このメチレン基は反応性が高く，活性メチレン

図6.2 多価不飽和脂肪酸からの水素の引き抜かれやすさ
色のついている部分が活性メチレン基．

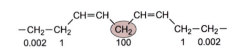

基といわれる(図6.2). アラキドン酸やイコサペンタエン酸, ドコサヘキサエン酸では活性メチレン基の数が多く, さらに酸化されやすい. このように, 自動酸化が容易に起こるのは酸素がビラジカルであり, 多価不飽和脂肪酸が複数の活性メチレン基をもっているからである.

### (a) ラジカル連鎖反応

自動酸化はラジカル連鎖反応として進行する. この過程は, 開始, 成長, 分解, 停止の四つに大別される(図6.3). まず, 何らかの機構(後述)で不飽和脂肪酸(RH)から水素原子が一つ引き抜かれ**アルキルラジカル**(R・)が生じる(反応1). 次に生じたアルキルラジカルに $^3O_2$ が結合し, **ペルオキシラジカル**(ROO・)となる(反応2). ペルオキシラジカルは, 未酸化の不飽和脂肪酸からあらたに水素原子を奪って, 自らは**ヒドロペルオキシド**(ROOH)となり, 相手に不対電子を残す(反応3). したがって, はじめに触媒量のラジカルがあれば, 反応2, 3が繰り返され, 新しい脂肪酸が連鎖的に酸化に巻き込まれていく. ヒドロペルオキシドは蓄積してくると反応(4), (5)により分解して**アルコキシラジカル**(RO・)や**ヒドロキシラジカル**(・OH)を生じる. さらに連鎖反応の結果, 未酸化の不飽和脂肪酸が減少してくると, ラジカルどうしが結合して安定な非ラジカル性化合物となりラジカル反応は停止する(反応6〜8). このとき, 酸素分圧が高いほどペルオキシラジカル濃度が高くなるため(反応2), 停止反応は反応8, 7, 6の順に起こりやすい.

ここで最も大きな問題は, 反応1がどのように起こるかであるが, 現在のところ定説はない. 宇宙線や紫外線, 可視光, 活性酸素などによる直接的な活性メチレンからの水素の引き抜きや, 精製されずに残ったヒドロペルオキシドや, 次に述べる自動酸化以外の機構で生じたヒドロペルオキシドの分解(反応4, 5)によって生じる種々のラジカルが関与しているものと考えられている.

図6.4はリノール酸を例にとってヒドロペルオキシドの生成機構をまとめたものである. まず, 水素の引き抜きにより活性メチレン基に生じたラジカルは両側の二重結合と共鳴し, 全体としてラジカルが存在するようになる. このよ

> **ヒドロペルオキシド**
> (hydroperoxide, 過酸化物)
> これはドイツ語読みで, 英語ではハイドロパーオキサイドと読む.

| | | | |
|---|---|---|---|
| 開始(initiation) | RH | ⟶ R・ + H・ | (1) |
| 成長(propagation) | R・ + O₂ | ⟶ ROO・ | (2) |
| | ROO・ + RH | ⟶ ROOH + R・ | (3) |
| 分解(decomposition) | ROOH | ⟶ RO・ + ・OH | (4) |
| | 2ROOH | ⟶ ROO・ + RO・ + H₂O | (5) |
| 停止(termination) | 2R・ | ⟶ R−R | (6) |
| | R・ + ROO・ | ⟶ ROOR | (7) |
| | 2ROO・ | ⟶ ROOR + O₂ | (8) |

図6.3 不飽和脂肪酸の自動酸化

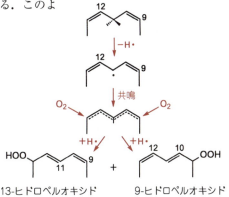

図6.4 リノール酸の自動酸化
番号はカルボキシ末端からの位置を示す.

うな場合，酸素の付加は両端で起こり，2種類のヒドロペルオキシドが生成する．油脂の自動酸化では脂肪酸の多様な位置異性体やシス，トランス異性体のヒドロペルオキシドが生じる．トリグリセリドの脂肪酸やリン脂質の脂肪酸も同様に酸化を受ける．

### (b) ヒドロペルオキシドの分解と二次生成物

自動酸化，および後述する光増感酸化，酵素酸化により生じたヒドロペルオキシドは一次生成物として蓄積し，単離することもできるが，一方で分解や重合が起こり二次生成物が生じる．一般には重合物のほうが多く約90%を占めるが，低分子分解物にはアルデヒドのように揮発性で，においとしての閾値の低いものが多いため，微量でも問題となる．ヒドロペルオキシドの分解による二次生成物としては，アルデヒド，アルコール，ケトン，酸などがある．これらの化合物は，アルコキシラジカルを中心とした反応により生成してくると考えられている(図6.5)．

精製された油は色も薄く無臭であるが，酸化の進行とともに油特有のにおいを発するようになる．油酸化のごく初期から感知されるものを**戻り臭**，かなり酸化が進んだ場合を**変敗臭**とよぶ．戻り臭はリノレン酸含量の高い大豆油で起こりやすく，その原因物質としては**2-ペンチルフラン**や**3-シス-ヘキセナール**が考えられている．このほか100種にも及ぶ揮発性物質が酸化油中から同定されている．また，酸化により**共役ジエン構造**が生じるため，油脂の色が濃くなる．これを**色戻り**という．色戻りの原因物質の一つとしてγ-トコフェロールが酸化されて生じる**トコレッド**がある．

また脂質過酸化物はタンパク質やビタミンなどと反応して食品の栄養性，嗜好性を低下させる．さらに酸化油脂中の成分は生体に対して毒性を示す．動物実験では，油脂の過酸化物価が100以上になると生育阻害が現れ，500を超すとその効果は著しい．なかでも二次生成物である**ヒドロペルオキシアルケナール**

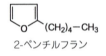

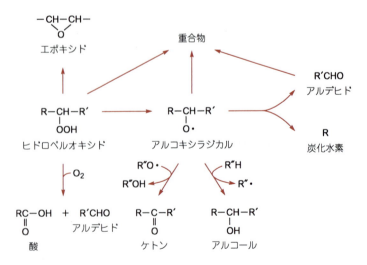

図6.5
脂質ヒドロペルオキシドからの二次生成物

は，ヒドロペルオキシドより100倍近い毒性をもつといわれる．さらに最近では，過酸化脂質や活性酸素と老化やさまざまな疾病との関連が注目されている．

図6.6は自動酸化の進行を簡単にまとめたものである．自動酸化の初期には酸素の吸収，すなわちヒドロペルオキシド(POVを指標)の生成がほとんど見られない**誘導期**(induction period)とよばれる期間がある．この期間には油特有の初期臭が発生する"**戻り**"とよばれる現象が起こる場合がある．これを過ぎると，酸化は急速に進行しヒドロペルオキシドが蓄積する．酸化がさらに進行すると，蓄積したヒドロペルオキシドは二次生成物(AV，TBA価を指標)へと分解され，さらに重合物が生じ，著しい粘度上昇が見られる．

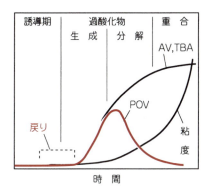

図6.6 自動酸化の進行
POV, AV, TBA: p.64参照．

### （3）その他の酸化

脂質の酸化は自動酸化以外に，光，熱，金属，酵素によっても起こる．これら自動酸化以外の酸化機構によって生じたヒドロペルオキシドも自動酸化の場合と同様に分解，重合する．この過程で生じる種々のラジカルが自動酸化の引き金になるとも考えられている．また，酵素による脂質の酸化は生理的に重要である．

#### （a）光増感酸化

天然色素として油脂に混在するクロロフィルや食品添加物色素などは，可視光を吸収して励起され，そのエネルギーを$^3O_2$に渡して$^1O_2$に変える．$^3O_2$と$^1O_2$では後者のほうが1000倍以上反応性が高い．生じた$^1O_2$は直接不飽和脂肪酸の二重結合を攻撃し，非ラジカル的にヒドロペルオキシドを生成する．これを**光増感酸化**という．光増感酸化は二重結合さえあればその数にあまり依存しない．また，二重結合数の2倍のヒドロペルオキシド異性体ができる．$^1O_2$の水中での寿命は数マイクロ秒と短いが，$^1O_2$は油に溶けやすく油中ではより安定であるため，脂質の酸化は起こりやすい．また，紫外線は色素がなくても酸化を促進する．

色素による酸素の励起
＊：光により励起された色素．

#### （b）熱酸化

揚げもの，炒めものの際に油脂は高温条件で酸素にさらされる．**熱酸化**は激

表6.1 とうもろこし油が熱酸化されたときの化学変化(200℃)

|  | 新鮮油 | 処理時間 |  |  |  |
|---|---|---|---|---|---|
|  |  | 5 | 16 | 24 | 48 |
| IV(ヨウ素価) | 122 | 115 | 108 | 102 | 90 |
| POV(過酸化物価) | 1.1 | 1.6 | 1.7 | 2.0 | ― |
| AV(酸価) | 0.20 | 0.42 | 1.23 | 1.44 | 1.60 |
| SV(ケン化価) | 186 | 196 | 200 | 200 | ― |
| 屈折率(25℃) | 1.473 | 1.476 | 1.479 | 1.480 | 1.481 |
| 粘度(poises) (25℃) | 0.65 | 0.85 | 1.25 | 3.00 | 7.55 |

並木満夫・松下雪郎 編,『食品成分の相互作用』, 講談社(1980).

しい自動酸化とも考えられるが，広義には高温による非酸化的重合や分解も含まれるため，以下の点で自動酸化と異なる．① 飽和脂肪酸も酸化される，② ヒドロペルオキシドはすぐに分解するため蓄積しない，③ 非酵素的加水分解を起こし，遊離脂肪酸が増加する，④ 熱重合によって生じる六員環構造をもつ重合体が毒性をもつことが報告されている．

油の加熱に伴う発煙と同時にのどや鼻などを刺激する臭気は，加水分解の結果生じたグリセロールから生じる<u>アクロレイン</u>が原因である．油脂の加熱によるかに泡とよばれる泡立ちや発煙，着色，粘度上昇は，食品添加物シリコーンオイルの微量添加により抑制できる．表6.1にとうもろこし油の熱酸化の例をあげた．

CH₂＝CH－CHO
アクロレイン

**（c）金属およびヘム化合物による酸化促進**

油脂中に微量に混在する遷移金属イオンは油脂の酸化を著しく促進する．これは金属イオンが $^3O_2$ を活性化して $^1O_2$ に類似の形にしたり，次に示すようにヒドロペルオキシドの分解を促進するからである．

遷移金属イオンによる酸素の活性化

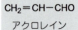

遷移金属イオン

$$ROOH + M^{2+} \longrightarrow RO\cdot + OH^- + M^{3+}$$
$$ROOH + M^{3+} \longrightarrow ROO\cdot + H^+ + M^{2+}$$

なお，触媒活性は $Cu^+ > Cu^{2+} > Fe^{2+} > Fe^{3+} > Ni^{2+}$ の順であり，同じ金属イオンであれば荷電数の少ない還元型のほうが強い．抗酸化対策としては，クエン酸などのキレート剤によりこれらの金属を捕捉することが効果的である (p.162 参照)．

一方，分子内に鉄をもつヘム化合物(ヘモグロビン，ミオグロビンの分解物)も自動酸化を促進する．これはヘマチン化合物(プロトポルフィリン[$Fe^{3+}$]水酸化物)が，図6.7に示すように脂肪酸のラジカル化やヒドロキシラジカルの分解を触媒するサイクルを形成するためと考えられている．したがって，生肉よりもヘマチンの多い加熱した肉のほうが，また白身魚よりヘムを多く含む赤身魚の血合い肉のほうが酸化が速く進む．さらにこれらの食品は不飽和脂肪酸を多く含むリン脂質含量が高いため，リン脂質の酸化が顕著である．この反応は植物油ではなく，ハム，ソーセージや魚肉，畜肉の酸化の問題となるため，

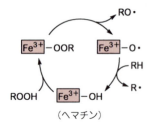

図6.7
ヘマチンによるラジカル生成
$Fe^{3+}$：3価鉄のプロトポルフィリン

単なる自動酸化と区別して組織変敗ともよばれている．

### （d）酵素による酸化

リポキシゲナーゼは植物界に広く存在する酵素であり，1,4-シス，シス-ペンタジエン構造をもつ脂肪酸（リノール酸，リノレン酸など）に $^3O_2$ を添加してヒドロペルオキシドを生成する．酵素反応であるため，生じるヒドロペルオキシドは光学活性体であり，ヒドロペルオキシド化される位置は酵素の起源により異なる．植物体内では酵素と基質は隔てられているが，保存，加工，調理中に細胞が傷んで接触すると反応が起こる．野菜や大豆の青草臭は，リポキシゲナーゼ反応により生じるヒドロペルオキシドが分解してできたヘキサナールと，ヘキセナールに代表されるアルコールやアルデヒドなどに起因する．加熱して酵素を失活させることにより，酸化を防止することができる．小麦の製造時に起こるこの酵素による酸化は，グルテンの酸化重合，カロテンの酸化による自然漂白に寄与し，小麦粉の物性改善に役立っている．植物にとってのこの酵素の生理的機能はよくわかっていないが，生成物であるカルボニル化合物による外敵からの防御機構とも考えられている．

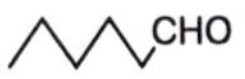

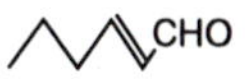

一方，動物細胞においては多価不飽和脂肪酸からシクロオキシゲナーゼによりプロスタグランジン，リポキシゲナーゼによりロイコトリエンなどの酸化物が合成される．これらは多様で強力な生理活性を発現し，高度な生命活動に必須の化合物である（4.5節参照）．

### （4）物理的酸化防止および化学的酸化防止（抗酸化剤）

日常生活でのちょっとした工夫（油脂は着色びんで密栓して冷暗所で保存する，酸素との接触面積を狭くする，使用した油を新しい油と混ぜないなど）や，空気を通さない容器を使う，脱酸素剤を用いる，などによって油脂の酸化はある程度抑えられるが，さらに化学的に酸化を抑えるために抗酸化剤（antioxidant）が用いられる．以下に抗酸化剤をその作用に従って分類し，おもな抗

**PlusOne Point**

鉄粉を用いた脱酸素剤
$4Fe + 3O_2 + 6H_2O \rightarrow 4Fe(OH)_3$

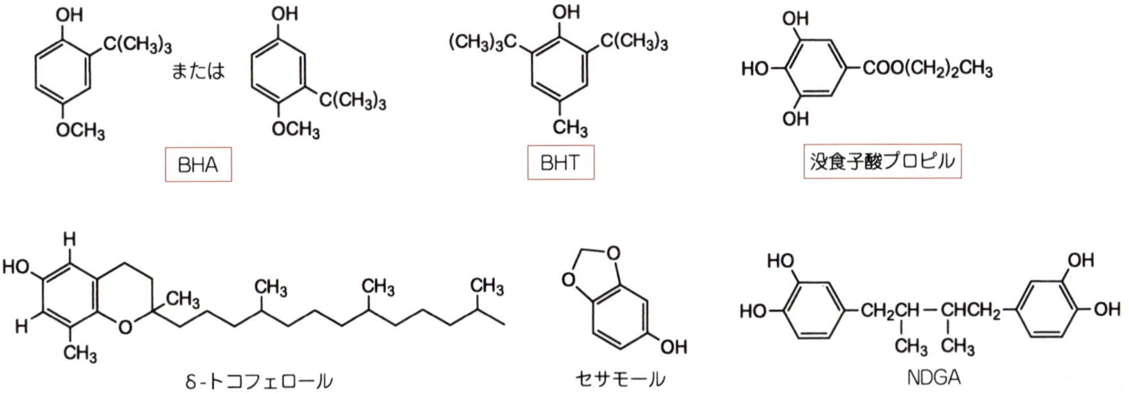

図6.8 おもな抗酸化剤
□は合成抗酸化剤．

酸化剤の構造を図6.8にまとめた．

(a) ラジカルの捕捉(scavenger)作用

合成抗酸化剤として **BHA**(ブチルヒドロキシアニソール)，**BHT**(ブチルヒドロキシトルエン)，没食子酸プロピル(タンニンの構成成分である没食子酸をエステル化して脂溶性としたもの)など，天然の抗酸化剤としては，図6.8に示した**トコフェロール**(2.6節参照)，ごま油の**セサモール**(熱処理によりセサモリンから生成する)，クレオソートブッシュの**NDGA**(ノルジヒドログアヤレチン酸)，タンニン類，フラボノイド類，香辛料類などのフェノール性ヒドロキシ基をもつ化合物がある．これらの**フェノール性抗酸化剤**はラジカル(R・あるいはROO・)に水素を与えて非ラジカル化し，自らラジカルとなることにより連鎖反応を止める．

$$R\cdot + AH \longrightarrow RH + A\cdot \quad あるいは \quad ROO\cdot + AH \longrightarrow ROOH + A\cdot$$

(AH：抗酸化剤)

なお，フェノールから生じるフェノキシラジカルは図6.9のように共鳴構造をとり安定化しているため他を攻撃しない．これが，フェノール性化合物が抗酸化剤になる理由の一つである．

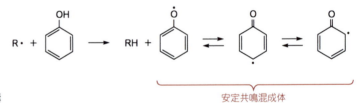

図6.9
フェノールによるラジカル消去機構

(b) $^1O_2$のエネルギーの消光(quencher)作用

β-カロテン(p.78参照)やトコフェロールなどがある．$^1O_2$のエネルギーを吸収して$^3O_2$に変えることによって光増感酸化を抑制する．

(c) 金属イオンの捕捉(chelator)作用

クエン酸やシュウ酸および合成抗酸化剤であるEDTAなどがある．金属イオンを捕捉することによって酸化の促進因子を除く．

(d) 還元(reductant)作用

アスコルビン酸やアミノカルボニル反応の中間体であるレダクトン類などの還元性物質がある．還元状態を保つ，あるいはラジカルに水素を与える．

(e) 相乗効果(synergism)

抗酸化剤としてもっともよく使われるのはトコフェロールで，その添加物としての抗酸化性は$δ > γ > β > α$ の順である．不飽和脂肪酸を多く含む油脂で含量が高い(2.3節参照)．抗酸化剤としては，上記の(a)と(b)が主である．抗酸化剤の使用には**相乗効果**が認められ，(c)や(d)はそれだけでは抗酸化性は弱いが**共力剤**(synergist)として(a)や(b)と併用すると効果が上がる．

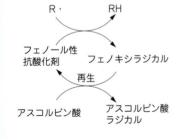

たとえばアスコルビン酸などの還元剤は，抗酸化過程で生じたフェノキシラジカルを還元してフェノール性抗酸化剤を再生する．人工抗酸化剤は天然の抗酸化剤に比べて強力であるが，安全性の面からその使用が制限されつつある．

## 6.2 タンパク質の変化
### （1）タンパク質の構造に関する変化

生体内の天然タンパク質（native protein）は多種多様であるが，それぞれ固有のアミノ酸配列に基づいた固有の分子構造を形成している．しかし，その構造は，食品の調理・加工・貯蔵中に，さまざまな要因により変化する．タンパク質の構造変化は，**分解**（degradation）と**変性**（denaturation）の二つに大別できる（図6.10）．

### PlusOne Point
**ゆで卵を冷やしてもなぜ生卵に戻らないのか？**
非常に希薄なタンパク質溶液では，タンパク質が変性しても，分子間の会合は起こらず，変性要因を取り除くと変性タンパク質は自発的に折りたたまれてコンパクトな天然状態に戻る（可逆的変性・再生）．しかし，実際の食品中では，タンパク質濃度が高く，また他の成分が共存しているので，同様に変性させても，変性分子間や他の成分との間で何らかの相互作用が働き，会合（複合）してしまうため，天然状態には戻れなくなる（不可逆的変性）．

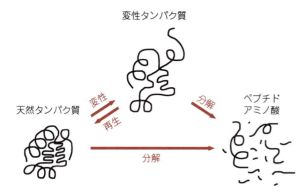

**図6.10 タンパク質の構造変化（分解と変性）**

### （a）タンパク質の分解

タンパク質の分解とはペプチド結合の切断（一次構造の変化）が起こり，タンパク質がより小さな分子のペプチドやアミノ酸などに分かれることである．しかし，食品の加工・調理は，通常，比較的温和な条件（中性pH，200℃以下）で行われるため，タンパク質の非酵素的な分解はほとんど起こらない．むしろ，貯蔵している間に食品中に含まれている酵素（プロテアーゼ）の作用によりタンパク質が分解されることが多い．みそ，しょうゆ，チーズなどに代表される発酵食品では，タンパク質の分解物がそれぞれの食品特有の風味を生み出すのに大きく寄与している．

### （b）タンパク質の変性

一次構造の変化を伴わずに高次構造（二～三次構造）が変化する現象をタンパク質の変性という．タンパク質のポリペプチド鎖（一次構造）は強い結合であるペプチド結合（**共有結合**）により形成されているため容易には切断されないが，それに対して，タンパク質の高次構造（二～三次構造）はおもに**水素結合・イオン結合・疎水結合**という3種類の弱い相互作用（**非共有結合**）により形成されている．そのため，外部から化学的・物理的な力が加わると，天然タンパク質の高次構造をつくり上げている弱い相互作用のみが壊れて，タンパク質は変性す

**分子間ジスルフィド結合の切断による変性**
タンパク質の中には，分子間のジスルフィド結合（S-S結合）により分子が安定化され，高次構造が維持されているタンパク質もある．そのようなタンパク質はS-S結合を還元剤などで切断するだけで変性する．

### PlusOne Point
**疎水性相互作用**
特定の原子間というより，疎水的な領域（原子団）の間で生じる場合が多いため，疎水結合は疎水性相互作用と表現されるようになっている．

る．図6.10では模式的な一例を示したが，変性タンパク質にはいろいろな状態がある．二次構造や三次構造の一部だけがくずれたもの（少しだけ変形したもの）から，完全にポリペプチド鎖がほどけたランダムコイル（糸まり）状態まで，変性要因の種類や程度，あるいはタンパク質の種類によって，さまざまである．変性の要因としては化学物質（酸・アルカリ，界面活性剤，尿素，有機溶媒など）や物理的な作用（加熱，凍結，撹拌，加圧など）があげられる．変性したタンパク質は天然タンパク質と異なる性質を示し，**変性タンパク質**（denatured protein）とよばれる．タンパク質の変性に伴うおもな性質の変化を次にあげる．
① **栄養的な変化**：構造がゆるむことによりプロテアーゼが近づきやすくなり，分解（消化）されやすくなる．② **物理化学的な変化**：疎水結合により凝集しやすくなり，沈殿（不溶化）したり，凝固（ゲル化）する．③ **生理的な変化**：酵素活性や抗体タンパク質の抗原結合能などの生物的機能が失われる．

　タンパク質の四次構造のみの変化は，サブユニットの**解離**あるいは**会合**とよばれ，変性とは区別される場合が多い．

**（c）変性タンパク質の凝集・沈殿・凝固（ゲル化）**

　高次構造変化に伴い，変性タンパク質は疎水性の部分を分子表面に露出するため，分子間の疎水結合が強まり，互いに凝集（会合）する．これは溶媒条件（pH，塩濃度など）やタンパク質濃度に大きく影響される．たとえば，等電点付近のpHでは分子間の静電的な反発がないため大きな凝集体が形成され沈殿しやすい（変性タンパク質の**等電点沈殿**）．一方，等電点から離れたpHでは静電的な反発力が強いため，凝集が制限され，変性タンパク質分子が連なった線状の凝集体が形成される（図6.11）．

　卵白など，実際の食品素材では，タンパク質濃度が比較的高いため，変性タンパク質分子間の相互作用が強く，凝固（ゲル化）する場合が多い．茶碗蒸しやプリンがゲル化するのは，加熱変性した卵タンパク質の凝集体（図6.11参照）が

> **溶媒の影響**
> タンパク質分子は等電点よりアルカリ側ではマイナスに，酸性側ではプラスの電荷を帯びる．塩濃度が高くなると，この電荷は打ち消されて電気的に等電点と同じような状態になる．

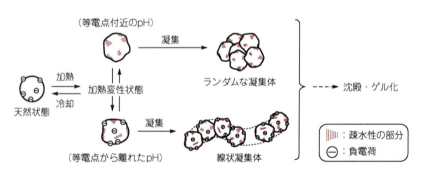

**図6.11　球状タンパク質の加熱変性と凝集機構**
球状タンパク質は加熱変性しても球状を維持して，条件によってさまざまな凝集体を形成する．その形態の違いによって食品の物性が変わる．
図中の⊖は等電点よりアルカリ性側における負電荷の増加を示す．

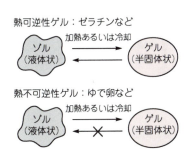

図 6.12 熱可逆性ゲルと熱不可逆性ゲル

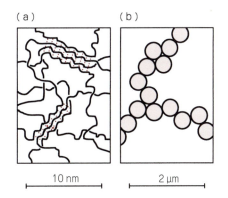

図 6.13 異なる種類のゲル
（a）線状高分子間の非共有結合により形成されるゲル
（点線の部分は，水素結合などの非共有結合を示す）．
（b）球状分子間の相互作用により形成されるゲル．

複雑に絡み合い，三次元的な網目構造を形成して水分をかかえこむためである．このタイプのゲルは，おもに疎水結合により形成されるため，いったん形成されると冷却してもタンパク質溶液（ゾル）には戻らない（熱不可逆性ゲル）．一方，魚の煮こごりも，変性タンパク質由来（変性コラーゲン；ゼラチン）のゲルであるが，加熱・冷却によりゾル・ゲル転移を繰り返す熱可逆性ゲルである（図6.12，7.2節参照）．このゲルは，多糖類ゲルに多く見られるタイプと同様に，分子間の水素結合により形成される（図6.13）．かまぼこ，ソーセージなどは筋原タンパク質（ミオシンあるいはアクトミオシン）の変性分子間で形成される熱不可逆性ゲルであるが，詳しい構造はわかっていない．

(d) タンパク質の変性因子と加工特性

タンパク質は調理・加工による変性の過程で，さまざまな凝集体を新たに形成して食品として好ましい物性などを生み出す（**加工特性**）．この加工特性は多くの食品に積極的に利用されている（表6.2）．タンパク質の凝集の原因は，おもに各種の変性である．変性はさまざまな因子により引き起こされるが，おもなものを以下にあげる．

### PlusOne Point

**ひき肉が粘るのは？**
肉だんごやハンバーグをつくるときに，ひき肉に食塩を加えてこねると粘度の高い，いわゆる"すり身"になる．これは原料肉（筋肉）中では線維を形成していたミオシンが溶解し，分子間で新しい相互作用が生じるためである．

表 6.2 タンパク質の加工特性を利用した食品の例

| 凝集の原因 | 利用食品例 |
| --- | --- |
| 熱変性 | かまぼこ，ゆで卵，プリン，豆腐（金属塩も併用） |
| 表面変性 | 湯葉，メレンゲ（いずれも加熱変性も伴う） |
| 凍結変性 | 凍り豆腐 |
| 界面変性 | マヨネーズ |
| 酸変性 | しめさば |
| アルカリ変性 | 中華めん，ピータン |
| 等電点沈殿 | ヨーグルト，カッテージチーズ |

**湯葉**
豆乳を80℃以上に加熱したときに表面に生成する皮膜である．精進料理などによく用いられ，日本の伝統的な食品素材といえる．

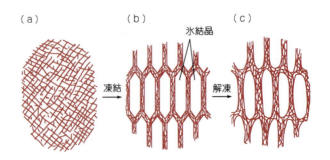

**図 6.14　凍結により起こる凍り豆腐のスポンジ化の機構**
(a) 豆腐ゲル，(b) 氷結晶生成により濃縮されたタンパク質が氷の間で分子間反応を起こして新しいゲルを形成する，(c) 凍り豆腐のスポンジ状組織．橋詰和宗，化学と生物，15，301 (1977)．

### i) 温度

一般に，タンパク質は 10 ℃ 付近でもっとも安定であり，それより高温あるいは低温になるにつれて不安定になる．高温ではタンパク質分子自身および周囲の水分子の運動が活発になり**熱変性**する．熱変性タンパク質の多くは凝集する．一方，低温においても変性(**低温変性**)が生じることが知られている．

### ii) 凍結

凍結融解に伴うタンパク質の不溶化や酵素の失活(**凍結変性**)は，凍結によりタンパク質の水和水が奪われることがおもな原因と考えられているが，変性機構は，まだ不明である．また，氷晶の成長により食品組織が物理的につぶされ，解凍後にスポンジ化する現象も，凍結変性に含まれる場合が多い．凍り豆腐の製造(図 6.14)などがその代表例である(2.1 節参照)．

### iii) 表面(界面)

タンパク質溶液を激しく撹拌すると泡立つ性質がある(泡立ち性)．この性質はタンパク質が液面(気/水界面)に吸着して**表面変性**するためである．親水性の部分を水中に，疎水的な部分を空気のほうに露出して安定化すると考えられている．表面変性したタンパク質は液面で互いに会合して安定な膜を形成しやすい．油/水界面でも同様に**界面変性**が起こる(図 6.23 参照)．マヨネーズ製造などで，卵黄の乳化力は，おもにリポタンパク質の働きではないかと考えられている．

### iv) 圧力

タンパク質の周囲の水も含めて考えると，タンパク質が変性すると，一般に体積は減少する．高圧条件下では体積が減少する反応が促進されるため，**圧力変性**が起こると考えられている(6.8 節参照)．

### v) 酸・アルカリ

一般に，タンパク質は中性 pH 付近で最も安定である．酸性側，アルカリ性側に移るに従い，アミノ基やカルボキシ基などの解離基が電離して分子内に生じる静電的な反発力が強くなり，その結果，タンパク質分子は不安定になる．

> **PlusOne Point**
>
> ヨーグルトは乳酸菌の働きで pH が低下して，牛乳の主要タンパク質であるカゼインが等電点凝集したものである．ヨーグルトを酸性変性による凝集・沈殿の例としてあげる場合もあるが，カゼインの場合，特定の高次構造をもたないと考えられているので変性とはいえないだろう．

## （2）アミノ酸残基の化学反応を伴うタンパク質の変化

### （a）ラセミ化

タンパク質をアルカリ処理すると，タンパク質中のアミノ酸残基はいろいろな化学的な変化を受けやすい．タンパク質を構成するアミノ酸はすべてL-アミノ酸であるが，一部がD-アミノ酸に変化する．これをラセミ化という．ラセミ化を受けやすいアミノ酸残基はAsp, Ser, Cys, Glu, Phe, Asn, Thrである．

### （b）架橋形成

Cysはアルカリ処理すると，ラセミ化のほかに，β脱離反応を受けデヒドロアラニンとなり，隣接するLys残基と反応して架橋(リシノアラニン)を形成する(図6.15)．これらの変化はタンパク質の消化性を低くして栄養価の減少を招くことが知られている．リシノアラニンは腎障害を引き起こすという動物実験の報告があり，安全性に関しても注意を払う必要がある．

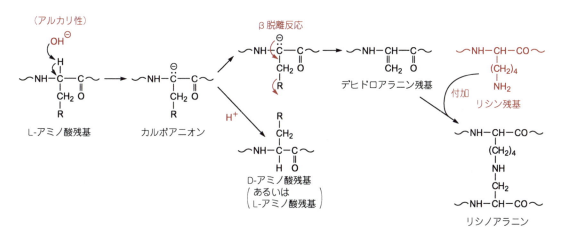

**図6.15　アミノ酸残基のラセミ化反応とデヒドロアラニン，リシノアラニンの形成反応**

また，タンパク質を高温(200℃以上)にさらしてもラセミ化が生じるが，ほかに，Lys残基とアミノ酸残基の間で架橋(イソペプチド結合)が形成されたり，タンパク質が分解されて構成アミノ酸に対応した香気が発生したりする．

### （c）タンパク質(アミノ酸側鎖)の酸化

食品の漂白・殺菌などの目的で添加される酸化剤や，食品照射，脂質の過酸化，非酵素的褐変などで発生するフリーラジカルにより，Met, Cys, Trpなどのアミノ酸残基は酸化されやすい．また，脂質ラジカルはタンパク質フリーラジカルを誘導して，タンパク質を重合させる．

---

**架橋(イソペプチド結合)**
Lys残基のε-アミノ基とGluあるいはAsp残基の遊離カルボキシ基の間の脱水縮合反応によって，またはLys残基のε-アミノ基とGlnあるいはAsn残基のケトン基の間の脱アンモニア反応によって形成される．

### i）メチオニン残基の変化

タンパク質中のメチオニン残基は酸化されるとメチオニンスルホキシド残基に変換され，さらに酸化が進むとメチオニンスルホンになる（図6.16）．過酸化水素で完全にメチオニンスルホキシドに変換したカゼインは，タンパク質効率比（4章参照）が約10%減少すると報告されている．

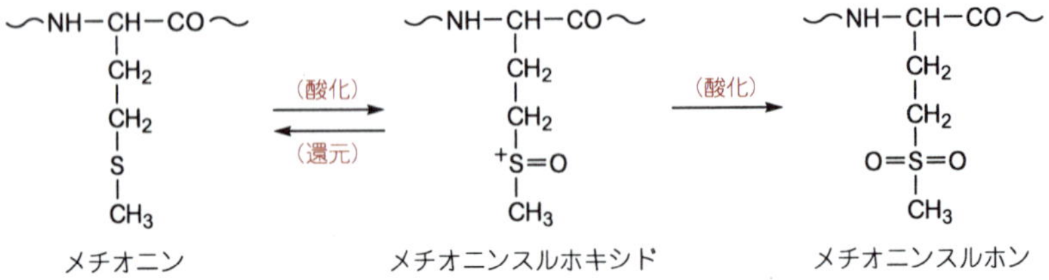

図6.16 メチオニン残基の酸化反応

### PlusOne Point

微量の酸化剤を加えて小麦生地をつくると製パン性が向上することが知られているが，これにはグルテンタンパク質のSH基の酸化が関与しているのではないかといわれている．

### ii）システイン残基の変化

システイン残基の**スルフヒドリル基**(SH基)は，酸化されてタンパク質分子内や分子間に**ジスルフィド結合**(S-S結合)を形成する（図6.17）．小麦生地（小麦ドウ）独特の粘弾性の発現には，**グルテンタンパク質**分子間のSH-SS交換反応による重合が寄与していると考えられている．

図6.17 スルフヒドリル基の酸化によるジスルフィド結合の生成およびS-S交換反応

### （d）亜硝酸との反応

ハムやソーセージの発色剤として添加される硝酸塩および亜硝酸塩は，畜肉製品の熟成過程で亜硝酸，そして一酸化窒素に変化してミオグロビンと反応し，安定な**ニトロソミオグロビン**を生成する（図3.10参照）．

亜硝酸はアミン（とくに第二級アミン）と反応して***N*-ニトロソアミン**を生成する（図6.18）．この生成物は変異原性や発がん性を示すが，その安全性は慎重に判定するべきである．Pro, His, Trp（残基）がこの反応に関与することが知られているが，Arg, Tyr, Cysなどのアミノ酸（残基）も反応する．

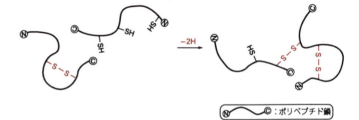

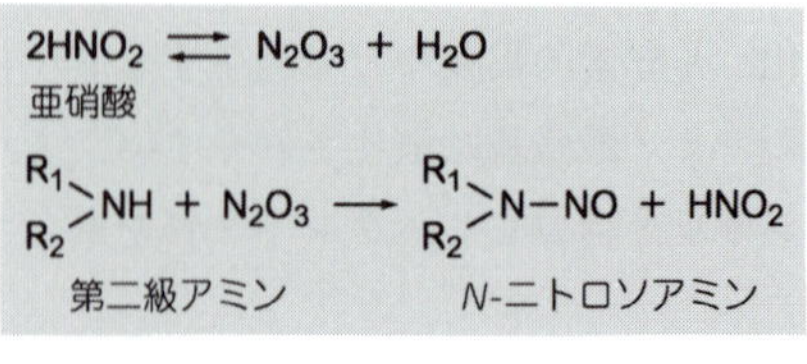

図6.18 第二級アミンと亜硝酸の反応によるニトロソアミンの生成

## 6.3 糖質の変化
### (1) デンプンの酵素による分解

ヒトがデンプンを食べたとき，デンプンはだ液中のアミラーゼ($\alpha$-アミラーゼ)によってある程度加水分解され，ついで膵液のアミラーゼ($\alpha$-アミラーゼ)によってマルトースやイソマルトースにまで分解される．さらに，小腸でマルターゼやイソマルターゼなどの二糖類分解酵素でグルコースに分解され，吸収され，利用される．余分のグルコースは，肝臓や筋肉でグリコーゲンに再合成され蓄えられる．

図6.19にデンプン加水分解酵素(アミラーゼ)の作用の様式を示した．**$\alpha$-アミラーゼ**($\alpha$-amylase)は$\alpha$-1,4結合を無差別に分解し，デンプンの粘度を著しく下げるので，**液化型アミラーゼ**とよばれる．さつまいも，麦芽など高等植物に広く分布する**$\beta$-アミラーゼ**($\beta$-amylase)はデンプンを非還元性末端からマルトース単位ごとに分解していき，$\alpha$-1,6分枝構造の手前で止まる．これを**限界デキストリン**(limit dextrin)という．

微生物，高等植物の**イソアミラーゼ**は$\alpha$-1,6分枝構造を分解する．微生物が生産する**グルコアミラーゼ**は非還元性末端からグルコース単位に分解し，$\alpha$-1,6結合も分解できる酵素である．$\beta$-アミラーゼやグルコアミラーゼのように末端から分解していき，マルトースあるいはグルコースを生成する酵素を**糖化型アミラーゼ**とよぶ．

### (2) 加熱による変化
#### (a) デンプンの糊化

米やいもなどに含まれる**生デンプン**は，**$\beta$-デンプン**とよばれアミロースやアミロペクチンが密に配列している．そしてデンプン粒内のアミロペクチンには，規則的に配列した**結晶部分**(ミセル)と**非結晶部分**が存在し(図2.23参照)，

**PlusOne Point**

難消化性デンプン
(レジスタントスターチ)
ヒトの小腸内で吸収されないデンプンおよびデンプンの部分分解物のこと．私たちが摂取したデンプン量のうち，2～10%は小腸まででは消化・吸収されずに小腸を通過する．これらは，大腸で食物繊維のような働きをすると考えられている．

**PlusOne Point**

$\alpha$-デンプン，$\beta$-デンプン
日本独自の名称で，国際的には用いられていない．また糖鎖構造の$\alpha$型，$\beta$型とは関係がない．

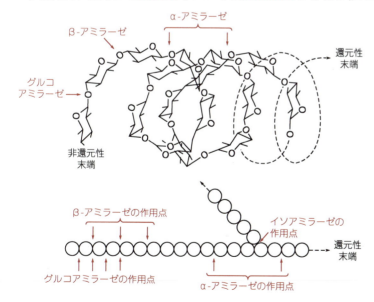

図6.19
各種アミラーゼの作用
一島英治，「酵素―ライフサイエンスとバイオテクノロジーの基礎」，東海大学出版会(1984)より改変．

結晶部分は分岐鎖どうしでゆるやかならせん構造を形成し束になっている．この生デンプンに水を加えて加熱すると，熱エネルギーによりゆるんだミセルに水分子が入りこみ，膨潤する（図6.20）．さらに加熱を続けると，デンプン粒はくずれはじめ，部分的にミセルが失われ糊になる．これを**糊化（α化）**とよび，この状態のデンプンを**糊化デンプン（α-デンプン）**という．

デンプンの糊化に伴う粘度変化は**アミログラフ**で測定される．図6.21に示したのは，水に懸濁したデンプンを撹拌しながら温度を上げていき，その粘度をアミログラフで測定した結果（アミログラム）である．糊化温度や粘度などは，デンプン粒の大きさ，アミロースとアミロペクチンの比率などによって異なるので，グラフからデンプン種を同定できる．一般的にはアミロースの割合が大きいと糊化温度が高くなる傾向がある．また糊化過程は，デンプン粒子中に存在する微量の脂質やタンパク質にも影響を受ける（6.5節参照）．

糊化デンプンは，ミセルがくずれて膨潤しているので，アミラーゼの作用を受けやすく消化がよい．したがって，穀類やいも類のようなデンプンを多く含む食品は，水を加えて加熱することで，消化がよくなるうえ，粘度により触感も変化し，食用に適するのである．

### （b）デンプンの老化

糊化デンプンを低温多湿下で放置すると，部分的に再びミセルを形成し，粘

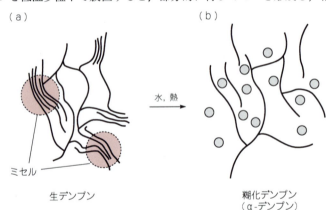

**図6.20 デンプンの糊化**
(a) 生デンプン：ミセルは密な結晶構造になっているので，水分子は入り込めない．
(b) 糊化デンプン：ゆるんだグルコース鎖に水分子が入り込み膨潤する．
〇：水分子．

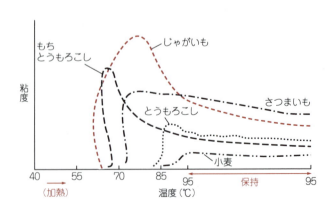

**図6.21 各種デンプンのアミログラム**
じゃがいもデンプンは4％，他は6％．

性を失い固くなる．この現象をデンプンの**老化**（retrogradation）という．老化したデンプンは，X線解析図も生デンプンに似ているが，まったく同じ構造には戻らない．食品が老化すると，食味を失い固くなり，アミラーゼでも分解されにくくなる．

　デンプンの老化は，アミロースが多く，温度0～5℃，水分30～60％で，pHが低いときに進行しやすい．そこで，老化を防ぐためには，①80℃以上か0℃以下の状態で急速に脱水し，水分を10～15％以下にするとよい．これを応用した食品にはビスケット，せんべい，インスタントラーメンなどがある．②糖を添加すると，糖は膨潤したデンプン粒中に入り込み，糊化デンプンをそのままの構造に固定できる．求肥が固くなりにくかったり，もちの皮に砂糖を添加した大福もちが軟らかいのはこのためである．③－20℃で凍結しても老化が防げる．④パンやインスタントマッシュポテトの製造において，モノグリセリドの添加が行われている．これは，アミロースとモノグリセリドの複合体を形成させデンプン粒子内に固定させ，膨潤粒子からアミロースの一部が溶けだすのを防いでいる．

　アミロースはアミロペクチンに比べて立体障害が少なく，会合してミセルを形成しやすいので老化しやすい．そこで，もち米などのようにほとんどがアミロペクチンであるデンプンは老化しにくく，小麦デンプンなどアミロースの割合が多いものは老化しやすい．

（c）デキストリン

　デンプンを高温で加熱したり，酸や酵素で加水分解したりすると，中間生成物として**デキストリン**（dextrin，糊精）ができる．これは種々の大きさのアミロースとアミロペクチンの混合物であり，分解の度合いにより可溶性デキストリン，アミロデキストリン，エリトロデキストリンなどとよばれる．デキストリンはデンプンより分子量が小さく，水に溶けやすく老化しにくいので，接着剤や乳化剤として用いられる．

　デキストリンは工業的にも製造され利用されている．**焙焼デキストリン**はデンプンを直接または酸を加え，120℃から180℃の乾燥状態で加熱する過程で生成される製品の総称であり，加熱が進みデキストリン化が進むにつれ，一度分解したグルコースが再重合したり，分子間で結合部位の変換が起こる．焙焼デキストリンにはα-1,2，α-1,3，β-1,4結合が含まれる．焙焼デキストリンをアミラーゼで加水分解した後の未分解物は**難消化性デキストリン**といい，ヒトの消化酵素では分解されず，水溶性食物繊維機能をもつので特定保健用食品などの素材に利用されている（表5.15参照）．

**多糖類間のゲル化（糖質－糖質間相互作用）**

　**寒天**，**ペクチン**，**カラギーナン**に代表される多糖類はゲル化しやすく，ジャムの製造やゼリー状の調理に用いられる．工業的にも増粘剤，ゲル化剤，乳化安定剤などとして多くの加工食品に利用されている．これらの特性は多糖類分

## PlusOne Point

**ステーリング**（staling）

食品一般に新鮮味がなくなること，老化．デンプンの老化によりパンがパサパサになることをさす場合が多いが，コーヒーや酒の香りの散逸，ビールやソーダの二酸化炭素の気抜けなどの場合にも使われる．

## PlusOne Point

**ルー**

デキストリン化と関係する日常の調理としてルーがある．ルーには120℃で仕上げるホワイトルーと180℃程度で仕上げるブラウンルーがあるが，その性状を比較すると，高温で仕上げたブラウンルーは褐変が進んでいるとともに粘度もホワイトルーに比べて低い．ブラウンルーではデンプンがデキストリン化し，粘度が低下しているためである．

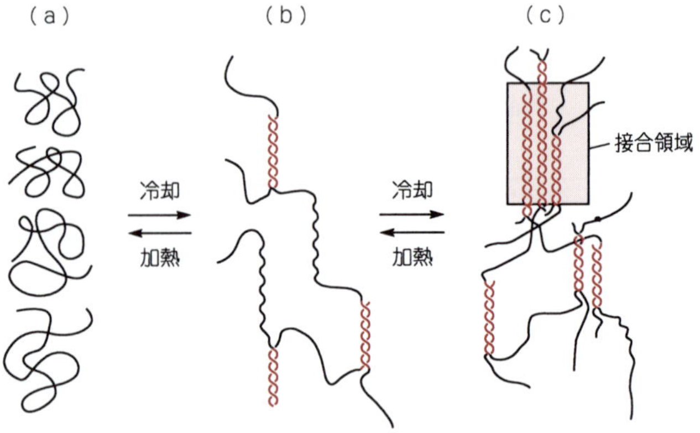

**図 6.22**
多糖類（カラギーナン）分子間の相互作用によるゲル化機構
（a）単量体（ゾル），（b）二重らせんの形成（ゲル），（c）二重らせんどうしの接合（ゲル）. 加熱・冷却によりゾルゲル転移が起こる.

子間の相互作用による．代表的な多糖類のゲル化の機構を図6.22に示す．単分子ではランダムコイル状であるが，冷却に伴いらせん構造をとり，分子間の相互作用によりゲル化が始まる．さらに冷却するとらせん構造どうしが集まり接合領域（架橋領域）を形成し，弾性に富んだゲルがつくられる．多糖類分子間の相互作用の多くはゼラチンと同様水素結合であるといってよい．低メトキシルペクチン（p.53参照）やアルギン酸ナトリウムのように，カルシウムイオンを介して会合するものもある．

## 6.4 ビタミンの変化

食品中のビタミンは多くの食品成分と同様に食品の保蔵中，あるいは加工・調理によって溶出したり，酸化や分解などの化学変化を起こす．化学変化の多くはビタミンとしての活性を失わせるが，なかには活性を増加させる場合もある．

### （1）廃棄による損失

穀類に含まれるビタミンの多くは，胚乳部ではなく胚芽やデンプン層に存在する．このため表6.3に示すように搗精や製粉による損失は大きい．米では，

**表6.3 搗精・製粉によるビタミンの損失**

|  | ビタミン$B_1$ (mg) | ビタミン$B_2$ (mg) | ナイアシン (mg) | ビタミンE* (mg) |
|---|---|---|---|---|
| 米 |  |  |  |  |
| 　玄米 | 0.41 | 0.04 | 8.0 | 1.2 |
| 　精白米 | 0.08 | 0.02 | 2.6 | 0.1 |
| 　損失率(%) | 80.5 | 50.0 | 67.5 | 91.2 |
| 小麦 |  |  |  |  |
| 　全粒（硬質輸入） | 0.35 | 0.09 | 8.0 | 1.2 |
| 　強力小麦粉 | 0.09 | 0.04 | 3.1 | 0.3 |
| 　損失率(%) | 74.2 | 55.6 | 61.3 | 75.0 |

含有量の数値は100gあたりのもの．「日本食品標準成分表2020年版（八訂）」より引用．
＊　α-トコフェロールの含有量．

搗精によってビタミン $B_1$ やナイアシンの 2/3 以上が失われる．

### （2）水溶性ビタミンの溶出

食品中の水溶性ビタミンは，食品の加工・調理中に水に溶出する．なかでもビタミン $B_1$，ビタミンC，および葉酸の溶出量は大きい．溶出の程度は食品の表面積に依存しており，裁断したり切り刻んだ食品では溶出量が増大する．裁断した野菜類を洗浄すると，ビタミン $B_1$ の 20〜70％ が洗浄液中に溶出する．また多くの水溶性ビタミンがブランチング処理（p.183 参照）において溶出する．調理中の煮汁への溶出も大きいため，煮汁を摂取する工夫が必要である．

### （3）ビタミンの酸化

#### （a）脂溶性ビタミンの酸化

ビタミンAやEはその構造中に多くの二重結合をもつため酸化されやすい．しかし食品中では共存する種々の抗酸化成分の作用のために，単独で存在する場合よりも安定である．これらの脂溶性ビタミンの酸化は，溶け込んでいる脂質全体の酸化に依存しており，過酸化脂質が生成するような条件下では容易に進行する．脂質の酸化は空気との接触，温度，光，鉄または銅イオンの存在によって促進される．たとえばマーガリンを 175〜200℃ のフライパンで加熱すると，ビタミンAは 15 分で約 70％ が酸化される．

#### （b）ビタミン $B_1$ の酸化

植物体にはビタミン $B_1$（チアミン）を酸化する成分が存在し，これは抗チアミン因子とよばれる．酸化生成物のなかでチアミンジスルフィドはチアミンと同等の $B_1$ 活性を示すが，他の化合物には $B_1$ 活性は認められない．抗チアミン因子は熱に対して不安定なポリフェノールオキシダーゼなどの酵素類と，フラボノイド，フェノール，キノン類などの耐熱性のものに分類できる．前者の作用は食品を加熱することによって防止できる場合がある．一方，後者にはわらび，ぜんまいなどのシダ科植物やブルーベリーなどに存在する 3,4-ジヒドロキシケイ皮酸，コーヒー中に存在するクロロゲン酸（p.96 参照）やピロカテキン類などが知られており，生体内においても非酵素的にチアミンを酸化する．

#### （c）ビタミンCの酸化

還元型ビタミンCであるL-アスコルビン酸は食品中で容易に酸化されて，デヒドロアスコルビン酸（酸化型ビタミンC）に変化する．デヒドロアスコルビン酸は生体内でL-アスコルビン酸に再変換されるため，ビタミンCとしての活性をもっている．しかしデヒドロアスコルビン酸は熱に対して不安定であり，不可逆的に 2,3-ジケトグロン酸となるため，食品中での酸化型ビタミンCの生成は栄養上好ましくない（図 2.39 参照）．

食品中のL-アスコルビン酸の酸化には酵素的および非酵素的酸化がある．酵素的酸化はおもにアスコルビン酸オキシダーゼによるが，ペルオキシダーゼやシトクロムオキシダーゼによっても進行する．果実や野菜類では加工前にビタミンCが損失している場合がある．これは輸送や取扱い中に植物組織に傷が

つき，酸化酵素とL-アスコルビン酸が接触しやすくなるからである．ビタミンCは，これらの植物体ではほとんどが還元型で存在しているが，にんじんやキャベツなどでは植物組織を傷つけるとアスコルビン酸オキシダーゼなどの酸化酵素によってデヒドロアスコルビン酸に酸化される．L-アスコルビン酸は熱や光に対して安定であるが，デヒドロアスコルビン酸は不安定で中性〜アルカリ性において加熱されると，ビタミンC活性をもたないジケトグロン酸に変化する．このため調理・加工によるビタミンCの損失は無視できない（p.182, 183参照）．食品加工におけるブランチング処理の目的の一つは，これらの酸化酵素類を失活させてL-アスコルビン酸の酸化を防止することにある．一方，空気中の酸素による非酵素的酸化は銅イオンや鉄イオンの存在で促進される．またリボフラビン（ビタミン$B_2$）が共存すると光によっても促進される．これはリボフラビンの光分解産物であるルミフラビンによる酸化作用である．

### （4）ビタミンの分解

食品中のビタミンはさまざまな共存成分の作用によって非酵素的，あるいは酵素的に分解されて活性を失うことがある．

#### （a）非酵素的分解

缶詰のジュースを長期間放置するとビタミンC活性が消失していることがある．これはL-アスコルビン酸が酸性条件で分解し，フルフラールが生成したからである．またL-アスコルビン酸はいちごなどに含まれるアントシアニン系色素とも反応し，不活性化される．

牛肉，豚肉，まぐろ肉などに含まれるヘムタンパク質は遊離のチアミンと反応し不活性化する．ただし，これらの動物性食品においてチアミンはピロリン酸エステルかタンパク質に結合した形態で存在しているため，ヘムタンパク質の影響は小さい．

#### （b）酵素的分解

魚介類や甲殻類などの組織にはチアミンを分解するアノイリナーゼ（チアミンピリジニラーゼ，チアミナーゼⅠともよぶ）が含まれており，組合せによっては他の食品中のチアミンに影響を及ぼす．しかし調理・加工時の加熱によってアノイリナーゼは失活するため，まず問題とはならない．

### （5）食品加工によるビタミン活性の増加

#### （a）結合型ビタミンの分解

生体内において，一部のビタミンは他の成分と結合して存在している．このような結合型ビタミンのなかには，そのまま摂取しても体内で分解できないために，ビタミンとしての有効性をもたないものがある．食品加工によってこのような非有効性の結合型ビタミンが分解され，有効な形態のビタミンが出現する場合がある．

たとえば，穀類中のナイアシンの多くは結合型で，生物にとって有効ではない．しかし，食品加工中の加熱やアルカリ処理によってナイアシンが遊離する．

たとえば，製パンにおける，アルカリ性のベーキングパウダーの添加によるナイアシンの遊離はよく知られている．またコーヒー豆を焙焼するとナイアシンの利用率が高まるが，これは結合型ナイアシンの一種であるトリゴネリン（$N^1$-メチルニコチン酸）からニコチン酸が遊離するためである．

### （b）抗ビタミン因子の破壊

食品の加熱によって抗ビタミン因子が破壊され，ビタミンの有効性が高まる場合もある．すでに述べたアスコルビン酸オキシダーゼやアノイリナーゼの不活性化，卵白中の抗ビオチン因子であるムコタンパク質アビジンの破壊などが例としてあげられる．

### （c）ビタミンの移行

食品加工の過程で，ビタミンが非可食部から可食部に移行する場合がある．東南アジアのパーボイルドライスでは，搗精の前の水浸，蒸し，乾燥の過程で，ぬか中の水溶性ビタミンが胚乳部に移行する．

### （d）発酵によるビタミンの増加

発酵は微生物を用いた食品加工である．発酵の過程で微生物がビタミンを生産し，表6.4のようにもとの食品よりもビタミン含量を増加させる場合がある．たとえば納豆では納豆菌が生産する高濃度のビタミンKが含まれることが知られているが，ビタミン$B_2$，$B_6$，およびナイアシンの含量も発酵前のゆで大豆に比較して2倍以上に増加している．ぬか漬けにおけるビタミンB群の増加は米ぬかからの水溶性ビタミンの移行によってある程度説明できるが，発酵漬けものの一種である「すぐき」におけるビタミンB群やビタミンKの増加は明らかに微生物によるものである．

**表6.4 発酵によるビタミン含量の増加**

|  | 水分(%) | ビタミン$B_1$ (mg) | ビタミン$B_2$ (mg) | ナイアシン (mgNE) | ビタミン$B_6$ (mg) | ビタミンK (μg) |
| --- | --- | --- | --- | --- | --- | --- |
| ゆで大豆 | 65.4 | 0.17 | 0.08 | 4.0 | 0.10 | 7 |
| 挽き割り納豆 | 60.9 | 0.14 | 0.36 | 5.0 | 0.29 | 930 |
| だいこん | 94.6 | 0.02 | 0.01 | 0.4 | 0.04 | Tr* |
| だいこんぬか漬け | 87.1 | 0.33 | 0.04 | 2.9 | 0.22 | 1 |
| すぐき（根） | 93.7 | 0.03 | 0.03 | 0.8 | 0.01 | 0 |
| すぐき漬 | 87.4 | 0.12 | 0.11 | 1.9 | 0.13 | 270 |

水分以外の数値は100gあたりのもので「日本食品標準成分表2020年版（八訂）」より引用した．
＊Tr：存在するが定量限界値未満である．

## 6.5 成分間相互作用

食品は多成分系であるため，そこで起こる相互作用は多種多様である．ここでは，おもに2成分間で生み出される物性変化などに関して代表的な相互作用をとりあげる．成分間相互作用を利用したおもな食品例は表6.5に示す．同一成分間反応は個々の項で述べられている．

---

**PlusOne Point**

**メキシコのトルティア**
とうもろこしを主食とする中南米地域で，かつてナイアシン欠乏症のペラグラが多発したが，メキシコだけは例外だった．メキシコでは，とうもろこしを一晩石灰水に浸けてからトルティアという薄焼きケーキにして食べていた．結合型ナイアシンから遊離した有効なナイアシンが摂取できていたのである．

**成分間反応と成分間相互作用**
ここでは，アミノ・カルボニル反応に代表されるような成分間の化学反応により新たな化合物が生成されるものを成分間反応，そして，疎水結合や水素結合などにより分子間で複合体が形成され，新たな物性などが発現されるものを成分間相互作用とした．

## PlusOne Point

**そうめんの"厄"**

そうめんの貯蔵操作で，高温多湿の梅雨時を越えさせて熟成させること．厄2回のそうめんが珍重されるのは，熟成中の成分間相互作用によるところが大きいと考えられる．

## PlusOne Point

湯葉に含まれる脂質は乾燥しても酸化されにくく，また，エーテルなどの有機溶剤でも，わずかしか抽出されない．これは，タンパク質－脂質間の強い相互作用のためである．

疎水性相互作用
p.163欄外参照.

表6.5　成分間相互作用を利用している食品例

| 食品例 | 成分間相互作用の種類 |
|---|---|
| 麩 | 小麦タンパク質のグルテニンとグリアジンの相互作用により形成される（タンパク質-タンパク質間） |
| チーズ | キモシンによる切断に伴いカゼインミセルどうしが凝集する（タンパク質-タンパク質間） |
| 羽二重もち | ショ糖の添加によりデンプンの老化が抑制される（糖質-糖質間） |
| 湯葉 | 加熱および表面変性した大豆タンパク質と脂質が独特の物性をもつ膜を形成する（タンパク質-脂質間） |
| そうめん | 植物性油を塗布して保存することにより，独特のコシが生まれる（小麦デンプンあるいはタンパク質-脂質間） |
| かまぼこ | デンプンが魚すり身加熱ゲルの弾力性，保水性を向上させる（タンパク質-デンプン間） |
| 冷凍すり身 | 糖類の添加によりタンパク質の水和状態が変化して，凍結による品質劣化（スポンジ化）が抑制される（タンパク質-糖質間） |
| 小麦加工食品 | 小麦粉中の成分間相互作用によりユニークな物性をもつドウが形成される |

### （1）エマルションの形成と安定化：タンパク質－脂質間相互作用

エマルションをつくるためには撹拌するなど外部からエネルギーを与える必要があるが，タンパク質はすぐれた高分子乳化剤として働く．そこでは，タンパク質－脂質間の疎水性相互作用の役割が大きい．エマルションにおける両成分の相互作用には吸着と構造変化（界面変性）の二つの過程が考えられる．

まず，水中のタンパク質が油/水界面に吸着する過程では，タンパク質分子の両親媒性が重要であり，とくに分子表面に疎水性の部分が多い（表面疎水性が高い）タンパク質ほど乳化力が大きい傾向がある．つづいて，界面に吸着したタンパク質は脂質との相互作用を強めるために，油のほうになるべく多くの疎水性の部分を向けようと構造変化（界面変性）してエマルションを安定化させる（図6.23）．ここでは構造変化のしやすさや，界面での分子の広がりの程度が重要とされている．リン脂質を含む卵黄リポタンパク質は乳化性にすぐれているといわれ，マヨネーズなどの原料に欠かせないものである．タンパク質の乳

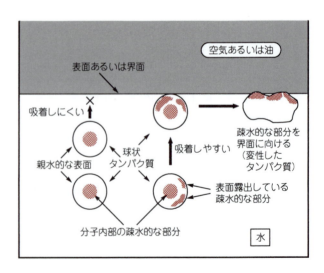

図6.23
タンパク質の界面への吸着と界面における状態

化性の向上を目的として，単純タンパク質に長鎖脂肪酸やリン脂質を結合させて両親媒性を強化する試みなども行われている．

**（2）デンプンと脂質による包接化合物の形成：糖質－脂質間相互作用**

アミロースはグルコース6分子でらせん構造をとりやすく，その内部は疎水的である（2.3節参照）．脂肪酸あるいはモノグリセリドはそのなかに入り込み，デンプンと複合体(包接化合物)を形成することが知られている（図6.24）．古米に見られる脂肪酸の増大に伴う米粒組織の硬化や炊飯性の劣化，そうめんの独特なコシの形成(厄)に，デンプンと脂肪酸の複合体形成が関与していると考えられている．また，モノグリセリドの添加により，焼きたてのパンが軟らかくなりすぎるのが防がれたり，インスタントマッシュポテトのべとつきが抑えられる．これは脂質の添加により，アミロースとの複合体が形成されて，デンプンの糊化における過度の膨潤が抑制されるためであると考えられている（糊化の抑制）．

また，脂質がシクロデキストリンと包接化合物を形成すると脂質の酸化が抑制される．その抑制機構は不明であるが，シクロデキストリンは，酸化されやすい不飽和脂肪酸の酸化防止のために食品に添加されている（2.3節参照）．

**PlusOne Point**

高度不飽和脂肪酸を，シクロデキストリンのような糖類や，あるいはゼラチンのようなタンパク質類で包み込んで，油(液状の油脂)を粉末化する研究も進められている．

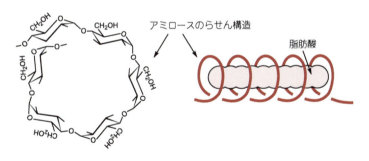

図6.24 アミロースのらせん構造とデンプン-脂肪酸複合体

**（3）タンパク質－糖質間相互作用**

タンパク質と糖質はともに親水コロイド化合物なので混和しやすく，多くの食品で共存しているが，両成分の相互作用についてはよくわかっていない．水産練り製品へのデンプンの添加や小麦粉ドウの形成などでは，とくに複合体を形成することはなく，非常に緩やかに相互作用しているのではないかと推測される．

米の場合，タンパク質含量が高い米ほど硬く粘りの少ない飯になる傾向がある．これは，タンパク質がデンプンの糊化・膨化を抑制することによると説明されている．

**PlusOne Point**

かまぼこ，ちくわ，はんぺんなど練り製品を製造する際に弾性を補強するため，魚肉すり身にデンプンが増量剤として添加される．弾性強化は，加熱により糊化デンプンが魚肉タンパク質の間隙を埋め，接着させるために起こる．

## 6.6 褐変

食品の貯蔵中あるいは調理・加工中に生じる色の変化では，全体に黒ずんだり，褐色となることが多い．これらの変化を総称して**褐変**という．褐変は，その発色の機構から大きく**酵素的褐変**と**非酵素的褐変**の二つに分けられる．

褐変は，ふつう，食品にとって好ましくない現象であるが，反対に褐変反応なしでは考えられない食品も多い(表6.6)．

### (1) 酵素的褐変
#### (a) ポリフェノールオキシダーゼによる褐変反応

食品の変色に酵素が関与している場合は多いが，食品中の褐変はおもに**ポリフェノールオキシダーゼ**(polyphenol oxidase)とよばれる酸化酵素の働きによる．この酵素が引き起こす褐色反応を，一般に酵素的褐変とよぶ．ポリフェノールオキシダーゼは，厳密には $o$-ジフェノールオキシダーゼ(カテコールオキシダーゼ)のことをさすが，ほかにラッカーゼ，チロシナーゼも含めた3種類の酵素の総称として用いられることが多い(図6.25)．

表6.6 好ましい褐変と好ましくない褐変

| 好ましい褐変 |
|---|
| 紅茶，しょうゆ，みそ，竹輪，パン，焼き菓子，コーヒーなど |
| **好ましくない褐変** |
| 果物・野菜類の損傷による変色 粉ミルク，凍り豆腐など |

**褐変しやすい果実・野菜類**
りんご，バナナ，もも，洋なし，ごぼう，なす，マッシュルーム，やまいもなど．

**褐変しにくい果実・野菜類**
レモン，オレンジ，パイナップル，メロンなど．

### PlusOne Point

酵素的褐変で生成されるキノンには，酸化剤として殺菌作用がある．皮をむかれて傷ついた場合に，ポリフェノールオキシダーゼが働くことは，果実(植物体)にとっては一つの防御システムといえる．

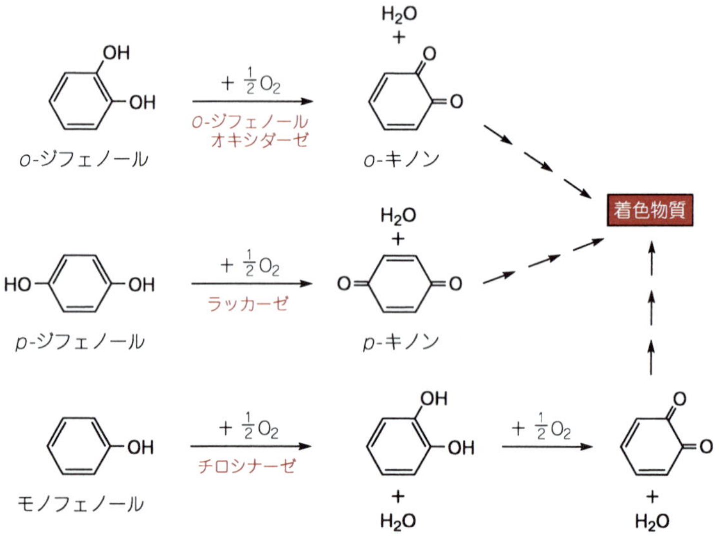

図6.25 ポリフェノールオキシダーゼの作用と褐変物質の生成

このポリフェノールオキシダーゼによる褐変反応は，ほとんどの植物で起こり，植物性食品の品質と非常に関連したものである．とくに，りんごやバナナ，レタスやキャベツ，いも類によく見られる反応で，それらの劣化を意味するものとなっている．

逆に，この現象を積極的に取り入れているのが紅茶の製造である．紅茶特有の赤色色素は，カテキン類(茶葉中の主タンニン成分)の酸化生成物である**テアフラビン**類(橙赤色)とその重合物である**テアルビジン**(赤褐色)であることがわかっている(図6.26)．半発酵茶であるウーロン茶の特有の水色（すいしょく）もテアフラビン類によって形成されている．ほかに，発酵二次生成物であるテアシネシン類からはウーロンテアニンがつくられる．

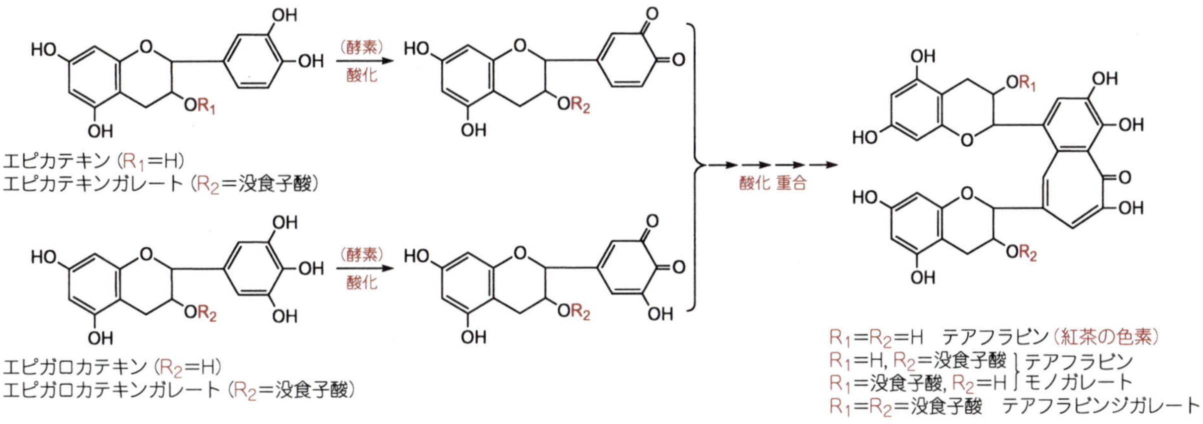

エピカテキン (R₁=H)
エピカテキンガレート (R₂=没食子酸)

エピガロカテキン (R₂=H)
エピガロカテキンガレート (R₂=没食子酸)

(酵素)酸化 → 酸化 重合 →

R₁=R₂=H　テアフラビン（紅茶の色素）
R₁=H, R₂=没食子酸 ┐テアフラビン
R₁=没食子酸, R₂=H ┘モノガレート
R₁=R₂=没食子酸　テアフラビンジガレート

図6.26　紅茶色素成分の生成

### i) 酵素的褐変の反応機構

基質となる**ポリフェノール成分**とは，ベンゼンなどの芳香環に複数のヒドロキシ基が直結した化学構造をもつ化合物群で，果実・野菜類に多く含まれている．ポリフェノールオキシダーゼの作用によって食品中のポリフェノール成分がキノン様物質となり，それが酸化重合して褐色色素を生じる（図6.25参照）．

### ii) 酵素的褐変の防止法

酵素的褐変の防止では酵素反応の抑制が基本となる（6.7節参照）．皮をむいたりんごを薄い食塩水に浸すとその後の褐変が抑えられることは広く知られているが，これは，食塩がポリフェノールオキシダーゼの働きを抑えるからである．また，もも果汁の褐変に対しても，食塩やアスコルビン酸の添加がその抑制に有効であることが示されている．一般的には，次のような方法が用いられている．

① 酵素活性の抑制：ブランチング（湯どおし，p.183参照），低温（5〜10℃）貯蔵，酸性化（pH3以下），阻害剤（塩化ナトリウムなど）・還元剤（アスコルビン酸，亜硫酸など）の利用など．

② 酸素の除去：脱気水への浸漬（酸素除去），窒素ガス充填．

### (2) 非酵素的褐変

酵素が関与しない着色褐変反応として，**アミノ・カルボニル反応**，**カラメル化反応**，脂質の酸化やアスコルビン酸の分解による褐変反応などがある．また，アミノ・カルボニル反応の過程で起こる**ストレッカー分解**やカラメル化反応は，食品の香気成分の生成反応としても重要である．

#### (a) アミノ・カルボニル反応

しょうゆの製造工程のなかには，火入れといって加熱処理を行い，色づけと香りづけとを行う過程がある．このように，食品を加熱すると褐色物質を生じ

**PlusOne Point**

青果物中に含まれるクロロフィルがクロロフィラーゼにより分解され，その特有の緑色が失われたり，ほかにも，リポキシゲナーゼやアスコルビン酸酸化酵素の作用による酸化反応が引き金になって生じる酵素的褐変も知られている．

る場合がある．この反応では酵素は関与していないので，**非酵素的褐変**である．この反応は，それに着目した研究者の名前（L.C. Maillard）から**メイラード**（あるいはマイヤール）**反応**とよばれている．また，この反応は，食品中のアミノ化合物とカルボニル化合物との反応によるものであるので，**アミノ・カルボニル反応**ともよばれている．

この反応は文字どおり，**アミノ化合物**（遊離アミノ酸，ペプチド，タンパク質，アミン類，アンモニアなど）と**カルボニル化合物**（還元糖，アルデヒド，ケトン，レダクトンなど）の反応である．食品中にはアミノ酸やペプチド・タンパク質といったアミノ化合物と糖などのカルボニル化合物が，つねに共存しているため，アミノ・カルボニル反応は必ず起こる反応である．しかしながら，その機構はきわめて複雑で，最終生成物である褐色色素**メラノイジン**の化学構造とともに，いまだに明らかにされていない．

また，タンパク質中のリシンのε-アミノ基が糖とアミノ・カルボニル反応すると，リシンが**非有効性リシン**となり栄養価の低下をまねく．しかし，腸内細菌による分解率は高く，一部のリシンが有効になることもある．

**i ) グルコースとアミノ酸のアミノ・カルボニル反応機構**

1953年にG. Hodgeにより提出された反応機構が広く知られている．反応は大きく三つの段階に分けて考えられている（図6.27）．

**初期段階**：糖とアミノ化合物が縮合して**窒素配糖体**（アルドシルアミン）を形成し，シッフ塩基を経て，さらに**アマドリ転位反応**によりアマドリ転位生成物を形成する（図6.28）．

**中間段階**：アマドリ転位生成物がレダクトン性化合物を経由して，脱水，酸化，脱アミノ反応などにより高い反応性のさまざまなカルボニル化合物を生成する．ストレッカー分解も起こる．

**終期段階**：中間段階で生成したカルボニル化合物がアミノ化合物と反応したり，それらが互いに重合反応して，褐色色素**メラノイジン**を形成する．メラノイジンには抗酸化作用があることが知られている．

**ストレッカー分解**：食欲をそそる食品の加熱香気を生み出す代表的な反応が**ストレッカー分解**である．アミノ・カルボニル反応の過程で生成したオソンなどの**α-ジカルボニル化合物**がα-アミノ酸と反応して，酸化的脱炭酸によって炭素数の一つ少ないアルデヒドとアミノレダクトン（エナミノール）が生成する．アルデヒドはもとのアミノ酸のアルキル基に対応した独特の香気をもち，また，アミノレダクトンはさらに**ピラジン化合物**に変化して焙焼香気成分となる（図6.29）．

このストレッカー分解は，カラメル化反応の過程でも起こる．

**ii ) アミノ・カルボニル反応の関与因子および防止法**

アミノ・カルボニル反応には多くの因子がかかわっているが，おもなものをあげると次のようになる．これらの因子を調節して，反応を抑制することは可

---

**レダクトン**

アスコルビン酸に代表されるように，強い還元力を示すエンジオール構造を有する化合物の総称．アマドリ転位生成物であるアミノレダクトン（エナミノール）もレダクトンである．

```
 |           |
 C-OH        C-NH
 ‖           ‖
 C-OH        C-OH
 |           |
エンジオール  エナミノール
```

**PlusOne Point**

**その他のアミノ・カルボニル反応機構**

中性付近以上の高pH域においては，窒素配糖体が開裂・分解してC₂化合物やフリーラジカルが形成され，アマドリ転位生成物を経由せずに褐変物質生成へと進む新しい反応経路も報告されている．

**アクリルアミド**

CH₂=CH-C-NH₂
         ‖
         O

炭水化物を多く含むイモ類などを揚げる，焼く，焙るなどの加熱調理（120℃以上）をすると，遺伝毒性および発がん性をもつアクリルアミドが生成する．アクリルアミドは，食品に含まれるアスパラギン（残基）とグルコース，フルクトースなどの還元糖が，加熱によりアミノ・カルボニル反応（メイラード反応）を起こし，シッフ塩基の脱炭酸で生成すると考えられている．アクリルアミドを経口摂取したときのヒトへの影響は未解明である．

6.6 褐変

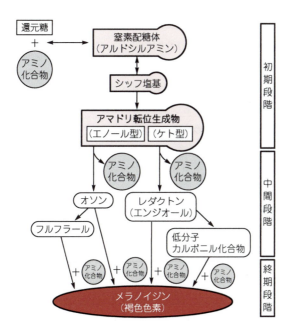

図 6.27
アミノ・カルボニル反応による
メラノイジンの主要生成経路

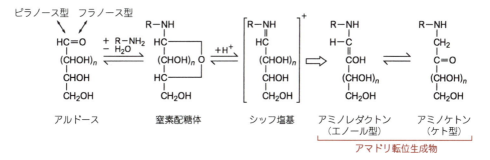

図 6.28 アミノ・カルボニル反応の初期段階反応

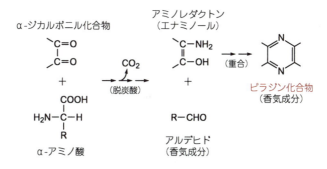

図 6.29 ストレッカー分解による香気成分の生成

181

能であるが，この反応の進行を完全に防ぐことは難しい．

① pH：pH 3 ～ 8 の範囲では，酸性側で遅く，アルカリ性になるほど反応は強くなる．

② 水分：およそ 10 ～ 15％の水分で最も速く進行するようである．中間水分食品（$A_w$ 0.65 ～ 0.85）で褐変が生じやすい（2.1 節参照）．

③ 温度：化学反応であるため高温のほうが進みやすい．10℃以下にすれば，反応はほとんど抑えることができる．

④ 酸素：還元糖やアルデヒドとアミノ化合物との褐変反応は，酸素の供給がなくても加熱によって十分進行するが，室温付近で長期間貯蔵する場合は空気存在下で促進される酸化褐変の寄与が大きくなる．みその表面着色や，しょうゆの開栓後の濃色化などがその例である．これは，褐変反応中に生成されるレダクトン類が空気と接触することで，自動酸化などが起こり褐変が促進されるためである．

⑤ 無機イオン：レダクトン類の酸化を触媒する鉄イオン，銅イオンは褐変を促進する．

亜硫酸（塩）は中間体であるカルボニル化合物に結合して褐変を抑制するため，褐変防止剤として用いられている．

**（b）その他の非酵素的褐変反応**

**ⅰ）カラメル化反応**

スクロースやグルコースの水溶液は，160 ～ 200℃で加熱されると独特の香ばしい香りを発生し，褐色の粘稠な液（カラメル）になる．このように加熱により糖類が単独で起こす反応を**カラメル化反応**という．食品を高温で加熱した場合，アミノ・カルボニル反応とともに必ずカラメル化反応も起こる．カラメル色素は工業的には，しょうゆ，ソース，黒ビール，コーラなど各種食品の着色料や風味づけとして用いられている．

**ⅱ）ポリフェノールの非酵素的褐変**

ポリフェノール成分は酵素的褐変だけでなく，非酵素的褐変の原因物質でもある．焙煎によって生み出されるコーヒー特有の褐色色素は，生豆中に含まれているポリフェノール成分の**クロロゲン酸**がショ糖の熱分解産物と反応して形成されたものである．

**ⅲ）酸化脂質による着色**

魚の干物や煮干しなどに見られる，いわゆる"**油焼け**"という褐変現象は，脂質の自動酸化に伴うカルボニル化合物の生成によるアミノ・カルボニル反応がおもな原因である．魚油に含まれる高度不飽和脂肪酸が表面にしみだし，酸化されることで魚の表面が焼けたように褐変する．この反応は，凍結保存中でも進行してしまう．ほかに，凍り豆腐の貯蔵中にも生じることがある．

**ⅳ）アスコルビン酸の分解による着色**

**アスコルビン酸**の分解が関与する着色反応には，酸性で分解され**フルフラー**

ルを形成する非酸化的な反応経路と，酸化型である**デヒドロアスコルビン酸**から**2,3-ジケトグロン酸**となり，その後さまざまな分解反応により着色が生じる酸化的反応経路がある．しかし，レダクトンであるアスコルビン酸は酸化されるとα-ジカルボニル化合物となり，実際の食品中では褐変反応の大部分はアミノ・カルボニル反応として進む（p.84参照）．

## 6.7 酵素による成分変化

さまざまな酵素が食品に関係している（表6.7）．酵素の働きにより食品の品質が左右され，劣化する場合は**変質・変敗**，反対に好ましい変化は**発酵・熟成**などとよばれている．

表6.7 食品に関係している，さまざまな酵素

| 酵素の分類 | 酵素 | 反応，用途など |
|---|---|---|
| 酸化還元酵素 | ポリフェノールオキシダーゼ | 果物・野菜類の酵素的褐変反応 |
|  | リポキシゲナーゼ | 脂質不飽和脂肪酸の酸化，大豆臭の生成 |
| 転移酵素 | トランスグルタミナーゼ | タンパク質分子間の架橋形成，物性変換 |
|  | フルクトフラノシルトランスフェラーゼ | フルクトオリゴ糖の生成 |
| 加水分解酵素 | プロテアーゼ（トリプシン，ペプシン，キモシンなど） | タンパク質の加水分解，みそ・しょうゆの製造 |
|  | アミラーゼ（α-アミラーゼ，β-アミラーゼ，グルコアミラーゼなど） | デンプンの加水分解，デンプン糖の製造 |
|  | リパーゼ（トリアシルグリセロールリパーゼなど） | グリセロールエステルの加水分解，フレーバーの生成 |
|  | 植物組織崩壊酵素（セルラーゼ，ペクチナーゼ） | 多糖類の加水分解，青果物の軟化 |
| 脱離酵素 | システインスルホキシド（CS）リアーゼ | しいたけ，にんにく，たまねぎの香気成分生成 |
| 異性化酵素 | グルコースイソメラーゼ | グルコースの異性化，異性化糖の製造 |
| 合成酵素 | アスパラギン合成酵素 | アミノ酸の合成 |

### （1）食品にとって好ましくない酵素反応の抑制

果物・野菜類は貯蔵中にペクチナーゼなどの働きにより組織が軟化してしまう．このように，食品がもともと含んでいた酵素の働きで望ましくない成分変化を生じてしまう場合は，その働きを抑制するために次のような方法が用いられる．

① 酵素の不活化：高温短時間の加熱処理（**ブランチング**）により熱失活させる．各酵素反応の最適条件（pH，温度）を避ける．

② 阻害剤の添加：褐変防止に食塩や亜硫酸を使用する例がある．風味，毒性，コストなどを考慮しなければならない．ほかに，特定の酵素作用を阻害するタンパク質（たとえば大豆トリプシンインヒビターなど）も存在する．

③ 接触の抑制：脱水（乾燥）・凍結による水分活性の低下，酸化反応の場合は，脱酸素（不活性ガス置換）による酸素の除去などがある．

④ その他：酸化反応が多いので還元剤，抗酸化剤の添加も有効である．また，阻害様式の異なる因子を組み合わせると相乗的な効果が得られることが

**PlusOne Point**

**酵素の名前**

アミラーゼ，プロテアーゼなどは総称であり，そのなかにα-アミラーゼやトリプシンなどの名前（推奨名）の酵素がある．同じ名前でもその由来（起源）によって性質が少しずつ異なる場合が多い．系統名（国際酵素命名法）では基質とその反応を明らかにすることになっている．たとえば，α-アミラーゼの系統名は，1,4-α-glucan glucanohydrolase である．

**ブランチング（湯通し）**

酵素を不活化するとともに，歯切れなど物理的性質も調整するために行う熱処理．熱湯，蒸気，マイクロ波などが用いられる．果実・野菜の加工食品製造時に必須の前処理工程である．

多い.

また，遺伝子操作により，特定の酵素の働き(発現)を抑制した遺伝子組換え作物(ペクチナーゼを働きにくくした日もちのよいトマトなど)も，すでに商品化されている．

### （2） 酵素反応の積極的な利用

多くの発酵食品は，微生物がもっている酵素の作用を巧妙に製造・加工に取り入れている．酵素作用の特徴としては，穏やかな条件下で反応が進む(触媒作用がある)ことと，副反応を伴わない(基質特異性が高い)ことがあげられる．食品工業においても，この特徴を生かしてさまざまな酵素が幅広く利用されており，オリゴ糖などの特定保健用食品(機能性食品)の製造にも利用されている．しかしながら，微生物を用いる場合は反応の制御が難しく，精製した酵素は一般に高価であり，また，固体食品では均一に反応させにくいなどの問題点もある．次に，食品への酵素のおもな利用例について述べる．

#### （a）食品中に含まれる酵素の利用

##### ⅰ）紅茶の着色反応

茶類は製法の違いにより，緑茶(非発酵茶)，ウーロン茶(半発酵茶)，紅茶(発酵茶)に大別される．非発酵茶である緑茶の製造では，緑色保持のために茶葉を蒸熱し酵素を失活させるが，紅茶は生の茶葉を軽く乾燥後，揉捻し酵素反応を促進して製造される．この発酵工程中に酸化酵素が働き，独特の赤色色素テアフラビンが生成する(図6.26参照)とともに紅茶特有の香りも形成される．ウーロン茶は紅茶ほど強く発酵させないため，緑茶とも紅茶とも異なる独特の風味が生みだされる．

##### ⅱ）からし・わさびの辛味発現

からしに水を加えて練ったり，わさびをすりおろすと，シニグリン(辛子油配糖体)が遊離したチオグルコシダーゼ(ミロシナーゼ)の作用で加水分解されて，アリルイソチオシアネート(からし油)となって特有の辛味が発現される(図6.30)．だいこんの辛味も同じアリルイソチオシアネート類である．

##### ⅲ）肉の熟成と呈味成分の生成

畜肉は屠殺後は硬く保水性に乏しい(死後硬直)が，さらに放置すると，硬直が解けて軟らかくなりうま味も増大する(肉の熟成)．肉の熟成中にはカテプシ

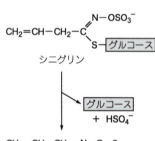

図6.30
チオグルコシダーゼによる辛味成分の生成

**死後硬直の原因**
死後硬直は筋原タンパク質のミオシンとアクチンが相互作用して収縮するためと考えられている．硬直が解けて肉が軟化する原因は，プロテアーゼ説とCa$^{2+}$説が提案されている．

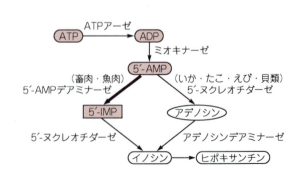

図6.31
肉の熟成中に生じるATPの分解とうま味成分の生成
ATP：アデノシン5′-三リン酸
ADP：アデノシン5′-二リン酸
5′-AMP：アデノシン5′-一リン酸
5′-IMP：イノシン5′-一リン酸
　　　　(5′-イノシン酸)

ンやカルパインといったプロテアーゼの作用でペプチドや遊離アミノ酸量が増加するといわれている．また肉中に残存するATPから5′-AMPが生成し，5′-AMPデアミナーゼの作用によりうま味成分 5′-イノシン酸（5′-IMP，p.86参照）が生成するため（図6.31），呈味性ペプチドやアミノ酸との相乗効果（p.29参照）により肉の食味が向上すると考えられている．

### （b）食品の製造を目的とした酵素の利用

#### ⅰ）チーズの製造への利用

仔牛の第4胃から抽出される レンネット は 凝乳酵素 とよばれる．その主成分である キモシン（レンニン）はκ-カゼインの1か所（Phe$^{105}$-Met$^{106}$の間のペプチド結合）のみをプロテアーゼで特異的に切断する．これによりカゼインミセルの崩壊が起こり，カゼインが凝集して，カード（乳脂肪とカゼインの凝固物）を形成する．チーズはこのカードを各種微生物で発酵・熟成させてつくられる．

**PlusOne Point**

カゼインは牛乳中でカゼインミセルとして存在しているが，キモシンの作用によりκ-カゼインが分解されるとミセル構造が不安定になり凝集する．これはミセル間の疎水結合やカルシウムイオンを介した結合などによると考えられている．

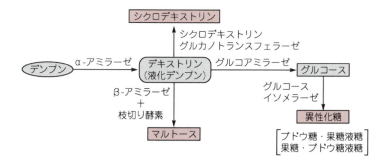

図6.32　酵素を利用したデンプン糖の製造

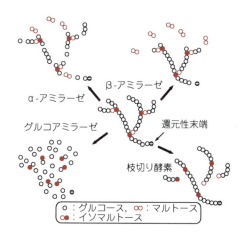

図6.33　各種アミラーゼの作用機構

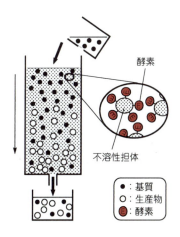

図6.34　固定化酵素法を用いた反応原理

**ii) デンプン糖の製造**

各種アミラーゼの作用により，いろいろな糖がデンプンから製造されている（図6.32, 6.33, 6.3節参照）．このうち異性化糖は，デンプンからつくったグルコースを原料としてグルコースイソメラーゼの作用で製造される．ショ糖に匹敵する甘味をもつ安価な甘味料として，ショ糖にかわって清涼飲料水などにさかんに用いられている．

異性化糖の製造は，酵素を結合させた担体を用いた固定化酵素法により，効率的に生産されている．固定化酵素法の利用には，① 連続生産が可能である，② 生産物からの酵素の回収が容易である，③ 酵素を再利用できる，などの利点がある（図6.34）．

**iii) 遺伝子組換え体により生産した酵素の利用**

目的とする酵素の遺伝子（たとえば，仔牛の胃からとってきたキモシン遺伝子）を大腸菌や酵母のような微生物の（核外）遺伝子に組み込むと，その微生物（遺伝子組換え体）は組み込まれた遺伝子に対応する酵素（たとえば，仔牛でないとつくれなかったキモシン）をつくる．微生物は簡単に増殖できるため，このシステムを利用するといままで貴重で高価だった酵素が大量かつ安価に製造できることになる．

組換え体を利用して製造したキモシン，$\alpha$-アミラーゼなどいくつかの酵素が，すでに食品添加物として認可されているが，安全性の問題を中心に多くの議論が現在もなされている．

**（c）食品の付加価値を高めるための酵素利用**

**i) 有害成分の除去**

副反応を伴わない酵素反応の特質を利用すると，食品素材中の好ましくない成分や有害成分が微量であっても，他の食品成分を変化させずに，効率的に除去することができる．表6.8にその例をまとめた．

乳糖不耐症者用特別用途食品として牛乳中のラクトース（乳糖）を*β-ガラクトシダーゼ*（ラクターゼ）で分解処理した無乳糖牛乳が製造されている．また，病者用食品として米アレルギーのアトピー性皮膚炎患者用に，低アレルゲン化

### PlusOne Point

**バイオ酵素でつくるチーズ**
チーズ製造に不可欠なレンネットを得るために，多くの仔牛が殺されてきた．レンネットの代替酵素はなかなか見つからなかったが，微生物（ケカビ）がもつプロテアーゼがレンネット様の作用をもつことがわかり，現在はチーズ製造に使われている．また，遺伝子組換え体によって生産されたキモシンも欧米では使用されている．

表6.8 酵素を利用した食品中の有害成分などの除去

| 酵　　素 | 用　　途 | 食品例 |
| --- | --- | --- |
| アントシアナーゼ | 果汁などの脱色・変色防止 | 白ぶどう酒 |
| β-ガラクトシダーゼ | ラクトースの分解 | ラクトース不耐症者用牛乳 |
| グルコースオキシダーゼ | 微量酸素・褐変物質の除去 | 乾燥卵 |
| ナリンギナーゼ | 苦味物質ナリンギンの分解 | 夏みかん |
| プロナーゼ | 米グロブリンの分解 | 低アレルゲン化米 |
| ヘスペリジナーゼ | シロップの白濁防止 | みかん缶詰 |
| ペクチナーゼ | 果汁の清澄化 | 果汁飲料 |

米が製造されている．アレルゲンである米粒中のグロブリンを，放線菌由来のプロテアーゼ群であるプロナーゼを用いて分解したものである．酵素は，このような食品アレルゲンの除去にも有効である．

**ii）乳製品フレーバーの生成——リパーゼ**

チーズの熟成過程でリパーゼを添加すると，フレーバー成分が多く生成されて風味がより強くなる．これは，リパーゼが乳脂を加水分解して脂肪酸を遊離させるためである．低級脂肪酸が遊離されるとチーズフレーバー，高級脂肪酸が遊離されるとバターフレーバーが得られる．

このリパーゼ反応を利用して製造されたフレーバーは，化学合成フレーバーに比べて天然の風味により近いため，マーガリンや菓子類の風味づけに広く用いられている．

## 6.8 高圧処理による変化

### （1）成分変化の特徴

高圧容器内に卵と水を入れ5,000～6,000気圧の圧力をかける（図6.35）と，殻の中身は温泉卵やゆで卵のように凝固する．この現象は加熱による凝固と同じように見えるが，大きく異なる点は共有結合の切断や生成は起こらないことである．すなわち，高圧処理ではタンパク質の変性などは起こるが，成分の化学変化は起こらず，生の風味が保持される．そのため，ビタミンなど栄養素の破壊や新たな悪臭成分・有害成分の生成はないが，食品として望ましい加熱香気やアミノ・カルボニル反応による着色なども生み出せない．

大豆や魚肉・畜肉のタンパク質も加圧により容易にゲル化するが，このゲルは加熱ゲルとは異なる独特な物性を示し，練りようかんや外郎(ういろう)に似た触感であると報告されている．

### （2）高圧処理の食品への利用

多糖類も高圧処理により構造変化を生じる．ペクチンでは可溶化が起こるので，高圧処理を利用したジャムもつくられている．ほかに高圧処理の利用としては，殺菌・酵素の失活化や冷凍食品の解凍，そして，超臨界ガスによる有効成分の抽出などがあげられる．

### （3）エクストルーダー

高温高圧の加工法としてはエクストルーダーとよばれる装置（図6.36）を用いるエクストルージョンクッキングがある．フィーダー部から投入された原料はスクリューの回転で混合され，加熱されながら機械のなかを移動していく．ダイとよばれる出口の手前では最も高い圧力がかかる．細い出口から外部に押し出されるときの急激な変化に伴い，特有の物性が生みだされる．スナック菓子などの膨化食品，ペットフードや大豆タンパク質の組織化食品など多くの食品加工に用いられている．

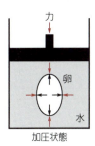

**図6.35**
静水圧による食品の高圧処理
林 力丸,「食品への高圧利用」，林 力丸編，さんえい出版 (1989), p.2.

1気圧
1気圧(atm)
= 1.033 kg/cm² = 1.013 bar
= 1.013 × 10⁵Pa = 0.101 MPa
（メガパスカル）

**PlusOne Point**

深海で腐らなかったサンドイッチ

1968年に潜水艇ALVIN号は水深1,524 m以上の海底に沈没した．10か月後に艇内から発見されたサンドイッチは腐っていなかった．これがきっかけとなり，高圧下での微生物の挙動が大いに注目されるようになった．

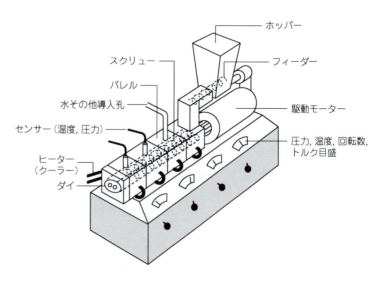

**図6.36 エクストルーダーの外観**
土井悦四郎,「食品工業における科学・技術の進歩(2)」,
日本食品工業学会編,光琳(1986), p.81.

# 練 習 問 題

次の文を読み,正しいものには○,誤っているものには×をつけなさい.

(1) 脂質の酸化が進行すると,過酸化物価,TBA価やカルボニル価が上昇する.
(2) 油脂の酸化は,脂肪酸を構成している酸素原子が熱や光などによって励起されるために起こる反応で,リン脂質やグリセリドでは起こらない.
(3) 熱酸化の場合,ヒドロペルオキシドは分解してしまうために蓄積しない.これ以外は自動酸化と同じである.
(4) トコフェロールは,過酸化物を分解することによって脂質の自動酸化を防止する.
(5) 外からの化学的・物理的な作用により,タンパク質の一次構造から四次構造までが変化することを変性という.
(6) タンパク質のアルカリ処理によりラセミ化が起こると,タンパク質の消化性が悪くなり栄養価は低下する.
(7) タンパク質の泡立ち性や凝固性といった加工特性は,タンパク質が変性することによって生み出される.
(8) 生のデンプンはミセルという非結晶部分がより集まった構造となっている.
(9) $\beta$-デンプンを水と共に加熱したものにX線をあてると結晶部分がはっきりと現れてくる.
(10) 糊化デンプンを加熱し続けると,粘度がゆっくりと失われる.これをデンプン

の老化という．
(11) デンプンの老化は低温で進行しやすいので，−20℃以下にすることは避けるべきである． → p.171
(12) デンプンの老化は他の条件が同じなら水分が30〜60％程度のときで最も起こりやすい．
(13) デンプンの老化は糖や脂肪酸によって促進される．
(14) もち米はうるち米よりアミロペクチンの割合が多いので老化しやすい．
(15) デヒドロアスコルビン酸はアスコルビン酸が酸化されたものであり，ビタミンC活性は失われている． → p.174
(16) 卵黄のリポタンパク質は乳化力をもつためマヨネーズの製造に使用されている．
(17) ゼラチンは冷却されると分子間の疎水結合を形成して凝固し，ゲル化する．このゲルは加温すると再び溶けるため，熱可逆性ゲルとよばれる．
(18) 酵素的褐変は果実などに多く含まれているポリフェノール成分が，アミラーゼによって分解されることにより生じる． → p.178
(19) 亜硝酸は酵素的褐変反応も非酵素的褐変反応も抑制するが，安全性に問題があり，その使用量は制限されている．
(20) $\alpha$-ジカルボニル化合物が還元糖と反応して，ピラジン化合物などの香気成分を生成する反応をストレッカー分解という．
(21) 酵素的褐変は酸性pHにすることで反応は抑制されるが，逆に，非酵素的褐変反応は促進される．
(22) アミノ・カルボニル反応は，カラメル化反応ともよばれ，メラノイジンという褐色物質が生成される． → p.180
(23) 各種アミラーゼを利用して，デンプンからグルコース，マルトースやフルクトースなどいろいろな種類の糖が工業的に生産されている．特に異性化糖はグルコースイソメラーゼを固定化して効率的に生産されている．
(24) わさびをすりおろすと辛味が発現するのは，シニグリンがチオグルコシダーゼの働きによりアリルイソチオシアネートに変化するためである． → p.184
(25) 高圧処理では加熱処理とは異なり成分変化が起こらないため，加工しても生の風味がそのまま残っている．
(26) 湯葉は，大豆タンパク質が加熱変性されてできた食品である．
(27) $\alpha$-アミラーゼはデンプンの$\alpha$-1,4結合をところどころ切断し，グルコースとオリゴ糖混合物を生成する．$\beta$-アミラーゼはデンプンの$\beta$-1,4結合を切断してマルトースと限界デキストリンを生成する．
(28) りんごややまのいもなどの皮をむいてそのまま放置すると酵素作用によって褐変するが，皮をむいた後食塩水や酢水に入れておくと変化しない．これは，食塩が酵素活性を阻害したり，酢水が酵素を変性させるためである．

# 7. 食品の物性

## 7.1 食品の物性とおいしさ

食べものをおいしいと感じるのは，ヒトの感覚によるものである．食べもののおいしさは，われわれの感覚要素や，さらにはさまざまな外的環境，内的環境などから成り立っていると考えられている（図8.1参照）．これらのうち食品の呈味成分，におい成分によってもたらされる刺激感覚は化学感覚とよばれる．また，食品に含まれるさまざまな色素成分によってもたらされる刺激感覚が視覚とよばれる（3章参照）．

一方，食べものには，歯ごたえがある，コシがある，粘りがある，口あたりがよいなどと表現される性質があり，これらは食べもののおいしさを構成する重要な要素である（図8.1参照）．また，このような性質は，食べものを食したときのそしゃく感覚に関係していて，食品のレオロジー的特性やテクスチャー特性といわれる力学的性質でもあり，**食品の物性**とよばれている．

食べもののおいしさについて正しく理解するために，まず，ヒトが食べものを食するときの評価（官能評価）について知る必要がある（8章参照）．また次に，食べものに含まれる成分の量的な面（含量の分析）および質的な面（化学形態の解析など）の分析が必要となる（3章参照）．さらに，食品の物性についての解析が必要となる．ここでは食品の物理的性質（**物性**，**テクスチャー**）について述べる．

## 7.2 コロイドの科学

食品が特有の物理的，力学的性質を示すのは，食品の主要成分である，タンパク質，糖質，脂質などの性質によるところが大きい．食品の物性をよく理解するためには，コロイド科学とよばれる視点から食品成分の性質について理解することも必要となる．

### （1）分散系

食品は液体であれ，半固体であれ，固体であれ，多種の成分の不均一分散系である．分散系とは，物質（分散相，分散質）が他の媒質（分散媒）のなかに細かい粒子となって散らばっているものをいう．粒子の大きさから原子・イオン・

分子分散系(真性溶液)，コロイド分散系，粗大分散系と分類できる(図7.1)．

原子分散系，イオン分散系，および分子分散系は直径$10^{-9}$ m以下の粒子である分子やイオンが分散したもので，均一に溶けているので真性溶液という．塩化ナトリウム，糖，有機酸など，半透膜を透過できる低分子物質の水溶液がこれにあたる．コロイド分散系は直径$10^{-9}$〜$10^{-7}$ mの粒子が分散している状態で沪紙を通過するが，セロハンのような半透膜は通過できない．粗大分散系は粒子の大きさが$10^{-7}$ m以上で，沈殿・結晶化し，沪紙の目を通過できない．

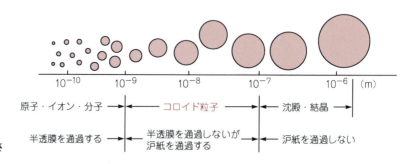

図7.1 分散系の粒子の大きさ

### (2) 分散系の分類

分散系には，分散相と分散媒との組合せによって，表7.1のような種類がある．

表7.1 分散系の種類(分散媒と分散相による分類)

| 分散媒 | 分散相 | 例 |
|---|---|---|
| 気体 | 液体 | エアロゾル(霧，雲) |
|  | 固体 | 煙，粉塵 |
| 液体 | 気体 | 泡沫(炭酸飲料，ビール) |
|  | 液体 | エマルション(マヨネーズ，牛乳，バター) |
|  | 固体 | サスペンション(みそ汁，練りチョコレート，墨汁，ネクター) |
| 固体 | 気体 | メレンゲ，カステラ，寒天，シリカゲル |
|  | 液体 | 畜肉，魚肉 |
|  | 固体 | 色ガラス，ルビー，低温時のチョコレート |

### (3) コロイドとは

一般に，直径が$10^{-9}$〜$10^{-7}$ m程度の粒子が液体に分散している状態を**コロイド**といい，コロイド分散系(分散相)の溶媒(分散媒)に分散している粒子(分散質)をコロイド粒子という．コロイドには3種類ある．タンパク質やデンプンなどは高分子物質分子1個を溶かすだけでコロイドとなる．これを**分子コロイド**という．ミセルを含むコロイドは**ミセルコロイド**，または**会合コロイド**といわれる．ミセルとは分子どうしが数十個集まって一定の規則的集合体(会合体)となったものである．ある程度以上の濃度の合成洗剤や石けんの溶液，あ

**PlusOne Point**

**コロイドの語源は？**
イギリスの化学者グレアム(T. Graham)はタンパク質やデンプン溶液のような半透膜を通過できない溶液状態を，コロイド(colloid，膠質，ギリシャ語ののりを意味する語)と名づけた(1861)．

るいは牛乳がミセルコロイドの例である．気体，液体，固体が分散媒中に微小な粒子となって分散しているのが分散コロイド系である．

またコロイドは，水との親和性から疎水コロイドと親水コロイド（ハイドロコロイド，hydrocolloid）に分類でき，疎水コロイドは少量の電解質の添加によって凝析しやすく，一方，親水コロイドは少量の電解質の添加では凝析しないが，多量の添加によって沈殿する性質をもっている．これを塩析という．また，疎水コロイドに親水コロイドを加えると，疎水コロイドのまわりを親水コロイドが取り囲んでコロイドは安定化する．この安定化したコロイドを保護コロイドという．たとえば，墨汁や牛乳はこの例である．

コロイドには，さまざまな特有の性質がみられる．コロイド粒子が分散している分散相に光をあてると，雨戸のすき間から光の筋がもれるように光の通路がみえる．これは，コロイド粒子が光を散乱させるために起こる現象であり，チンダル（Tyndall）現象とよばれる．また，コロイド分散相を限外顕微鏡で観察すると，コロイド粒子が不規則に運動しているのを光の点としてみることができる．これは，熱運動している溶媒分子がコロイド粒子に衝突して起こるもので，ブラウン運動（Brownian motion）とよばれる．コロイド粒子は一般に表面積が大きく荷電しているので，ファンデルワールス力や化学的結合によって他の物質を吸着しやすい．活性炭による油脂の脱色（精製過程），冷蔵庫の脱臭などがこの例である．

### （4）エマルション，エマルシフィケーション，サスペンション

一つの液体のなかに，別の液体がコロイド粒子として分散している状態をエマルション（emulsion）または乳濁液という．エマルションには，水の中に油滴が分散している水中油滴型（O/W型）と，油の中に水滴が分散している油中水滴型（W/O型）とがある．マヨネーズはO/W型エマルションの例であり，バターはW/O型エマルションの例である．

エマルシフィケーション（乳化）とは，水と油が混合してエマルションのできる現象，またはエマルションをつくる操作をいう．また乳化を行い，安定なエマルションをつくる物質を乳化剤という．一般に，乳化剤は，親水基と親油基を同一分子内にもつ．

液体の分散媒に，固体の粒子が分散しているコロイド系をサスペンション（suspension）または懸濁液という．

### （5）ゾルとゲル

コロイド分散系のうち，分散媒が液体であるものをゾル（sol）という．分散媒が水の場合を，とくにヒドロゾルという．同様に，空気が分散媒となって入る場合はエアロゾル（エーロゾル）という．

コロイド分散系で，分散質が凝集して網目構造などをつくり，中に分散媒を含んで全体として流動性がなくなって固化した状態をゲル（gel）という．ゲルには，加熱するとゾルになり，冷却するとゲルになる熱可逆性のゲル（寒天，

---

**凝析（coagulation）**
分散している粒子がしだいに凝集して沈降する現象．

**墨汁**
疎水性の炭素粒子にニカワ（主成分は親水性のゼラチン）を加えて安定化させたもの．

**乳化剤**
食品衛生法では，グリセリン脂肪酸エステル，ショ糖脂肪酸エステル，ソルビタン脂肪酸エステル，ステアロイル乳酸カルシウム，レシチンが乳化剤として認められており，広く利用されている．

ゼラチン，煮こごりなど)と，加熱によってゲルに一方的に変化してしまう熱不可逆性のゲル(卵白，わらびもち，加熱かたくり粉など)とがある．

ゲルを放置しておくと，ゲル内に形成されている網目構造から水が分離する．これを**離水**または**離漿**という．また，ゲル中の分散媒が減少して，空隙のある網目構造をもったものを**キセロゲル**(乾燥ゲル，xerogel)という．心太から水分を除去すると，多孔質のキセロゲルである寒天ができる．凍り豆腐などの乾燥食品もキセロゲルの一種である．

### 7.3 レオロジー

**レオロジー**(rheology)の基礎となるのは，物質の**変形**と**流動**に関する原理である．物質の変形はフックの弾性の法則が基礎となり，また物質の流動はニュートンの粘性の法則が基礎となる．

#### (1) フックの弾性の法則と弾性

物質に，一定の外力 $F$(単位は N)をかけると変形が生じ，外力を取り除くともとに戻る性質を**弾性**(elasticity)という．また，こういう性質を示す物質を**弾性体**という．弾性体の変形は，伸び変形，ずり変形，圧縮変形の三つに分類される．**伸び変形**(図7.2)は，バネのような物体や，糸こんにゃく，塩くらげのような食品を破断しない範囲内で引っ張ったときに起こる変形で，力を除くともとに戻る．また，**ずり変形**(図7.3)はプリンやゼリーのような食品を横にずらしたときに起こる変形である．**圧縮変形**は，たとえば水中に固体の食品を沈めたときに起こる加圧による変形である．外力をかけた場合に変形をもとに戻そうとして物質の内部に生じる内力を応力という．このとき，単位面積あたりの伸び応力 $P$(かけた力 $F$ を断面積 $S\,\text{m}^2$ で割ったもの，単位は Pa または $\text{N/m}^2$)とひずみ $\gamma$ とのあいだに比例関係が成り立つ．この関係を**フックの弾性の法則**という．ひずみ $\gamma$ とは，もとの長さ $L$ に対する変形した長さ $\Delta L$ の比($\gamma = \Delta L/L$)で表される．$K$ は比例定数で**弾性率**とよばれ，この値が大きいと変形に多くの力を必要とする．

> **PlusOne Point**
>
> **レオロジーの語源は？**
> 1929年アメリカのビンガム(E.C. Bingham)によって提唱された．"*rheo*"とはギリシャ語で流れを意味し，今日，レオロジーは食品科学の分野において食品の物性を扱う学問として重要な位置を占めている．

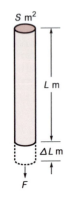

図7.2 伸び変形

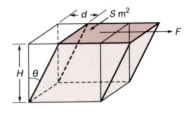

図7.3 ずり変形

$F(\text{N})$ の力が $S(\text{m}^2)$ の面に働いてずり変形を生じる．この場合，単位面積あたりの応力 $P = F/S$ となり，またずりひずみ $\gamma = d/H = \tan\theta$ となる．

$$P = K \cdot \gamma$$

伸び変形，ずり変形，圧縮変形における弾性率を，それぞれ**ヤング率** $E$，**ずり弾性率**（剛性率ともいう，$G$），**体積弾性率** $B$ という．また，ひずみ（$\gamma$）/応力（$FP$）比を**コンプライアンス**といい，弾性率の逆数であり，変形の指標とされる．

物質の弾性挙動は瞬間的に起こり，また瞬間的にもとに戻る．このことから**瞬間弾性変形**とよばれ，このような変形では時間の要素が関係しないことになる．一方，その物体にある限界以上の力を加えると，その物体は破断（下記参照）されてしまう．フックの弾性の法則における応力とひずみとの比例関係の成立する限界を**弾性限界**という．

#### 塑性変形と破断

フックの法則は一定の応力の範囲内で成立するが，変形がさらに大きくなると比例関係は成立しなくなり，外力を除いてももとに戻らないような永久ひずみが残る．このような性質を**塑性**（plasticity）といい，このような変形を**塑性変形**という．バター，マーガリンは塑性を示す．

さらに物体に力を加えると，**破断**が起こる．破断の際の応力を**破断応力**といい，これは個々の食品で特有な値を示す物性値である．

### （2）ニュートンの粘性の法則

#### （a）ニュートン粘性

液体がゆっくりと流れている場合，流れは互いに隣り合った部分が混じり合うことのない層流となる．いまこのような層流で，図7.4のような隣接する二つの層の間に，流れの力 $F$（単位は N）がかかると，それに応じて，上の面が横へずれる流動（ずり流動）が起こる．このようなずり流動で，ずり速度（$D$）は $D = \dfrac{\tan\theta}{t} = \dfrac{W}{H} \times \dfrac{1}{t}$ （$t$ は時間・s）と表される．ずり変形における単位面積あたりのずり応力（$P$）は $P = F/S$（$S$ はずり変形のかかっている面積，単位は

### PlusOne Point

**ヤング率，ずり弾性率，体積弾性率の関係**

$E = 2G(1 + \sigma)$
  $= 3B(1 - 2\sigma)$

$\sigma$ は棒状の物体の伸び変形が起こったときの縦方向のひずみ（$\gamma_l$）と横方向のひずみ（$\gamma_w$）の比（$\sigma = \gamma_w/\gamma_l$）を示し，ポアソン比（Poisson ratio）という．ゲルのような等方性かつ非圧縮性の物体では $\sigma$ は 0.5 に近い値をとり，このために上の式で $E \approx 3G$ という関係が近似的に成り立つ．この関係を弾性率における3倍則という．

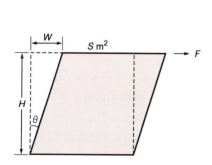

図7.4　ずり粘性流動の模式図

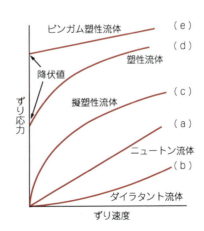

図7.5　種々の流動曲線

m²)で表され，ずり応力 $P$ とずり速度 $D$ との間には比例関係が成り立つ．

$$\eta = P/D$$

この関係を，**ニュートンの粘性の法則**という．$\eta$ は比例定数で，**粘度**または**粘性率**とよばれ，粘度が大きいほど流れにくい．粘性挙動では，変形は瞬間的に起こらず，力が加わっている限り続く．流動には時間的な因子が関係し，もとに戻すことのできない変形，つまり永久変形が生じる．ニュートンの粘性の法則に従うものは**ニュートン流動**(Newtonian flow)とよばれ，この挙動を示すものには水，スクロース水溶液，グリセロール，食用油などがあげられる(図7.5，a)．

**（b）非ニュートン流動**

液体に加えた力と流体の流動速度が比例しない流動を**非ニュートン流動**(Non-Newtonian flow)という(図7.5，b～e)．

**ⅰ）ダイラタント流動**

図7.5の(b)の曲線のように，液体に加える力や液体の流動速度が増加するにつれて，見かけの粘度が増加する流動を〝膨れる〟を意味するギリシャ語"*dailato*"から，**ダイラタント流動**という．このような挙動は，かたくり粉などのデンプンの高濃度溶液などで見られる．

**ⅱ）擬塑性流動**

粘稠な液体に加える力や液体の流動速度が増加すると，見かけの粘度が減少する流動を**擬塑性流動**(シュードプラスティク性流動)という．この場合，流動曲線はダイラタンシーとは逆の形を示す(図7.5，c)．また，このような流動によって液体がより流動しやすくなる現象を**ずり流動化流動**という．ソース，トマトピューレなどは擬塑性流動を示す．

**ⅲ）塑性流動**

図7.5の(d)，(e)は，一定の力がかかってはじめて流動を始める型で，**塑性流動**(広義)(plastic flow)とよばれる．流動を始める応力は，**降伏値**(yield val-ue)とよばれる．溶けたチョコレートは，そのままでは流動しないが，容器を指で押すことによって簡単に流動させることができる．また，この容器を逆さにして冷蔵庫などに放置しておくと流動を始めるようになる．

図7.5(e)のような流動は，**ビンガム塑性流動**という．生クリーム，プリン，トマトケチャップ，マーガリンがこの例である．

静置の状態のコロイド分散相を揺り動かした場合に，ゲルからゾルへと変化することがある．このような現象は**チキソトロピー**(thixotropy)とよばれる．たとえば，マヨネーズを使用する前によく振ると，流動しやすくなるが，このような現象がチキソトロピーにあたる．静置しているときに形成されている構成粒子間の凝集状態(ゲル)が，流動によって変化するために，チキソトロピーはゾル化すると考えられる．チキソトロピーは可逆的であり，時間依存性を示す

のが特徴である．チキソトロピーは，擬塑性流動とともにずり流動化流動の一つである．撹拌などによってずり応力を加えていくときに粘性率の増大してくる流動がみられ，レオペクシーとよぶ．ダイラタント流動は瞬間的に生じる（時間との関係がない）現象であるが，レオペクシーでは時間が関係する変化を示す．レオペクシーは，ホイップクリームや卵白の泡立てでみられる．ダイラタント流動，擬塑性流動，チキソトロピー，レオペクシーの特徴は，表7.2の通りである．

表7.2 ダイラタント流動，擬塑性流動，チキソトロピー，レオペクシー

|  | 応力による粘度変化 | 変形回復への時間との関係 |
|---|---|---|
| ダイラタント流動 | 上昇 | なし |
| 擬塑性流動 | 低下 | なし |
| チキソトロピー | 低下 | あり |
| レオペクシー | 上昇 | あり |

岡本 奨，『新版 食品化学辞典』，建帛社(1991)より改変．

### (3) 粘弾性

多くの食品は，フックの法則で表される弾性的挙動と，ニュートンの粘性の法則で表される粘性的挙動の両方を合わせたような挙動を示す．このように物体に外力を加えると変形し，外力を除くと弾性を回復するが，外力を加えたまま放置すると流動する性質を粘弾性(viscoelasticity)という．粘弾性挙動の典型的な例として，応力緩和とクリープがあげられる．

#### (a) 応力緩和とマックスウェル模型

つきたてのもちでは，引っ張ろうとすると最初は力を必要とするが，いったん伸びたもちを一定の長さに保とうとする場合は，バネなどの弾性体とは違って，徐々に力を必要としなくなる．このような粘弾性挙動を応力緩和とよぶ．

この現象を説明するのに，いまバネ（フックの法則に従う弾性挙動を示す．弾性率は$E$）とダッシュポット（油つぼのようなもので，ニュートンの法則に従う粘性挙動を示す．粘性率は$\eta$）が直列につながれた二つの要素からなる模型があるとする．このような模型をマックスウェル模型(Maxwell's model)とよぶ（図7.6, a）．これに外力が加わると，バネの変形とダッシュポットの流動が同時に起こる．この状態をそのまま保とうとすると，ダッシュポットの流動が徐々にもとに戻ろうとして，しだいに応力が小さくなる．一方，力を除く（除重する）と，瞬間的にバネの変形は回復するが，ダッシュポットは完全には回復しないで永久流動が残る．応力緩和では，緩和時間($\eta/E$)を指標にして，緩和の程度を解析する．つきたてのもちのほか，チューインガム，とろろ，水あめなどでも，応力緩和がみられる（図7.6, b）．

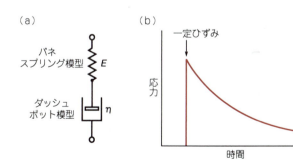

図7.6 マックスウェル模型と応力緩和曲線

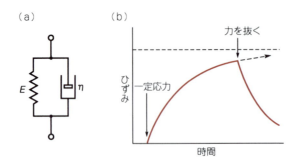
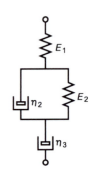

図7.7 フォークト模型とクリープ曲線　　　　図7.8 バーカス模型（四要素模型）

**（b）クリープとフォークト模型**

ビニールを伸ばすときのように，力を加えた場合に時間経過とともにじわじわとゆがみが増加してくることがある．このような現象を**クリープ**（creep，"這う"の意味）とよぶ．また，クリープを示す物体では力を除いた場合も，じわじわともとに戻るような現象を示す（これを弾性余効という）．クリープ現象は弾性が瞬間に回復しないことから**遅延弾性**とよばれ，粘弾性挙動のもう一つの代表的な例である（図7.7，b）．

ここで，バネとダッシュポットが並列につながれた二つの要素からなるモデルを考える（図7.7，a）．力がかかっても，バネはダッシュポットがあるため十分に伸びることはできず徐々に伸びていく．また，いったん変形の起こったあとで力が除かれた場合にも，ダッシュポットがあるためバネの収縮はすぐには起こらず，ゆっくりと収縮する．図7.7(a)の模型は，**フォークト模型**（Voigt's model）または**ケルビン-フォークト模型**（Kelvin-Voigt's model）とよばれる．遅延弾性では，遅延時間（$\eta/E$）を指標にして，遅延の程度を解析する．生クリームなどの食品で遅延弾性が認められている．

**（c）バーカス模型（四要素模型）**

実際の食品で，その粘弾性挙動をマックスウェル模型やフォークト模型のような二つの模型で解析できるものは少なく，マックスウェル模型やフォークト模型をさらに拡張した多数の要素からなる模型が考えられている．図7.8のようなバーカス模型は，食品の粘弾性の説明によく利用される模型である．

## 7.4 サイコレオロジー

レオロジーで取り扱うのは，粘性，弾性などの，食べものの示す物理的性質であるが，ヒトが食べものを摂取するときに感じる感覚との関係はどのようになっているのだろうか．食品の示す物理的性質に対して，ヒトが心理学的にどのように反応するかを科学的（精神物理学的）に取り扱うことが重要となり，このような，心理学（サイコロジー）の立場からレオロジーを研究する，**サイコレ**

オロジー（psychorheology）とよばれる学問が提唱され，今日多面的に研究が進められている．もともとサイコレオロジーということばは，狭義には，この学問を提唱したイギリスのスコット・ブレアー（Scott Blair）が1930年代後半に行った，食品製造職人の指先の感覚と，物質の硬さなどの物性値との比較研究をさしているが，広い意味で，上述のような学問として今日発展してきている．

## 7.5 テクスチャー

食品の物理的な性質を表現することばとして，テクスチャー（texture）が用いられる．テクスチャーという語は，もともと「織物のより糸の特徴的な配列やつながり」を意味するが，アメリカのツェスニアク（A.S.Szczesniak）女史らによって食べものの口あたりや歯ごたえのような感触を表現する食品科学上の用語として用いられるようになった．テクスチャーは，味，色合い，外観，香りなどとともに食品を認識する特性として重要である．またツェスニアクは，テクスチャーは三つの特性からなるとして，そのテクスチャープロフィルを提唱している（表7.3）．一方，イギリスのシャーマン（P. Sherman）は，テクスチャーについて，これを一面的に捉えるのではなく，食べる前の印象からそしゃく後に口に残る感覚までの過程におけるテクスチャーを解析することを提唱し，そのテクスチャープロフィルを提唱している（表7.4）．

> **スコット・ブレアー**
> ツェスニアクが，サイコレオロジーという学問を創始したスコット・ブレアー博士について，次のように記述している．
> 「私をもっとも印象づけたのは，この偉大な科学者が用いている，手作りの簡単な測定機器であった．博士は，『簡単な実験や簡単な装置は，複雑な理論やこみいった装置よりも，しばしば，得るところが大きく，また有用である』とか，『一般に，科学の重要な進歩，とりわけ食品レオロジーの重要な進歩のほとんどは，二つ以上の学問分野の協同的努力を通じて成される』など，私に重要な教訓を教えてくれた．」

**表7.3 ツェスニアクのテクスチャープロフィル**

| 力学的特性 | | |
|---|---|---|
| 一次要因 | 二次要因 | 一般的な表現 |
| 硬さ | | 軟らかい→ひきしまった→硬い |
| 凝集性 | もろさ | ぼろぼろに崩れる→ボリボリする→こわれやすい |
| | そしゃく性 | 軟らかい→かみこなせない→硬い |
| | ガム性 | 崩れやすい→粉状の→糊状の→粘着性の |
| 粘性 | | さらさらした→粘っこい |
| 弾性 | | 可塑性の→弾力のある |
| 付着性 | | 粘りつく→粘着性の→べたべたする |

| 幾何学的特性 | |
|---|---|
| 分類 | 例 |
| 粒子の大きさと形 | 砂状の，粒状の，粗い |
| 粒子の形と配置 | 繊維状の，多孔性の，結晶状の |

| その他の特性 | | |
|---|---|---|
| 一次要因 | 二次要因 | 一般的な表現 |
| 水分含量 | | 乾いた→水気のある→湿った 水の多い |
| 脂肪含量 | 油状性 脂じみた性質 | |

表7.4 シャーマンのテクスチャープロフィル

| はじめの認識 | | | 外観<br>試食，薄切りの特徴<br>配膳，味つけ，盛りつけ |
|---|---|---|---|
| 口に入れたときの認識 | 一次特性 | | 分析特性<br>粒子の大きさとその分布，形<br>気泡含量，気泡の大きさとその分布，形 |
| | 二次特性 | | 弾性(粘着性)<br>粘度<br>口腔への付着性 |
| そしゃく<br>(高いずり応力) | 三次特性 | そしゃくにおける力学的特性 | 軟らかい，硬い |
| | | | もろい，可塑性の，パリパリした，ゴムのような，海綿状の |
| | | | すべすべした，粗い，粉状の，塊状の，ペースト状の |
| | | | クリーム状の，水気の多い，ねっとりした<br>ねばねばした，粘着性のある |
| そしゃく後の印象 | | 口腔における分解 | 脂じみた，粘着性の，ねばねばした<br>口腔における融解の特徴 |
| | | そしゃく以外の力学的特性 | |

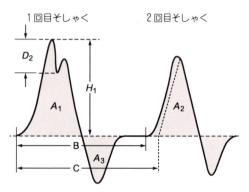

図7.9
テクスチュロメーターによる
テクスチャーの測定
$H_1$：硬さ，$A_2/A_1$：凝集性，C−B：弾力性，Cは粘土のような非弾力性物質についてはかったもの，$A_3$：付着性，$D_2$：もろさ，そしゃく性：硬さ×凝集性×弾力性，ガム性：硬さ×凝集性．

　食品のテクスチャーのうち，食品をそしゃくする際に感じる力学的特性を測定するテクスチュロメーター(texturometer)とよばれる機器が考案されている．テクスチュロメーターはヒトがそしゃくするときの歯の動きのように，プランジャーが2回運動して，プランジャーにかかる抵抗力を記録する(図7.9)．これから，硬さ，凝集性，付着性，弾力性，そしゃく性，ガム性などについて客観的なテクスチャー値が得られる．

## 7.6　食品物性の測定

　食品の物性は，いろいろな方法で測定される．

### (1) 粘度の測定

　液状食品の粘度は，毛細管粘度計，円筒回転粘度計，円錐—平行板回転粘度計などで測定する．

　毛細管粘度計は，簡単な装置でよく利用される．毛細管粘度計の測定の原理は，ハーゲン・ポアズイユの法則によっている．具体的には，一定の体積の毛細管の通過時間と試料の密度を測定して，粘度を算出する．毛細管粘度計には，

---

**ハーゲン・ポアズイユの法則**
単位時間に毛細管を流れ出る液体の体積は，圧力および毛細管の半径の4乗に比例し，毛細管の長さに反比例する関係．

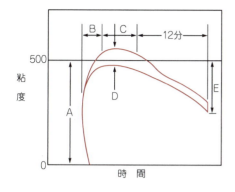

図7.10 ファリノグラム
ファリノグラフは一種の練り機である．小麦粉に水を加えてミキサーでこねて，一定の硬さになったのち，さらにこね続ける．混合羽根にかかる力を経時的に測定すると図のような関係曲線（ファリノグラム）が得られる．Aは生地の硬さ，Bは粉の吸水速度，Cは粉の混捏耐性（安定度），Dは生地の弾性，Eは生地の弱化度を示す．強力粉では薄力粉よりAが大きく，B，Cの時間が長い．

一定の試料で測定するオストワルド型（Ostwald type）のものと，試料の量に依存しないウベローデ型（Ubbelohde type）のものがある．

（2）粘弾性の測定

ゲル状食品の粘弾性の測定の場合には，応力緩和曲線の解析やクリープ曲線の解析がよく行われる．また，試料に周期的に変化するひずみ，または力を加えて測定する動的粘弾性の測定方法がある．このほか，破断応力，破断エネルギーなどの測定が行われる．

（3）テクスチャーの測定

食品のテクスチャーは，前述のようにテクスチュロメーターを用いて測定することができる（図7.9）．

（4）個々の食品の物性測定

個々の食品の物性が特有の機器によって測定される．よく知られている例として，小麦粉生地の物性が ファリノグラフ（farinograph, 図7.10は測定されたファリノグラム）や，エキステンソグラフ（extensograph），アルベオグラフ（alveograph）などによって測定される．また，デンプンの糊化に伴う粘度変化の解析には アミログラフ（amylograph, 図6.21参照）が用いられる．

---

### ねばねば食品のねばねばの本体は？

食品のなかには，ねばねばした成分が含まれることがあり，それぞれの食品に特有の物性を与えている．

（例）納豆　　ポリ-γ-グルタメート（グルタミン酸の重合物）とフルクタン（果糖の重合物）

やまのいも　ムチン（マンナンとグロブリン様タンパク質の結合物）

オクラ　　粘質多糖（ガラクタン，アラバンなどの混合物）

とろろこんぶ　海藻粘質多糖（アルギン酸など）

もずく　　海藻粘質多糖

このほかに，ねばねば食品として，さといも，じゅんさい，なめこ，めかぶなどがあげられる．

## 練 習 問 題

次の文章を読み，正しいものには○，誤っているものには×をつけなさい．

（1）分散媒が気体で，コロイド粒子が分散相となっている分散系をゾルという．
（2）ゲルを放置した場合に，含まれる液体が分離してくる現象を離漿という．
（3）バターはサスペンションであり，一方マヨネーズはエマルションである．
（4）フックの弾性の法則では，応力とひずみとの間に比例関係があり，このため応力が大きくなるにつれて弾性率が大きくなる．
（5）流動において，ずり応力とずり速度とが直線的な比例関係を示す法則を，ニュートンの粘性の法則という．
（6）水や希薄なスクロース水溶液などはニュートン流動を示すが，一方デンプンの濃厚な溶液では非ニュートン流動を示す．
（7）かたくり粉の濃厚な水溶液に外力を加えて流動させた場合に，流動性が低下してくるような現象がみられるが，これをクリープという．
（8）静置したゲルが揺動によってゾルへ可逆的に変化するような現象をチキソトロピーという．チキソトロピーは時間依存性を示すのが特徴である．
（9）トマトケチャップは，チキソトロピーを示す．
（10）生デンプンの濃厚懸濁液は，ダイラタント流動を示す．
（11）マヨネーズなどの食品では一定の力が加わって流動し始める．このような流動を塑性流動という．
（12）粘性と弾性の両方を兼ね備えた食品や物質の性質を粘弾性という．
（13）マックスウェル模型では，バネとピストンとが直列につながれている．この模型は応力緩和現象を説明する．
（14）フォークト模型では，バネとピストンとが並列につながれている．この模型はチキソトロピーを説明する．
（15）つきたてのもちは，粘弾性挙動を示す．
（16）テクスチュロメーターは食品のテクスチャーを客観的に測定する機器で，試料に，ヒトがそしゃくするような運動を与えて変形させ，硬さ，凝集性，付着性，弾力性，そしゃく性，ガム性などの物性値を測定する装置である．
（17）毛細管粘度計の原理は，ハーゲン・ポアズイユの法則に基づいている．
（18）小麦粉の伸長度や抗張力を測定する機器をファリノグラフという．

# 8 食品のおいしさの総合評価——官能評価

　食品や食べもののおいしさは，味，におい，テクスチャー，温度，色，形など，食品からヒトに発せられるさまざまな情報が五感を通して総合的に評価された感覚である（図8.1）．さらにおいしさは，食品や食べものそのものから発せられる情報（おいしさ）だけでなく，食べる人（情報を受け取る側）の生理状態（健康状態，空腹感），心理状態，食環境（雰囲気，音など）が心理に与える要因，および食体験や食習慣にも影響される．おいしさの化学的要因（味，においの成分）については3章で，また，おいしさの物理的要因（テクスチャー）については7章で述べた．

　この章では，食品や食べもののおいしさをヒトは総合的にどう受けとめるのかについて，その感覚器官と感知限界（閾値），また，食品や食べもののおいしさを客観的・総合的に評価する方法である官能評価（官能検査ともいう）について述べる．

## 8.1　食品情報と官能評価
### （1）味と味覚
#### （a）五つの基本味とその他の味

　20世紀はじめ，ヘニング（Henning）は，「すべての味は，**甘味**，**酸味**，**塩味**，**苦味**の四つの基本味を混ぜ合わせることによりつくり出される」とした．しかし，1980年代，日本の研究者らにより，グルタミン酸ナトリウム（MSG）などが示す**うま味**はこれら四つの基本味からはつくり出せないことが立証され，5番目の基本味として国際的に認知された（3.1節参照）．

　これらの五つの基本味以外に，舌の味細胞だけでなく一般の皮膚感覚としても感じる刺激として，**辛味**，**渋味**，**えぐ味**，**金属味**，**アルカリ味**などがある．ほかに総合的な味として，**あと味**，**コク**，**まろみ**などがある．

#### （b）味を感じる器官

　味（味覚）を感じる器官は，いうまでもなく舌である（図8.2）．舌表面の乳頭には直径50 μmほどの花のつぼみのような形をした味覚芽（味蕾）があり，そ

### PlusOne Point
**うま味の受容部位とは**
甘味物質は味細胞膜に存在する甘味受容タンパク質と結合し，GTP結合タンパク質を活性化する．さらに，cGMPやcAMPによって情報が伝達される．
近年，ラットを用いた実験で，舌乳頭に存在する代謝型グルタミン酸受容体がうま味の受容部位であろうという報告がされている．

## 8章 ■ 食品のおいしさの総合評価――官能評価

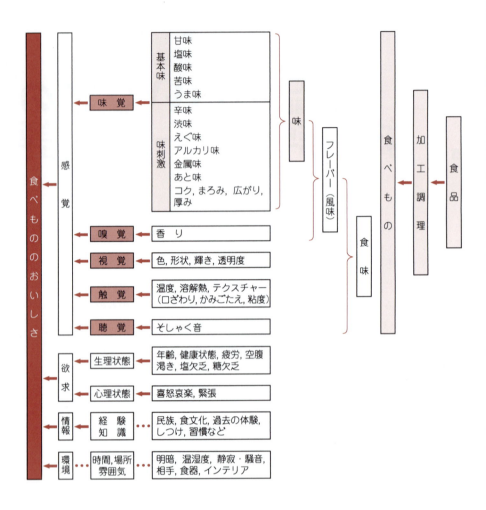

図8.1 食べもののおいしさ

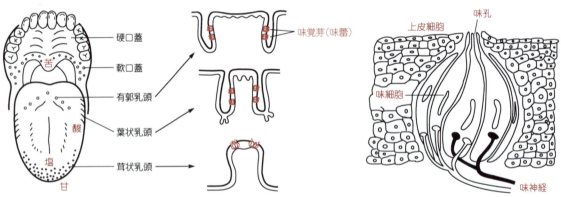

**図8.2 舌の味覚器官の分布**
左は口腔における味覚器官(乳頭)の分布を示している．また，図中の甘，塩，酸および苦は，それぞれの味の閾値がもっとも低い場所を示しているが，もっとも閾値の低い場所については異論もある．右はいろいろな乳頭の形態と味覚芽(味蕾)の分布場所を示している．
都甲 潔 編，『味覚センサ』，朝倉書店(1993).

**図8.3 味覚芽(味蕾)の構造**
味覚芽(味蕾)の上部には味孔があり，ここで味物質が味細胞の先端部膜と接触する．図8.2と同掲書.

の中に10〜20個の味細胞がある．味細胞の先端は集合して味孔を形成している（図8.3）．味物質が味孔のところで味細胞先端部の細胞膜にゆるく結合すると膜電位変化が起こり，その情報が味神経を通して大脳に伝えられ，味として感知される．味細胞は味物質の化学的刺激を電気的信号に変える働きをしている．

個々の味蕾は全ての味を感じるので，どの味も舌の全領域で感じられるが，味覚が生じる刺激強度の閾値は場所によって異なる．

### （c）味の閾値

ある物質に対し，ヒトがその水溶液から味覚刺激を感じることができる最小濃度（％＝g/dL）を閾値（threshold value）といい，味物質の味の強さを比較するのに用いられる．表8.1に代表的な味物質の閾値を示す（3点識別試験法による）．この表からわかるように，甘味の閾値は比較的高い．一方，酸味，とくに苦味の閾値は非常に低く，ヒトはこれらの味に鋭敏で，このことは生体防御と関係すると考えられている．

### （d）味の相互作用

われわれが実際に食事をするときは，2種類以上の味物質を同時に摂取している．このとき，それぞれの味覚を単に加え合わせた味を感じるのではなく，以下のような特殊な効果が現れることがある．

**対比効果**：甘い汁粉に食塩を加えると甘味がさらに強められる．このように異種の味を同時にあるいは継続して与えた場合，一方の味の刺激により他方の味の刺激がより強くなることを対比効果という．

**相殺（抑制）効果**：りんごやみかんは，甘味と酸味がバランスよく含まれているとき，おいしく感じられる．これは，甘味が酸味によって弱められ，また同時に酸味が甘味によって弱められているからである．このように，異種の味の量比を変えると，両方の味が弱められることを相殺（抑制）効果という．

**マスキング効果**：みかん果汁の苦味が糖分によって和らげられるなど，一方の味が弱められることをマスキング効果という．

**変調効果**：濃い食塩水を飲んだあとに，水を飲むと甘く感じられる．このように，先に摂取した味物質の影響で，あとに摂取する食べものの味が変わって感じられる効果を，変調効果という．

**相乗効果**：同種の味物質を混合して摂取した場合に，それぞれの味の強さを足した以上の強さの味を示すことを相乗効果といい，うま味物質のMSGと5'-ヌクレオチドとの間でみられる．

5'-ヌクレオチドには，畜肉や魚肉のうま味物質であるイノシン酸5'-一リン酸（イノシン酸，5'-IMP）や，しいたけのうま味物質であるグアニル酸5'-一リン酸（グアニル酸，5'-GMP）がある．表8.2はこれらとMSGとの相乗効果を示している．表8.2より，もっとも相乗効果が強くなるのはMSGと5'-GMPを1：1の重量混合比で混ぜたときで，単位重量あたりのうま味の強さは，

---

**PlusOne Point**

**食塩の味の伝わり方**

食塩刺激は，ナトリウムイオン$Na^+$が味細胞表面膜や基底膜の受動的チャンネルを通って細胞膜内に入ることによって生じる．

**PlusOne Point**

**酸味応答**

水素イオン$H^+$が表面膜に存在する電位依存性のカリウムチャンネルをブロックして，味細胞を脱分極させることによる．

**表8.1**
**代表的な5基本味物質の閾値**

| 味の種類 | 味物質 | 閾値（％） |
|---|---|---|
| 甘味 | ショ糖 | 0.16 |
| 酸味 | 酒石酸 | 0.00092 |
| 塩味 | 食塩 | 0.0086 |
| 苦味 | 硫酸キニーネ | 0.0001 |
| うま味 | MSG | 0.015 |

佐藤昌康・小川 尚 編，『最新 味覚の科学』，朝倉書店（1997）．

**PlusOne Point**

**だ液中のグルタミン酸との相乗効果**

だ液中にグルタミン酸が含まれており（約0.15 mg％），核酸系うま味物質の示すうま味は，だ液中グルタミン酸との相乗効果による可能性がある．

## 味盲

味覚の感受性には個人差があり，味盲とは，苦味物質の一つであるフェニルチオ尿素（PTC，フェニルチオカルバミド）に対する感受性が低い人のことをいう．

味盲の人は，実際には苦味を感じないわけではなく，PTCに対する感受性が低い（閾値が高い）だけである．閾値が低い人〔テイスター（taster）という〕の群と，高い人〔ノンテイスター（nontaster）という〕の群のPTC閾値の間には約100倍の濃度差がある．ノンテイスター（味盲の人）はPTC以外にも，その化学構造にN−C＝S基をもつ一連の化合物に対する感受性が低い．しかし，他の苦味物質や，甘味，酸味，塩味物質に対する感受性は正常範囲にある．味盲の発現は劣性遺伝する．

表8.2 MSGと5′-リボヌクレオチドの相乗作用

| 混合比（重量）<br>MSG：5′-IMP<br>（5′-GMP） | 混合物単位重量<br>あたりの呈味力 |
|---|---|
| 1：0 | 1 |
| 1：2 | 6.5（13.3） |
| 1：1 | 7.5（30.0） |
| 2：1 | 5.5（22.0） |
| 10：1 | 5.0（19.0） |
| 20：1 | 3.4（12.4） |
| 50：1 | 2.5（6.4） |
| 100：1 | 2.0（5.5） |

（　）内の数字は5′-GMPを用いたときの値．
国中 明，蛋白質核酸酵素，6，403（1961）．

MSG単独の場合の30倍になることがわかる（MSG 1 gと5′-GMP 1 gを混ぜた水溶液は，MSG 60 gを単独で溶かしたものと同じ強さのうま味を示す）．

**（e）味の持続性とあと味**

味は時間経過に対する持続性にも注目して評価する必要がある．たとえば酒石酸の酸味は，試料を口に含んで吐き出したあと，急速に減少するのに対し，食塩の塩味はいく分長く持続する．これらに対し，うま味物質の時間経過は特徴的で，MSGもIMPも吐き出したあとに味の強さが回復し，再度ピークが現れ，その後も持続性が大きい．このような味の持続性やあと味，残味とよばれるものも，食べもののおいしさや好ましさの知覚に重要な意味をもっている．

**（2）においと嗅覚**

**（a）においを感じる器官**

においは，鼻腔最上部の嗅上皮で感受される（図8.4）．においの分子が嗅上皮（嗅粘膜）にある嗅細胞で受容されると電位変化が起こり，その刺激電流が嗅球などを経て大脳に達し，においとして感じられる．その受容メカニズムについては諸説があり，未解決であったが，近年急激に解明が進んだ．

表8.3 基準臭の成分と閾値濃度

| | 基準臭の成分とそのにおい | | 検知閾値濃度 |
|---|---|---|---|
| A | β-フェニルエチルアルコール | 花のにおい | $10^{-5.2}$ |
| B | メチルシクロペンテノローネ | 焦げたにおい | $10^{-5.6}$ |
| C | イソ吉草酸 | 腐敗臭 | $10^{-6.0}$ |
| D | γ-ウンデカラクトン | 果実のにおい | $10^{-5.1}$ |
| E | スカトール | 糞臭 | $10^{-6.1}$ |

高木貞敬・渋谷達明 編，『匂いの科学』，朝倉書店（1989）．

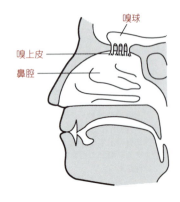

図8.4 ヒトの鼻の断面図

### （b）におい，アロマ，香り，フレーバー

食べものを口に入れる前に感じるにおいをアロマ（aroma）といい，口に入れたあと，口の中から直接感じる嗅覚をフレーバー（flavor）という．フレーバーは味とにおいが総合された刺激であり，日本では風味や香味とも表現される．また，一般に，よいにおいを「香り」，不快なにおいを「臭い」と表すことも多い．

### （c）においの閾値

におい物質に対してにおいの感覚を起こす最小濃度を，においの閾値という．一般に，嗅覚は味覚よりも鋭敏であり，嗅覚閾値は味覚閾値より低い．したがって，味覚に対して人工的なセンサの開発が進んでいるのに対し，人間の嗅覚に匹敵するにおいセンサの開発は容易ではなく，においに対する判定は，まだ官能評価に頼らざるをえない．

ヒトの場合には，「閾値」ということばもよく使われ，被験者が「何かにおいがする」と感じる濃度を検知閾値濃度，「何のにおい」かが判定できる濃度を認知閾値濃度という．閾値濃度はにおい物質の種類によって異なり，表8.3はヒトの基準臭の成分とそれに対する検知閾値濃度を示す．ヒトの嗅覚は，イソ吉草酸（腐敗臭）やスカトール（糞臭）などの悪臭に対してより鋭敏であることがわかる．

## 8.2 官能評価

8.1節で見てきたように，食べもののおいしさは，食べものから発せられるさまざまな情報が総合的に評価された結果である．この食品のおいしさや品質特性を，ヒトの感覚器官を使ってできるだけ客観的に評価しようというのが，食品の官能評価（官能検査）である．

### （1）官能評価の手法と解析

官能評価には，食品の特性を評価する**分析型官能評価**と，食品の好みなどを調査する**嗜好型官能評価**がある．官能評価の評価対象者の集団を**パネル**という．分析型パネルには鋭敏な感度が要求され，専門的な訓練が必要な場合もある．嗜好型パネルの場合は，一般的な嗜好性を調査することが目的なので，目的に合ったパネルをできるだけ偏りなく，多く選ぶことが必要である．この場合，特別な訓練を必要としない．

官能評価は，まわりの雰囲気やパネルに試料を与える順序などに影響を受けやすい（順序効果）．実施にあたっては，評価条件をできるだけそろえ，再現性のある客観的な結果が得られるようにしなければならない．たとえば，隣りのパネラーから影響を受けるのを避けるために，それぞれ個室に入って食品を評価する方法（パネルブース法）も行われる．

また官能評価は感覚による評価であるが，刺激の連続によって感覚が低下（疲労）したり一時的に変化（順応）すると，感覚による判断が低下する．これを

---

**PlusOne Point**

**においのメカニズム**

におい分子が嗅細胞に受容され，脳に感知されるしくみについては，昔から分子振動説や立体化学説など，諸説が提唱されてきた．しかし1991年，リチャード・アクセルとリンダ・バック（2004年度ノーベル医学生理学賞受賞）が嗅覚受容体の正体を明らかにし，立体化学説が実証された．嗅覚受容体は，嗅細胞（ヒトで500万個）の一つ一つに1種類だけ対応するタンパク質で，ヒトの場合は数百種類あり，それぞれの受容体は限られた数のにおい分子しか検知できない．さまざまな立体構造をもつにおい分子が受容体のポケットにきれいにはまるとその受容体が活性化され，どの受容体が活性化したというパターンが脳でにおいとして感知される．

疲労順応効果という．これを避けるためには，同時に検査する試料の数をできるだけ少なくする必要がある．

次に，代表的な評価手法と解析について紹介する．官能評価には，試料の特性や嗜好性に関し，差を識別する方法，優劣の順位をつける方法，数値化する方法，特性を総合的に評価する方法と，大きく四つの方法がある．最初の三つの方法では，通常，評価結果に対して統計的な解析を行って結論を導く．

### （a）差を識別する方法
#### ⅰ）2点比較法（paired test）
2点比較法には 2点識別試験法 と 2点嗜好試験法 の二つがある．

2点識別試験法は，客観的な順位のある（たとえば，片方はうま味物質の濃度がより高い）2種類の試料を与え，ある特性に該当する（たとえば，うま味の強い）方を選ばせる方法である．一方，2点嗜好試験法は，客観的な順位がない2種類の試料を与え，好ましい方，あるいはある特性に関してよい方を選ばせる方法である．結果について，検定表を用いて統計的に有意な差があるかどうかを検定する．

2点嗜好試験法の場合，2種類の試料のうち，より多く好まれた方の選択度数が，表8.4の検定表の該当する数と等しいか，より大きいとき，その試料がそれぞれの有意水準の下で好まれていると判定する．

たとえば，20人のパネルが2種類の試料A，Bに対して1回ずつ嗜好評価を行ったとする（$n=20$）．このとき，もしそのうち15人がAを選んだ場合は，表8.4より，「危険率5％（信頼率95％）でAがBより好まれる」と判定される．これは100回実験しても95回は同じ結果が得られることを意味している．

#### ⅱ）3点比較法（triangle test）
3点比較法は，2種類の試料（A，B）を比較する際に，（A，A，B）のように，同一の試料を2個，もう一つの試料を1個，合計3個を一組として与え，区別・判定させる手法である．この方法は1回の試験で識別と嗜好試験の両方を実施できる利点があり，呈味物質の閾値の測定など食品の特性の微妙な差を評価したいときによく使われる．

3点識別試験法 では，3個のなかでどれが異なる1個であるかを答えさせる．2点識別試験法とは違い，2種類の試料の間に客観的な順位が存在している必要はない．実施に際しては順序効果が出ないように，（A，A，B）以外に（A，B，A），（B，A，A），（B，B，A），（B，A，B），（A，B，B）の6組をつくる．

正解を判定した人の数によって，有意差を検定する．

この識別試験で有意差が認められたら，正解者の結果についてさらに嗜好試験の検定を別に行うことができる（3点嗜好試験）．

#### ⅲ）配偶法（matching test）
$t$種の試料を2組与え，各組から同種の試料を1個ずつ選ばせて，同種試料の組合せをつくらせる．$t$種の試料のなかで，何種類が正しく組み合わせられ

---

## PlusOne Point

**1点識別試験法**

パネルが2種類の試料A，Bを識別できるかどうか知りたいとき，用いられる方法．何個かの試料Aと何個かの試料Bを，ランダムに1個ずつ与え，「Aであるかどうか」，あるいは「AかBか」を判定させる．

**表8.4　2点嗜好法の検定表**

| $n$/有意水準 | 5% | 1% | 0.1% |
|---|---|---|---|
| 6 | 6 | — | — |
| 7 | 7 | — | — |
| 8 | 8 | 8 | — |
| 9 | 8 | 9 | — |
| 10 | 9 | 10 | — |
| 11 | 10 | 11 | 11 |
| 12 | 10 | 11 | 12 |
| 13 | 11 | 12 | 13 |
| 14 | 12 | 13 | 14 |
| 15 | 12 | 13 | 14 |
| 16 | 13 | 14 | 15 |
| 17 | 13 | 15 | 16 |
| 18 | 14 | 15 | 17 |
| 19 | 15 | 16 | 17 |
| 20 | 15 | 17 | 18 |
| 30 | 21 | 23 | 25 |
| 40 | 27 | 29 | 31 |
| 50 | 33 | 35 | 37 |
| 100 | 61 | 64 | 67 |

るかで，これらの試料に対する識別能力を判定する．

### （b）優劣の順位をつける方法

**ⅰ）順位法（ranking method）**

3種類以上の試料に対し，特性の強弱や嗜好性の度合いについて順位をつけさせる．この方法は多数の試料に対し，迅速な評価が必要なときに適しているが，試料間の特性差が小さいときは順位の結果がばらつく．

**ⅱ）一対比較法（paired comparison）**

多種類の試料があるとき，2種類ずつを対にして比較させ，順位づけたり，試料間の差を点数化したりし，その結果をもとに全試料間の相対的位置関係を求める．この方法は，パネルにとって判断しやすく，初心者相手の場合などで幅広く利用されている．

### （c）数値化する方法

**評（採）点法（scoring method）**

試料の品質特性（例：外観，硬さ，甘さなど）を点数化して評価する．たとえば，標準試料を10点として，比較試料を0～10点満点で評価させる方法や，5段階（1：非常に悪い，2：悪い，3：普通，4：良い，5：非常に良い）や7段階（1：非常に悪い，2：悪い，3：やや悪い，4：普通，5：やや良い，6：良い，7：非常に良い）の数値尺度にそって評価させる方法がある．

2試料間の場合，パネルの点数分布の分散や平均値の差を $F$ 検定法や $t$ 検定法で検定し，試料が3種類以上の場合，分散分析を行う．

また，さらに複雑な多変量データに対して包括的な解析を行うためには，判別分析や因子分析などの**多変量解析**を行う必要がある．最近では，SPSSなどのパソコン用統計パッケージも普及し，官能評価の多変量解析が身近なものになりつつある．

---

**多変量解析とSPSS**

対象を特徴づけるには，一般に複数の特性値が必要である．このとき，最初から特定の特性値に限定するのではなく，多変量（ベクトル値）を対象とする統計解析の方法を多変量解析という．そのなかでも，データの判別や分類を目的とするものが判別分析であり，潜在的な因子を探すことを目的とするものが因子分析である．SPSSは多変量解析をコンピュータを使って行うためのソフトウェアの一つである．

---

## ■ 味覚センサ

「味」に客観的な尺度を与える別の試みとして，「味覚センサ」の開発と実用化が進んでいる．これは，生体系の味細胞の膜のかわりに，複数の異なる人工的な脂質膜を貼った電極を味のトランスデューサ（電気量への変換器）とするものである．これらの脂質膜は五つの基本味物質に対し，異なった応答電位パターンを示す．この応答パターンをコンピュータ処理することにより，味の識別が可能になる．応答の閾値は生体系とかなりよい一致を示す．また，味物質間の相乗効果や抑制効果も示す．すなわち，味覚センサは「個々の味物質ではなく，味そのものに応答」しており，従来からあった「化学構造の違いを利用した，物質そのものの高感度検出」を目的とする化学分析器とは一線を画している．最近，味の識別性と耐久性の向上が図られ，いよいよヒトによる官能評価をデジタル化するセンサとして実用化に向かいつつある．

**（d）特性を総合的に評価する方法**

**側描法（profile method）**

教育訓練されたパネルとパネルリーダーにより食品の官能特性を総合的に評価し，風味側描図やテクスチャー側描図などにまとめる．側描法では統計的解析は行われない．

**（e）各方法の使い分け方**

（a）～（d）の方法は，官能評価の目的に応じて使い分けられる．たとえば，食品の品質管理に官能評価（分析型）を利用するときは，分析型パネルとしての味覚・嗅覚能力をあらかじめ官能評価によって判定しておかなければならない．その場合には，たとえば，溶液や食品に対する被験者の濃度差識別能力が，2点識別試験法や3点識別試験法，あるいは配偶法などで判定される．実際には，用いる方法によって被験者の得手不得手があるので，複数の方法によって総合的に判断される．そして，これらの予備テストで選ばれたパネルが実際に品質検査を行う場合には，上の方法のほかに側描法なども用いられる．

一方，たとえば食品の品質改良や開発のために，試作品の一般的な嗜好調査を行いたいときには，2点嗜好試験法や一対比較法，あるいは評点法などが用いられる．

## 練 習 問 題

次の文を読み，正しいものには○，誤っているものには×をつけなさい．

(1) 味細胞の集合体を味蕾といい，その先端は味孔とよばれる．
(2) 1点識別法とは，標準試料AまたはBを与え，その特徴を十分記憶させたあと，試料A, Bを1個ずつ順次与えて，標準試料と同じかどうかを判定させる方法である．
(3) 2点識別試験法とは，客観的な順位のある2種の試料を与え，ある特性について該当する方を選ばせる方法である．
(4) 3点識別試験法とは，A, B, C 3種の試料を与え，もっとも好ましくないもの1種を選ばせる方法である．
(5) 一対比較法とは，標準試料AまたはBを与えて，その特徴を十分記憶させたあと，試料A, Bを同時に与えて，前に記憶したものと同じものを選ばせる方法である．
(6) 順位法とは，数種の試料を与え，ある品質特性の強弱や嗜好度について順位をつけさせる方法である．
(7) 2個の試料を比較するとき，試食の順番によっていずれかを過大評価することを疲労順応効果という．
(8) 二つの刺激が同時に存在するとき，一方の刺激がとくに強く感知されることをマスキングという．
(9) 刺激の連続または継続によって感覚による判断が低下することを順序効果という．
(10) 官能評価は人間の主観に頼るが，評価条件を一定にすれば再現性は得られる．
(11) 感覚を引き起こすのに必要な最小の刺激重量を閾値という．
(12) 酸味の味覚テストは，硫酸キニーネを標準物質として用いる．
(13) 嗜好型パネルには，視覚，味覚，嗅覚がとくに鋭敏な人を選ばなければならない．
(14) 濃度が同じならば，刺激の強いほうが閾値が大きい．
(15) 5基本味の識別テストを行うために，パネルに，ショ糖，食塩，酒石酸，硫酸キニーネ，グルタミン酸ナトリウムの希薄溶液を入れたコップをランダムに与え，それぞれの味を当てさせた．このような方法を配偶法という．
(16) 食品の品質特性を調べるために分析型パネル，食品の嗜好性を調べるのには嗜好型パネルを用いる．
(17) 味覚テストに用いられるフェニルチオ尿素は酸味をもつ．
(18) 分析型パネルには，視覚，味覚，嗅覚の鋭敏な人間を選ぶ．
(19) 20人のパネルで，食品A, Bの香りについて2点嗜好試験を行ったところ，Aを好むと答えた人数が11人になった．過半数に達しているので，Aの香りのほうがBのものよりも有意に好まれると判定される．

# 9 食品成分表

## 9.1 日本食品標準成分表の目的, 刊行の経緯

日本食品標準成分表は, 実用的な面での利用に重きをおいて, 食品の栄養成分に関する基礎データを表示したもので, その活用は多岐にわたる (表 9.1).

日本食品標準成分表は, 日常的に摂取する食品の標準的な成分値を示す唯一の公的データ集として, 1950 (昭和 25) 年に公表されて以来, 日本の食生活の変化とともに, 時々の食の状況や栄養学の知見の変化などに合わせて, 成分項目の追加や収載食品などの内容が見直され, 改訂・追補されてきた (表 9.2).

2020 年には大幅な改訂が行われ, **日本食品標準成分表 2020 年版 (八訂)** が公表された. あわせて, 別冊として, 日本食品標準成分表 2020 年版 (八訂) アミノ酸成分表編, 同脂肪酸成分表編, 同炭水化物成分表編の 3 冊が改訂・作成された. 成分表のデータ (日本語版と英語版) は, インターネット上に公表されている.

これらの食品成分表の編纂と公表は, 文部科学省科学技術・学術審議会資源調査分科会により行われている.

＊この章では, 日本食品標準成分表 2020 年版からの引用にあたる, 「タンパク質」, 「デンプン」などは, 食品成分表の表記にあわせて, 「たんぱく質」, 「でん粉」と表記している.

**日本食品標準成分表の別冊について**
2015 (平成 27) 年以来, たんぱく質, 脂質, 炭水化物の組成については, 別冊としてアミノ酸成分表編, 脂肪酸成分表編および炭水化物成分表編が公表されている.

### 表 9.1 食品成分表の利用目的

| | |
|---|---|
| 一般 | 給食管理, 食事制限・治療食などの栄養指導, 一般家庭での日常生活 |
| 行政 | 厚生労働省の食事摂取基準, 国民健康・栄養調査<br>農林水産省の食糧需給表の作成資料<br>消費者庁の加工食品への栄養成分表示のための基礎データ |
| 教育研究 | 中等教育の家庭科, 保健体育, 高等教育の栄養学科, 食品学科<br>栄養学, 食品学, 家政学, 生活科学, 医学, 農学等 |

### 表 9.2 食品成分表の沿革

| 名称 | 公表年 | 食品数 | 成分項目数 |
|---|---|---|---|
| 日本食品標準成分表 | 1950 (昭和 25) 年 | 538 | 14 |
| 改訂日本食品標準成分表 | 1954 (昭和 29) 年 | 695 | 15 |
| 三訂日本食品標準成分表 | 1963 (昭和 38) 年 | 878 | 19 |
| 四訂日本食品標準成分表 | 1982 (昭和 57) 年 | 1,621 | 19 |
| 五訂日本食品標準成分表 | 2000 (平成 12) 年 | 1,882 | 36 |
| 五訂増補日本食品標準成分表 | 2005 (平成 17) 年 | 1,878 | 43 |
| 日本食品標準成分表 2010 | 2010 (平成 22) 年 | 1,878 | 50 |
| 日本食品標準成分表 2015 年版 (七訂) | 2015 (平成 27) 年 | 2,191 | 52 |
| 同 追補 | 2016 (平成 28) 年 | 2,222 | 53 |
| 同 追補 | 2017 (平成 29) 年 | 2,236 | 53 |
| 同 追補 | 2018 (平成 30) 年 | 2,294 | 54 |
| 同 データ更新 | 2019 (平成 31) 年 | 2,375 | 54 |
| 日本食品標準成分表 2020 年版 (八訂) | 2020 (令和元) 年 | 2,478 | 54 |

注: 日本食品標準成分表 2010 を六訂とみなす.

## 9.2 日本食品標準成分表
### (1) 日本食品標準成分表2020年版(八訂)

**日本標準食品成分表2020年版(八訂)**(以後食品成分表2020年版)は2020(令和2)年12月に公表された．

収載食品は，「1 穀類，2 いも，でん粉類，3 砂糖，甘味類，4 豆類，5 種実類，6 野菜類，7 果実類，8 きのこ類，9 藻類，10 魚介類，11 肉類，12 卵類，13 乳類，14 油脂類，15 菓子類，16 し好飲料類，17 調味料，香辛料類，18 調理済み流通食品類」の **18食品群**，計 **2,478食品**である．

食品の分類は大分類，中分類，小分類と細分類で，大分類は生物の名称の五十音順で示す．食品番号は5桁とし，初めの2桁は食品群，次の3桁は小分類または細分である．なお，各食品には，検索を容易にするために索引番号(通し番号)が付されている．**食品**や**原材料的食品**の名称は，学術名または慣用名を採用し，加工食品の名称は一般に用いられている名称や食品規格基準などにおいて，公的に定められている名称を勘案して採用している．また，広く用いられている別名を備考欄に記載している．従来の食品成分表では食品名や成分項目に英名を表記していたが，食品成分表2020年版では和文・英文混載様式を改め，日本語版ファイルと英語版ファイルを独立して作成している．日本語版については，書籍版と電子版を作成し，英語版については電子版で文部科学省のホームページ上に公開している．

項目の配列は，「廃棄率，エネルギー，水分，成分項目「**たんぱく質**」に属する成分(アミノ酸組成によるたんぱく質，たんぱく質)，成分項目「**脂質**」に属する成分(脂肪酸のトリアシルグリセロール当量で表した脂質，コレステロール，脂質)，成分項目「**炭水化物**」に属する成分〔利用可能炭水化物(単糖当量，質量計)，差引き法による利用可能炭水化物，食物繊維総量，糖アルコール，炭水化物〕，有機酸，灰分，無機質，ビタミン，アルコール，食塩相当量，備考」である(表9.3)．

食品成分表2020年版は，5年ぶりの全面改訂版であるが，その特徴は次のとおりである．

### (a) 日本食品標準成分表2015年版(七訂)追補(2016～2019)の検討結果の反映

日本食品標準成分表2015年版(七訂)の公表後，七訂追補などで新たに収載した食品，または成分値を変更した食品をすべて反映させた．あわせて，ほかの原材料的食品からの計算などにより，推計していた食品(菓子類，加工食品)の成分値に，原材料的食品の変更した成分値を反映させることで，整合が図られた．

### (b) 調理済み食品に関する情報の充実

個人の食生活や施設給食の変化から，冷凍，チルド，レトルト食品の需要が増大している．そこで，新たに **18 調理済み流通食品類**の食品群を設けた．大

---

**日本食品標準成分表2020年版 (八訂)電子版**
文部科学省のホームページで公開されている．また各成分を食品ごとに検索できるデータベースも公開されている．
(https://www.mext.go.jp/a_menu/syokuhinseibun/mext_01110.html)
QRコード

食品成分データベース
(http://fooddb.mext.go.jp/)
QRコード

**原材料的食品**
真核生物の植物界，菌界あるいは動物界に属する生物に由来する食品．

**収載した調理済み食品の例**
●和風料理
和え物(青菜の白和え，いんげんのごま和え，わかめとねぎの酢みそ和え)，豚汁，煮物(卯の花炒り，親子丼の具，牛飯の具，切り干し大根の煮物，きんぴらごぼう，筑前煮，肉じゃが，ひじきの炒め煮)など．
●洋風料理
カレー(チキンカレー，ビーフカレー，ポークカレー)，コロッケ(かにクリームコロッケ，コーンクリームコロッケ，ポテトコロッケ)，スープ(かぼちゃのクリームスープ，コーンクリームスープ)，ハンバーグステーキ(合びきハンバーグ，チキンハンバーグ，豆腐ハンバーグ)，フライ(いかフライ，えびフライ，メンチカツ)など．
●中国料理
点心(ぎょうざ，しゅうまい，中華ちまき)，酢豚，八宝菜，麻婆豆腐など．
●韓国料理
もやしのナムルなど．

表 9.3　日本食品標準成分表 2020 年版（八訂）の成分項目と数値の表示方法

| 項目 | | 単位 | 項目 | | | 単位 |
|---|---|---|---|---|---|---|
| 廃棄率 | | % | ビタミン | A | レチノール<br>α-カロテン<br>β-カロテン<br>β-クリプトキサンチン<br>β-カロテン当量<br>レチノール活性当量 | µg |
| エネルギー | | kj, kcal | | | | |
| 水分 | | g | | | | |
| たんぱく質<br>　アミノ酸組成によるたんぱく質<br>たんぱく質 | | g | | D | | |
| 脂質<br>　脂肪酸のトリアシルグリセロール当量<br>　コレステロール<br>脂質 | | g<br><br>mg<br>g | | E | α-トコフェロール<br>β-トコフェロール<br>γ-トコフェロール<br>δ-トコフェロール | mg |
| 炭水化物<br>　利用可能炭水化物<br>　　利用可能炭水化物（単糖当量）<br>　　利用可能炭水化物（質量計）<br>　　差引き法による利用可能炭水化物<br>　食物繊維総量<br>　糖アルコール<br>　炭水化物（差引き法による炭水化物） | | g | | K | | µg |
| | | | | B$_1$ | | mg |
| | | | | B$_2$ | | |
| | | | | ナイアシン | | |
| | | | | ナイアシン当量 | | |
| | | | | B$_6$ | | |
| 有機酸 | | | | B$_{12}$ | | µg |
| 灰分 | | | | 葉酸 | | |
| 無機質 | ナトリウム<br>カリウム<br>カルシウム<br>マグネシウム<br>リン<br>鉄<br>亜鉛<br>銅<br>マンガン | mg | | パントテン酸 | | mg |
| | | | | ビオチン | | µg |
| | | | | C | | mg |
| | | | 食塩相当量 | | | g |
| | ヨウ素<br>セレン<br>クロム<br>モリブデン | µg | 備考 | | | |

手事業者の原材料配合割合から算出した成分値を収載するとともに，調理後の食品に対する栄養推計の一助とするため，収載食品の解説，調理の概要と質量や成分の変化に関する情報を収載した．

**（c）収載成分の追加**

追補の検討を経て，新たな成分として**ナイアシン当量**，**低分子量水溶性食物繊維**（AOAC.2011.25 法により低分子量の難消化性オリゴ糖などを含めて測定した食物繊維）を所要の成分表に追加した．

**（d）炭水化物の項目を細分化**

これまでの日本食品標準成分表の炭水化物は，ヒトにおける消化性が低い食物繊維や糖アルコールから，消化性が高いでん粉，単糖類，二糖類まで，多様な成分を含んでいた．しかし，糖類の摂取量・摂取エネルギーを正しく把握す

るためには，食品ごと炭水化物の内訳を示すことが重要である．そのため，これまで炭水化物に含まれていた利用可能炭水化物〔でん粉と糖類（単糖・二糖類）〕と食物繊維総量，糖アルコールに分けて本表に収載した．

**（e）エネルギー（カロリー）算出成分項目の変更点**

これまでエネルギーの算出基礎としてきたエネルギー産生成分のたんぱく質，脂質，炭水化物を，それぞれ原則として，たんぱく質を構成するアミノ酸の残基量の合計から算出されるアミノ酸組成によるたんぱく質，脂肪酸の成分値から換算した脂肪酸のトリアシルグリセロール当量で表した脂質，エネルギーとして利用性の高いでん粉，単糖類，二糖類からなる利用可能炭水化物（単糖当量）の組成に基づく成分（以下，組成成分）に変更した．

また，エネルギーとして利用性の低い糖アルコール，食物繊維総量，有機酸，アルコールについてもエネルギーを算出した．あわせて，これまで食品ごとに修正アトウォーター（Atwater）係数など，さまざまなエネルギー換算係数を乗じて算出していたエネルギーについて，FAO/INFOODS が推奨する組成成分に基づくエネルギー計算を行い，食品のエネルギー値の確からしさを向上させた．なお，これらの変更は食品成分表の科学的な確からしさの向上を目指すものであり，従来の簡易なエネルギー計算方法を否定するものではないとしている．

**（2）日本食品標準成分表 2020 年版（八訂）アミノ酸成分表編**（以後アミノ酸成分表 2020 年版）

アミノ酸成分表は 1966（昭和 41）年に初めて策定された．その後，食生活の多様化，分析技術の向上により整備されてきた．アミノ酸成分表 2020 年版では，食品成分表 2020 年版に収載された食品のうち，直接分析，あるいは原材料配合割合や文献などからの推計により，アミノ酸組成の成分値を決定した 1,953 食品を対象として，たんぱく質の構成要素であるアミノ酸（18 種類[*1]）の標準的な成分値（組成）が，「第 1 表　可食部 100 g 当たりのアミノ酸成分表」，「第 2 表　基準窒素 1 g 当たりのアミノ酸成分表」に収載されている．さらに文部科学省ホームページ上では「第 3 表　アミノ酸組成によるたんぱく質 1 g 当たりのアミノ酸成分表」，「第 4 表　（基準窒素による）たんぱく質 1 g 当たりのアミノ酸成分表」が公開されている．

**（a）第 1 表の作成**

食品中のアミノ酸は，食品の可食部を分析試料として，加水分解処理などをした後，アミノ酸自動分析計を使用したカラムクロマトグラフ法[*2] で測定し，可食部 100 g 当たりの遊離態のアミノ酸含量を求める．あるいは，原材料配合割合や文献などからの推計によってアミノ酸組成の成分値が決定する．また，同一試料について測定した基準窒素によるたんぱく質の含量を求める．基準窒素によるたんぱく質は，食品成分表 2020 年版のたんぱく質と同じである．これらのアミノ酸値を各種補正・調整した上で「第 1 表　可食部 100 g 当たりの

---

[*1] 魚介類，肉類，調味液，香辛料はヒドロキシプロリンを含めて 19 種類．

[*2] トリプトファンは高速液体クロマトグラフ法．

アミノ酸成分表」が作成された．

**ⅰ）第1表にてg数で示される値**

可食部100g当たりの水分，アミノ酸組成によるたんぱく質，たんぱく質の量．

**ⅱ）第1表にてmg数で示される値**

各アミノ酸（19種類），含硫アミノ酸合計，芳香族アミノ酸合計，アミノ酸組成合計，アンモニア，余剰アンモニアの量．

**（b）第2表の作成**

第2表は，第1表の成分値を，食品成分表2020年版に収載のタンパク質量を求めるために利用した基準窒素量で除して作成された．

収載成分項目は，各アミノ酸，アミノ酸組成計，アンモニアである．これらは，基準窒素量1gあたりのmg数で示されている．あわせて，アミノ酸組成によるたんぱく質に対する窒素-たんぱく質換算係数と窒素-たんぱく質換算係数*3 を収載している．

**（c）第3表の作成**

第3表は，第1表の成分値を，個々のアミノ酸量に基づくアミノ酸の脱水化合物（アミノ酸残基）の総量として算出したアミノ酸組成によるたんぱく質量で除して作成された．

収載成分項目は，各アミノ酸，アミノ酸組成計，アンモニアである．これらはタンパク質1gあたりのmg数で示す．

**（d）第4表の作成**

第4表は，第1表の成分値を，基準窒素量に窒素-たんぱく質換算係数（表9.4）*4 を乗じて算出したたんぱく質量で除して作成された．

収載成分項目は，各アミノ酸，アミノ酸合計，アンモニアであり，これらは（基準窒素による）たんぱく質1g当たりのmg数で示されている．

**（3）日本食品標準成分表2020年版（八訂）脂肪酸成分表編**（以後脂肪酸成分表2020年版）

脂肪酸成分表2020年版には，1921食品が収載されている．脂肪酸成分表2020年版の成分値は「第1表 可食部100g当たりの脂肪酸成分表（本表）」，「第2表 脂肪酸総量100g当たりの脂肪酸成分表（脂肪酸組成表）」，さらに文部科学省ホームページ上の「第3表 脂質1g当たりの脂肪酸成分表」に示されている．

第1表は，可食部100g当たりの水分，脂肪酸のトリアシルグリセロールで表した脂質，脂質，脂肪酸総量，飽和脂肪酸，一価不飽和脂肪酸，多価不飽和脂肪酸，$n$-3系多価不飽和脂肪酸，$n$-6系多価不飽和脂肪酸の量がgで示され，各脂肪酸（47種類）の量がmgで示されている．第2表では，脂質100g当たりの脂肪酸総量，飽和脂肪酸，一価不飽和脂肪酸，多価不飽和脂肪酸の量がgで示されている．第3表では脂肪酸総量g当たりの脂肪酸総量，飽和脂肪酸，

*3 基準窒素によるタンパク質に対する係数．

*4 第2表に収載．

**表9.4**
**窒素-タンパク質換算係数の例**

| 食品群 | 食品名 | 換算係数 |
|---|---|---|
| 1 穀類 | アマランサス | 5.30 |
| | えん麦 | |
| | オートミール | 5.83 |
| | 大麦 | 5.83 |
| | 小麦 | |
| | 玄穀，全粒粉 | 5.83 |
| | 小麦粉，フランスパン，うどん・そうめん類，中華めん類，マカロニ・スパゲッティ類，ふ類，小麦タンパク，ぎょうざの皮，しゅうまいの皮 | 5.70 |
| | 小麦胚芽 | 5.80 |
| | 米，米製品（赤飯を除く） | 5.95 |
| | ライ麦 | 5.83 |
| 4 豆類 | 大豆，大豆製品（豆腐竹輪を除く） | 5.71 |
| 5 種実類 | アーモンド | 5.18 |
| | ブラジルナッツ，落花生 | 5.46 |
| | その他のナッツ類 | 5.30 |
| | あさ，えごま，かぼちゃ，けし，ごま，すいか，はす，ひし，ひまわり | 5.30 |
| 6 野菜類 | えだまめ，大豆もやし | 5.71 |
| | 落花生（未熟豆） | 5.46 |
| 10 魚介類 | ふかひれ | 5.55 |
| 11 肉類 | ゼラチン，腱（うし），豚足，軟骨（ぶた，にわとり） | 5.55 |
| 13 乳類 | 乳，チーズを含む乳製品，その他（シャーベットを除く） | 6.38 |
| 14 油脂類 | バター類，マーガリン類 | 6.38 |
| 17 調味料及び香辛料類 | しょうゆ類，みそ類 | 5.71 |
| 上記以外の食品 | | 6.25 |

## サイドバー

**IUPAC**
International Union of Pure and Applied Chemistry

＊5 魚介類に適応．ただし，甲殻類，軟体動物はフォルチ法．

**標準成分値**
その食品を1年間通じてふつうに摂取したときの全国的な平均成分値．個々の食品の成分値ではない．

### PlusOne Point
**食品成分表の数値の表示方法**
－：未測定である．
0：食品成分表の最小記載量の1/10（ヨウ素，セレン，クロムおよびモリブデンは3/10，ビオチンは4/10．以下同じ）未満の値，または検出されなかった．ただし，食塩相当量の0は算出値が最小記載量(0.1 g)の5/10未満である．
Tr：食品成分表の最小記載量の1/10以上含まれてはいるが，5/10未満である．
(0)：文献などから含まれていないと推定されるので，測定はしていない．
(Tr)：微量．トレース．文献などから微量に含まれると推定されるが，測定はしていない．

### PlusOne Point
**エネルギーの算出方法の概略**
●従来の算出方法
エネルギー(kcal)
＝ たんぱく質(g) × 4 kcal/g
＋ 脂質(g) × 9 kcal/g
＋ 炭水化物(g) × 4 kcal/g ＋ (アルコール(g) × 7 kcal/g など)
●食品成分表 2020年(八訂)の算出方法(例)
エネルギー(kcal)
＝ アミノ酸組成によるたんぱく質(g) × 4.0 kcal/g
＋ 脂肪酸のトリアシルグリセロール当量(g) × 9.0 kcal/g
＋ 利用可能炭水化物(単糖当量)(g) × 3.75 kcal/g
＋ 糖アルコール(g) × 2.4 kcal/g
＋ 食物繊維総量(g) × 2.0 kcal/g
＋ 有機酸(g) × 3.0 kcal/g
＋ アルコール(g) × 7.0 kcal/g

## 本文

一価不飽和脂肪酸，多価不飽和脂肪酸，$n$-3系多価不飽和脂肪酸，$n$-6系多価不飽和脂肪酸および各脂肪酸(47種類)の量がmgで示されている．脂肪酸の名称には慣用名とIUPAC命名法とが混用されている．脂肪酸の測定法は，クロロホルム-メタノール混液抽出法またはヘキサン-イソプロパノール抽出法＊5で脂質抽出後，エステル化し水素炎イオン化検出-ガスクロマトグラフ法で行われる．

**(4) 日本食品標準成分表2020年版(八訂)炭水化物成分表編—利用可能炭水化物，糖アルコール，食物繊維，有機酸—**（以後炭水化物成分表2020年版）

炭水化物成分表2020年版では，常用される重要な食品について，炭水化物のうち，ヒトの酵素により消化，吸収，代謝される利用可能炭水化物，糖アルコール，食物繊維，有機酸の組成を収載している．「本表　可食部100g当たりの炭水化物成分表(利用可能炭水化物，糖アルコール)」，「別表1　可食部100g当たりの食物繊維成分表」「別表2　可食部100g当たりの有機酸成分表」で構成され，本表は1,080食品，別表1に1,416食品，別表3に406食品が収載されている．

本表の項目は「水分，利用可能炭水化物，糖アルコール」である．利用可能炭水化物の成分項目は，単糖当量，デンプン，ブドウ糖，果糖，ガラクトース，ショ糖，麦芽糖，乳糖，トレハロースであり，糖アルコールの成分項目は，ソルビトール，マンニトールである．

別表1の項目は水分，プロスキー変法等に基づく食物繊維，AOAC.2011.25法に基づく食物繊維である．プロスキー変法等に基づく食物繊維として，水溶性食物繊維，不溶性食物繊維，食物繊維総量を収載した．AOAC.2011.25法に基づく食物繊維として，低分子量水溶性食物繊維，高分子量水溶性食物繊維，不溶性食物繊維，難消化性デンプン，食物繊維総量を収載している．なお，難消化性デンプンは，不溶性食物繊維に含まれる内数として収載したが，本表の利用可能炭水化物にあるデンプンからこの値を差し引くことによって易消化性デンプン量を計算できる．

別表2の項目は水分と有機酸であり，有機酸の成分項目は酢酸，乳酸，グルコン酸など22種類とその合計値である．

### 9.3　食品成分表利用における留意点

食品の成分値は原則として1食品1標準成分値で表示されている．同じ食品でも，その品種，季節，生産地，保存状態などにより，成分値に変動があるはずである．そこで，できるだけこれらの変動要因に注意して，標準的な試料を選択分析し，文献などにより数値を評価した標準成分値を収載している．また，旬がある食品のうち，成分値に季節による明確な差異がみられたものについては季節による差異を明記した．加工食品，調理食品については原材料の配合割

合や加工・調理方法によっても成分値は異なる．そこで，これらの食品では，原材料の配合割合を示すことのできるものについて成分値を収載している．

成分値は，すべての食品の可食部100g当たりの数値で示されている．食品によっては，利用にあたって通常廃棄される部分があるが，食品全体に対する，あるいは購入形態に対する廃棄される部分の割合を廃棄率（refuse）といい，その値は重量％で示されている．なお，廃棄部位は備考欄に記されている．

## 9.4 食品成分の分析方法とその算定

### （1）エネルギー（energy）計算

エネルギー値は原則として，FAO/INFOODS の推奨する組成成分に基づくエネルギー計算方法に準じる．食品の可食部100g当たりのアミノ酸組成によるタンパク質，脂肪酸のトリアシルグリセロール当量，利用可能炭水化物（単糖当量），糖アルコール，食物繊維総量，有機酸，アルコールの量(g)に各組成成分のエネルギー換算係数（表9.5）を乗じて，100g当たりのkJ（キロジュール）とkcal（キロカロリー）を算出し，収載値として併記されている．両単位の換算式は 1 kcal = 4.184 kJ である．

なお，アミノ酸組成によるたんぱく質とたんぱく質（窒素基準量から計算したたんぱく質）の両方の収載値がある食品については，エネルギーの計算には，アミノ酸組成によるたんぱく質の収載値を用いた．

脂肪酸のトリアシルグリセロール当量で表した脂質と脂質（食品中の有機溶媒可溶性成分を分析で求めた脂質）の両方の収載値がある食品については，エネルギーの計算には，脂肪酸のトリアシルグリセロール当量で表した脂質の収載値を用いた．

利用可能炭水化物については，エネルギーの計算に，利用可能炭水化物（単糖当量）あるいは差引き法による利用可能炭水化物のどちらかを用いた．

これらについては，どちらの成分項目を用いて計算したかを明示するため，本表において利用した収載値の右に「*」をつけている．このように，本成分表では，食品によってエネルギー計算に用いる成分項目が一定していないので留意する必要がある．なお，エネルギーの計算方法の詳細は，エネルギーの計算方法（資料）に示されている．

### （2）水　分（water）

水分は，食品の一定量を加熱し，加熱前後の重量差を試料に対する百分率で表す．一般的に常圧105℃乾燥法が適用されることが多いが，食品の種類と性状によって，常圧または減圧，温度は 70～135℃，直接加熱または乾燥助剤を用いる方法などが適宜用いられる．

香辛料類では，トルエン蒸留法またはカールフィッシャー法が適用される．アルコール飲料類や食酢類では，乾燥減量から別途定量したアルコールの重量や酢酸の重量を差引く．

表9.5 適用したエネルギー換算係数

| 成分名 | 換算係数 (kJ/g) | 換算係数 (kcal/g) |
|---|---|---|
| アミノ酸組成によるたんぱく質／たんぱく質[※1] | 17 | 4 |
| 脂肪酸のトリアシルグリセロール当量／脂質[※1] | 37 | 9 |
| 利用可能炭水化物（単糖当量） | 16 | 3.75 |
| 差引き法による利用可能炭水化物[※1] | 17 | 4 |
| 食物繊維総量[※2] | 8 | 2 |
| アルコール | 29 | 7 |
| 糖アルコール[※3] | | |
| 　ソルビトール | 10.8 | 2.6 |
| 　マンニトール | 6.7 | 1.6 |
| 　マルチトール | 8.8 | 2.1 |
| 　還元水あめ | 12.6 | 3 |
| 　その他の糖アルコール | 10 | 2.4 |
| 有機酸[※3] | | |
| 　酢酸 | 4.6 | 3.5 |
| 　乳酸 | 5.1 | 3.6 |
| 　クエン酸 | 10.3 | 2.5 |
| 　リンゴ酸 | 0 | 2.4 |
| 　その他の有機酸 | 13 | 3 |

※1　アミノ酸組成によるたんぱく質，脂肪酸のトリアシルグリセロール当量，利用可能炭水化物（単糖当量）の成分値がない食品では，それぞれたんぱく質，脂質，差引き法による利用可能炭水化物の成分値を用いてエネルギー計算を行う．利用可能炭水化物（単糖当量）の成分値がある食品でも，水分を除く一般成分等の合計値と100gから水分を差引いた乾物値との比が一定の範囲に入らない食品の場合（資料「エネルギーの計算方法」参照）には，利用可能炭水化物（単糖当量）に代えて，差引き法による利用可能炭水化物を用いてエネルギー計算をする．
※2　成分値は AOAC.2001.2法．プロスキー変法またはプロスキー法による食物繊維総量を用いる．
※3　糖アルコール，有機酸のうち，収載値が1g以上の食品があり，エネルギー換算係数を定めてある化合物については，これに適用するエネルギー換算係数を用いてエネルギー計算を行う．

### （3）たんぱく質 (protein), アミノ酸組成によるたんぱく質 (protein, calculated as the sum of amino acid residues)

成分項目のうち「たんぱく質」には，アミノ酸組成によるたんぱく質，たんぱく質（窒素基準量から計算したタンパク質）の値が可食部100g当たりのg数で収載されている．アミノ酸組成によるたんぱく質は，アミノ酸成分表2020年版の各アミノ酸量に基づき，アミノ酸の脱水縮合物の量（アミノ酸残基の総量）として算出する．アミノ酸成分表2020年版の各アミノ酸の測定は，アミノ酸自動分析計を使用したカラムクロマトグラフ法で行う．トリプトファンは高速液体クロマトグラフ法による．

また，たんぱく質は，その分子中に平均16%の窒素を含む．そこで食品中の窒素を改良ケルダール法，サリチル酸添加改良ケルダール法または燃焼法（改良デュマ法）で測定して，全窒素量を求めて窒素基準量とし，これに窒素−たんぱく質換算係数を乗じてたんぱく質（窒素基準量から計算したたんぱく質）量を求める．窒素−たんぱく質換算係数は，各食品に含まれるたんぱく質中の窒素量の逆数で表9.4に示す．この表以外の食品については 100/16 = 6.25 を用いる（個々の食品の係数は，アミノ酸成分表2020年版第2表に収載されている）．なお，食品中の全窒素を測定する方法では，食品に含まれるたんぱく質由来以外の窒素化合物も測定されるので，この窒素量が多い食品はそれを差し引いて基準窒素量を算出する．

### （4）脂質 (lipid)

成分項目のうち「脂質」には，トリアシルグリセロール当量，コレステロール，有機溶媒可溶性成分を分析で求めた脂質の値が収載されている．

トリアシルグリセロール当量は，脂肪酸成分表2020年版の各脂肪酸量をトリアシルグリセロールに換算した量の総和として算出し，可食部100g当たりのg数で示す．

コレステロールには遊離型と，脂肪酸が結合したエステル型とがある．コレステロールは，試料をけん化後，不けん化物を抽出分離し，水素炎イオン化検出−ガスクロマトグラフ法で測定し，可食部100g当たりのmg数で示す．

脂質は食品中の有機溶媒可溶性成分を溶媒抽出-重量法で求めた重量を可食部100g当たりのg数で示す．種実類，獣鳥肉類などにはジエチルエーテル抽出法（ソックスレー抽出法）が適用される．このようにして表される成分はおもに中性脂肪である．でん粉食品である穀類，いも，でん粉類，大豆以外のでん粉含量の高い豆類などの脂質は組織成分と強く結合しているので，そのままジエチルエーテルでは抽出されにくい．そこで塩酸により分解したあと，ジエチルエーテル抽出を行う酸分解法（A.O.A.C公定法による）が適用される．大豆，大豆製品（みそ，納豆を除く）や卵類は，エーテルでは抽出しにくいリン脂質など極性脂質を多く含むのでクロロホルム・メタノール混液で抽出し，その脂質区分を石油エーテルに転溶するクロロホルム・メタノール混液抽出改良法を用

いる．乳類には国際的な基準分析法であるレーゼゴットリーブ法が適用される．その他溶媒抽出には，試料により液-液抽出法，酸・アンモニア分解法，ヘキサン・イソプロパノール法やフォルチ法も用いられる．

### (5) 灰　分 (ash)

灰分は食品を500～550℃で加熱して灰化し(直接灰化法)，有機物と水分を除去した残り(g)を試料に対する百分率で表したものである．灰分は無機質の概量と考えられるが，灰化中に硫黄や塩素など一部の元素は気化して失われるので，厳密には無機質量とはいえない．灰分値は栄養評価に直接利用されることはなく，差引き法による炭水化物の算出に用いられるものである．

### (6) 炭水化物 (carbohydrates)

成分項目のうち「炭水化物」には，利用可能炭水化物(単糖当量)，利用可能炭水化物(質量計)，差引き法による利用可能炭水化物，食物繊維総量，糖アルコール，炭水化物(差引きによる炭水化物)の値が可食部100g当たりのg数で示されている．

#### (a) 利用可能炭水化物(単糖当量)

利用可能炭水化物(単糖当量)は，炭水化物成分表2020年版の各利用可能炭水化物量(でん粉，単糖類，二糖類，80％エタノールに可溶性のマルトデキストリン，マルトトリオースなどのオリゴ糖)を単糖に換算した総和として算出する．でん粉は80％エタノールで前処理し，α-アミラーゼ，アミログルコシダーゼで分解し，グルコース量を吸光度測定して求める．その他の単糖，二糖については高速液体クロマトグラフ法を用いており，80％エタノールに可溶性のその他オリゴ糖は差引き法で求める．単糖当量は，各成分を単純に合計した質量ではなく，たとえばでん粉には1.10を，二糖類には1.05をそれぞれの成分値に乗じて単糖類の量を合計した値である．ただし，魚介類，肉類，卵類の原材料的食品のうち，炭水化物としてアンスロン-硫酸法による全糖の値が収載されているものは，その値を推定値とする．

#### (b) 利用可能炭水化物(質量計)

利用可能炭水化物(質量計)は，炭水化物成分表2020年版の各利用可能炭水化物量[*6]の総和として算出する．

ただし，魚介類，肉類，卵類の原材料的食品のうち，炭水化物としてアンスロン-硫酸法による全糖の値が収載されているものは，その値に0.9を乗じた値を推定値とする．

#### (c) 差引き法による利用可能炭水化物

差引き法による利用可能炭水化物は，食品重量100gから，水分，アミノ酸組成によるたんぱく質[*7]，脂肪酸のトリアシルグリセロール当量として示した脂質[*8]食物繊維総量，有機酸，灰分の合計(g)を差引いて算出する．ただし，アルコール，硝酸イオン，ポリフェノール(タンニンを含む)，カフェイン，テオブロミンを含む食品や，加熱により加水分解で二酸化炭素を発生する食品で

---

**炭水化物量**
食品成分表の炭水化物の値には利用可能炭水化物，食物繊維のほか酢酸を除く有機酸なども含まれることに注意しておこう．

**利用可能炭水化物(単糖当量)**
carbohydrate, available; expressed in monosaccharide equivalents

**利用可能炭水化物(質量計)**
carbohydrate, available

**差引き法による利用可能炭水化物**
carbohydrate, available, cacuculated by difference

**食物繊維総量**
dietary fiber, total

**糖アルコール**
polyols

**炭水化物(差し引きによる炭水化物)**
carbohydrate, cacuculated by difference

[*6] でん粉，単糖類，二糖類，80％エタノールに可溶性のマルトデキストリン，マルトトリオースなどのオリゴ糖類．

[*7] この収載値がない場合には，たんぱく質．

[*8] この収載値がない場合には，脂質．

**食物繊維の定義**
水溶性食物繊維には，ガム，粘質物，海藻多糖類の一部，ペクチン質の一部，ヘミセルロースの一部が含まれる．不溶性食物繊維には海藻多糖類の一部，ペクチン質の一部，ヘミセルロースの一部，キチン，セルロース，リグニンが含まれる．

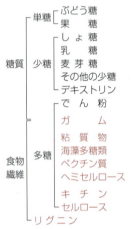

赤色で示したものが食物繊維．

**不溶性食物繊維**
innsoluble dietary fiber

**水溶性食物繊維**
soluble dietary fiber

**低分子量水溶性食物繊維**
water, alcohol solubledietary fiber

**高分子量水溶性食物繊維**
water, alcohol insolubledietary fiber

はこれらの値(g)も差引いて算出する．

**(d) 食物繊維**

食物繊維は「ヒトの消化酵素で消化されない食品中の難消化性成分の総体」と定義される．しかし，食物繊維の一部は腸内細菌で分解されるか，エネルギーとして利用される．そのため，エネルギー計算に関する成分として，食物繊維総量が本表の成分項目群のうち炭水化物の項に併記されている．食物繊維総量の定量は酵素–重量法〔プロスキー(prosky)変法またはプロスキー法〕あるいは酵素–重量法・高速液体クロマトグラフ法(AOAC.2011.25法)によって行われる．すなわち，プロスキー変法では，試料を耐熱性α-アミラーゼ，プロテアーゼ，アミログルコシダーゼで順次分解し，その不溶物を高分子量の不溶性食物繊維とする．また可溶物に80％エタノールを加えて得られる沈殿物を高分子量の水溶性食物繊維とする．両者の合計値がプロスキー変法による食物繊維総量である．不溶性と水溶性の分画が困難な藻類などでは，これらを分けないプロスキー法による測定値を食物繊維総量とする．あるいは，酵素–重量法・高速液体クロマトグラフ法(AOAC.2011.25法)で，低分子量水溶性食物繊維，高分子量水溶性食物繊維と不溶性食物繊維の合計値を食物繊維総量とする．いずれも，沈殿物中の灰分量と難消化性タンパク質量を差引き，値は可食部100g当たりのg数で示す．食物繊維の多くは炭水化物の難消化性多糖類である．食物繊維総量由来のエネルギーは，食物繊維総量(g)にエネルギー換算係数8kJ/g(2kcal/g)を乗じて値を算出している．

**(e) 糖アルコール**

成分項目群のうち「炭水化物」に新しく，エネルギー産生成分として糖アルコールが収載された．なぜなら，糖アルコールは，差引き法による炭水化物に含まれる成分であるが，利用可能炭水化物との関係では外数になるからである．

糖アルコールは高速液体クロマトグラフ法で測定する．糖アルコール由来のエネルギーは，成分値(g)にそれぞれのエネルギー換算係数(表9.5)を乗じて算出したエネルギーの合計値である．値は可食部100g当たりのグラム数で示す．

**(f) 炭水化物(差引き法による炭水化物)**

可食部重量100gから，水分，たんぱく質，脂質，灰分の合計値(g)を差引いて算出する．ただし，アルコール，硝酸イオン，酢酸，ポリフェノール(タンニンを含む)，カフェインまたはテオブロミンを多く含む食品や加熱により加水分解で二酸化炭素などが多量に発生する食品では，これらの値(g)も差し引いて算出する．なお，魚介類，肉類，卵類のうち原材料的食品は炭水化物量が少ないので，アンスロン–硫酸法による全糖量を直接求め，炭水化物量とする．

**(7) 有機酸 (organic acids)**

酢酸以外の有機酸は，食品成分表2015年版までは便宜的に炭水化物に含め

ていた．しかし，すべての有機酸をエネルギー産生成分として扱う観点から，独立して収載された．値は可食部 100 g 当たりのグラム数で示す．有機酸は，5％過塩素酸水で抽出して試料調製するが，グルコン酸は酵素法，その他の有機酸は高速液体クロマトグラフ法を用いて測定する．

22 種類の有機酸組成が炭水化物成分表 2020 年版の「**別表 2　可食部 100 g 当たりの有機酸成分表**」に記載されている．有機酸由来のエネルギー値は成分値（g）にそれぞれのエネルギー換算係数（表 9.5）を乗じて算出したエネルギーの合計値である．

### （8）無機質(mineral)

栄養学的に重要な**無機質**の定量は，乾式灰化法や希塩酸抽出法で調製した試料について，おもに原子吸光法と誘導結合プラズマ(ICP)発光分析法で測定される．ナトリウム，カリウム，カルシウム，マグネシウム，リン，鉄，亜鉛，銅，マンガンは mg/100 g で示され，また，ヨウ素，セレン，クロム，モリブデンは μg/100 g で示される．

**（a）ナトリウム**(sodium, Na), **カリウム**(potassium, K), **鉄**(iron, Fe), **亜鉛**(zinc, Zn), **銅**(copper, Cu), **マンガン**(manganese, Mn)

希酸抽出法または乾式灰化法で試料調製し，原子吸光法，ICP 発光分析法または ICP 質量分析法で測定される．鉄は一部食品では，1,10-フェナントロリン吸光光度法で測定される．鉄には 2 価と 3 価があるが，食品成分表では全鉄として表している．亜鉛，マンガンは一部の食品では，キレート抽出-原子吸光光度法で測定される．

**（b）カルシウム**(calcium, Ca), **マグネシウム**(magnesium, Mg)

乾式灰化法で試料調製し，干渉抑制剤としてストロンチウム溶液を用いた原子吸光法と ICP 発光分析法または ICP 質量分析法で測定される．

**（c）リン**(phosphorus, P)

乾式灰化法で試料調製し，バナドモリブデン酸吸光光度法または ICP 発光分析法で測定される．

**（d）ヨウ素**(Iodine, I)

アルカリ抽出法またはアルカリ灰化法で試料調製し，ICP 質量分析法で測定される．

**（e）セレン**(selenium, Se), **クロム**(chromium, Cr), **モリブデン**(molybdenum, Mo)

マイクロ波による酸分解法で試料調製し，ICP 質量分析法で測定される．

### （9）ビタミン(vitamin)

**（a）ビタミン A**(vitamin A)

ビタミン A は，レチノール，β-カロテン当量，レチノール活性当量を収載している．

> ICP
> 高周波誘導結合プラズマ．Inductively Coupled Plasma の略号．

## PlusOne Point

**有色野菜と緑黄色野菜**

四訂成分表では野菜のうちカロテンが可食部100g当たり600μg以上のものを有色野菜としていた．厚生労働省は栄養指導上の観点から，有色野菜のほか，一部の野菜で可食部100g当たりのカロテン含量が600μg未満であるが，摂取量および摂取頻度が多いものを緑黄色野菜としてきた．すなわち，緑黄色野菜とは「可食部100g当たりのカロテン含量が600μg以上のもの，あわせて可食部100g当たりのカロテン含量が600μg未満であるが，摂取量および摂取頻度が多い一部の野菜（トマト，青ピーマンなど8種，表1.3参照）」の計86種である．

**β-カロテン当量の算出式**

β-カロテン当量（μg）
＝β-カロテン（μg）＋1/2α-カロテン（μg）＋1/2β-クリプトキサンチン（μg）

**レチノール活性当量の算出式**

レチノール活性当量（μg）
＝レチノール（μg）＋1/12β-カロテン当量（μg）

## PlusOne Point

**ビタミンD効力**

$D_2$，$D_3$いずれもヒトに対してはほぼ同じ生理活性（ビタミンD効力）を示し，1μgが40IU（国際単位）に相当する．なお，$D_3$のほうが$D_2$より生理活性が大きいという報告もある．

**α-トコフェロール当量の算出式**

α-トコフェロール当量（mg）
＝α-トコフェロール（mg）＋40/100β-トコフェロール（mg）＋10/100γ-トコフェロール（mg）＋1/100δ-トコフェロール（mg）

## PlusOne Point

**メナキノン-7含量の多い食品**

糸引き納豆，挽きわり納豆，五斗納豆，寺納豆，金山寺みそ，ひしおみそではメナキノン-7を多量に含むため，メナキノン-7含量をメナキノン-4換算値とした後，ビタミンK含量に合算する．

---

ⅰ）レチノール（retinol）

レチノールは従来ビタミンA（vitamin A）とよばれていたが，これは生理的効果を表すときに使用し，食品成分表では国際的に物質名称として認められたレチノールを使用する．成分値は，異性体の分離を行わず全トランスレチノール相当量を求め，レチノールとしてμg/100gで示す．測定は高速液体クロマトグラフ法により行う．

ⅱ）α-カロテン（α-carotene），β-カロテン（β-carotene），β-クリプトキサンチン（β-cryptoxanthin）

カロテノイド色素に属するα-カロテン，β-カロテン，β-クリプトキサンチンなどは，レチノールと同様の活性をもつプロビタミンAである．その効力が最大のものはβ-カロテンであり，食品中にもっとも多く分布する．成分表ではα-，β-カロテンならびにβ-クリプトキサンチンの成分値をμg/100gで示す．測定法は高速液体クロマトグラフ法である．

ⅲ）β-カロテン当量（β-carotene equivalents）

α-カロテン，β-カロテンおよびβ-クリプトキサンチン量から，β-カロテン当量を算出し，μg/100gで示す．

ⅳ）レチノール活性当量（retinol activity equivalents：RAE）

日本人の食事摂取基準にあわせてレチノール活性当量として表し，μg/100gで示す．レチノール活性当量の算出方法はマージンの「レチノール活性当量の算出式」を参照してほしい．この式では1μg β-カロテンを1/12μgレチノール活性当量としている．

（b）ビタミンD（vitamin D）

ビタミンD（カルシフェロール）には，植物性食品に含まれる$D_2$（エルゴカルシフェロール）と動物性食品に含まれる$D_3$（コレカルシフェロール）がある．測定は高速液体クロマトグラフ法で行われる．両者のヒトに対する生理活性はほぼ同等であり，値は両者の合計をμg/100gで示す．

（c）ビタミンE（vitamin E）

食品に含まれるビタミンEはおもにα-，β-，γ-，δ-トコフェロール（tocopherol）の4種である．測定は高速液体クロマトグラフ法で行われ，それぞれの成分値をmg/100gで示す．

（d）ビタミンK（vitamin K）

食品に含まれるビタミンKは$K_1$（フィロキノン）と$K_2$（メナキノン類）であり効力は同じである．測定は高速液体クロマトグラフ法で行われる．成分値は，原則としてビタミン$K_1$と$K_2$（メナキノン-4）の合計値をμg/100gで示す．

（e）ビタミン$B_1$（vitamin $B_1$）

国際的な名称はチアミン（thiamin）であるが，わが国では一般的にビタミン$B_1$とよばれているので，食品成分表もその名称を使用する．測定には高速液体クロマトグラフ法が適用される．成分値はチアミン塩酸塩相当量として

mg/100 g で示す．

**（f）ビタミン B$_2$（vitamin B$_2$）**

国際的な名称はリボフラビン（riboflavin）であるが，わが国では一般的にビタミン B$_2$ とよばれているので，食品成分表もその名称を使用する．測定には高速液体クロマトグラフ法が適用される．成分値は mg/100 g で示す．

**（g）ナイアシン（niacin），ビタミン B$_6$（vitamin B$_6$），ビタミン B$_{12}$（vitamin B$_{12}$），葉酸（folic acid），パントテン酸（pantothenic acid），ビオチン（biotin）**

これらのビタミンは微生物を用いて定量される．ナイアシン（p.82 参照）はニコチン酸相当量を mg/100 g で示す．また，生体内でトリプトファンから一部生合成され，その活性がナイアシンの 1/60 であることから，これらを合算したナイアシン当量を mg/100 g で示す（p.82 参照）．

なお，トリプトファン量が未知の場合はたんぱく質の 1 ％をトリプトファンと見なす．ビタミン B$_6$（p.82 参照）ではシアノコバラミン相当量を μg/100 g で示す．パントテン酸は mg/100 g で示す．ビタミン B$_{12}$（p.82 参照）はシアノコバラミン相当量を μg/100 g で示す．葉酸，ビオチンは μg/100 g で示す．

**（h）ビタミン C（vitamin C）**

国際的な名称は L-アスコルビン酸（L-ascorbic acid）であるが，わが国では一般的にビタミン C とよばれるので，食品成分表もその名称を使用する．ビタミン C には還元型の L-アスコルビン酸と酸化型のデヒドロアスコルビン酸があるが，両者の生物学的効力を同等とみなし，値は両者の合計 mg/100 g で示す．測定はメタリン酸溶液でホモジナイズ抽出し，酸化型にした後，オサゾンを生成させ高速液体クロマトグラフ法でなされ，値は mg/100 g で示す．

**（10）食塩相当量（NaCl equivalent）**

食塩相当量は，食塩および食塩以外のナトリウム含有物（グルタミン酸ナトリウム，アスコルビン酸ナトリウム，リン酸ナトリウム，炭酸水素ナトリウムなど）に由来するナトリウム量に 2.54（NaCl の式量 /Na の原子量）を乗じた値であり，値は g/100 g で示す．実践的場面では，ナトリウム摂取量の目安として食塩摂取量をみることが多いからである．

**（11）アルコール（alcohol）**

アルコールはエネルギー産生成分として位置づけられている．し好飲料，調味料に含まれるエチルアルコールの量が，浮標法，ガスクロマトグラフ法（水素炎イオン化検出）または振動式密度計で測定され，成分値は g/100 g で示す．

**（12）備　考（remarks）**

食品の内容や各成分値などに関連深い，重要な次の事項が示されている．
①食品の別名，性状，廃棄部位，加工食品の原材料名，主原材料の配合割合，添加物など．
②別途測定した硝酸イオン，酢酸，カフェイン，ポリフェノール，タンニン，

---

**PlusOne Point**

ナイアシンの成分値はニコチン酸とニコチン酸アミドの合計値であるニコチン酸相当量で示されている．なお，ナイアシンは食品からの摂取以外に，一部が体内でトリプトファンから生合成されるが（p.82 参照），その活性はナイアシンの 60 分の 1 とされている．

高速液体クロマトグラフィー（high performance liquid chromatography）
HPLC と略される．きわめて微細な充填剤粒子をカラムに詰め，多成分を含む試料液を注入し，ポンプで高圧をかけて送液し各成分を溶出するクロマトグラフィー．少量の試料から各成分を高速で分離できるので有用である．

テオブロミン，しょ糖，調理油などの含量(ただし，しょ糖は文献値).

# 練 習 問 題

次の文を読み，正しいものには○，誤っているものには×をつけなさい．

（1）食品成分表に記載されているエネルギーの単位は，kcal(キロカロリー)とkJ(キロジュール)が併記されているが，国際的にはkcal(キロカロリー)が用いられる．

（2）アミノ酸組成によるたんぱく質量は，アミノ酸合計の値に窒素－たんぱく質換算係数を乗じたものである．

（3）脂質はエーテル抽出法を原則としながらも，穀物にはクロロホルム・メタノール混液法，卵には酸分解法，乳類にはレーゼゴットリーブ法が適用される．

（4）ココアにはテオブロミン由来の窒素が含まれているので，成分表に示されたたんぱく質量は実際より多くなっている．

（5）食品成分表でのエネルギー量は，可食部100g当たりのたんぱく質，脂質，利用可能炭水化物の量に各成分のエネルギー換算係数を乗じて算出される．

（6）灰分値は無機質の総概量で，差引き法による炭水化物量を算出するのに必要である．

（7）鉄には2価と3価があり吸収率が異なるが，成分表では総量をmgで示す．

（8）$\beta$-カロテン30 μgは，レチノール活性当量として5 μgとなる．

（9）食品中のカロテンはほとんどが$\beta$-カロテンであり，そのレチノール活性当量は他のプロビタミンAに比べて高い．

（10）ビタミンCには還元型であるL-アスコルビン酸と酸化型であるデヒドロアスコルビン酸があり，成分表ではL-アスコルビン酸量をビタミンC量としている．

（11）食品成分表での食塩相当量は，食品中に含まれるナトリウムに2.54を乗じて計算された量なので，加工食品などでは食塩由来以外のナトリウムも食塩量として算出される．

## 参 考 書 ── もう少し詳しく学びたい人のために

### 1章
桜井　秀・足立　勇，『日本食物史〈上〉〈下〉』，雄山閣(1994〜1995)．
太田静行，『ぜひ知っておきたい食品商品学』，幸書房(1996)．

### 2章
日本分析化学会北海道支部 編，『水の分析(第4版)』，化学同人(1994)．
野口　駿，『食品と水の科学』，幸書房(1992)．
J. A. Troller, J. H. B. Christian，平田　孝・林　徹 訳，『食品と水分活性』，学会出版センター(1981)．
久保田昌治，『知っておきたい新しい水の基礎知識』，オーム社(1993)．
日本水産学会 編，『食品の水──水分活性と水の挙動』，恒星社厚生閣(1972)．
中根　滋・久保田昌治 編，『水の再発見──水に対する新しい考え方と実証』，光琳(1994)．
日本食品工業学会食品分析法編集委員会，『食品分析法』，光琳(1982)．
山野善正・山口静子 編，『おいしさの科学』，朝倉書店(1994)．
長谷川喜代三，『食品分析』，〈食物・栄養科学シリーズ19〉，培風館(1993)．
西沢・志村 編，『入門　酵素化学』，南江堂(1967)．
鈴木敦士ほか 編，『タンパク質の科学』，〈食品成分シリーズ〉，朝倉書店(1998)．
C. Branden, J. Tooze，勝部幸輝ほか 監，『タンパク質の構造入門』，教育社(1992)．
J. C. Cheftel, J. L. Cuq, D. Lorient，北畠典子 訳，『食品タンパク質ハンドブック』，〈食品シリーズ1〉，NTS(1988)．
西澤一俊・吉村寿次，『炭水化物』，朝倉書店(1980)．
阿武喜美子・瀬野信子，『糖化学の基礎』，講談社サイエンティフィク(1984)．
新家　龍ほか，『糖質の科学』，朝倉書店(1996)．
戸田不二緒 監，『シクロデキストリン──基礎と応用』，産業図書(1995)．
國崎直道・佐野徒男，『食品多糖類──乳化・増粘・ゲル化の知識』，幸書房(2001)．
吉積智司ほか，『新食品開発用便覧』，光琳(1991)．
日本油化学会 編，『油化学便覧：脂質・界面活性剤』，丸善(2001)．
鹿山　光 編，『総合脂質科学』，恒星社厚生閣(1989)．
鈴木継美・和田　攻 編，『ミネラル・微量元素の栄養学』，第一出版(1994)．
五十嵐脩・江指隆年 編，『ビタミン・ミネラルの科学』，朝倉書店(2011)．
日本ビタミン学会 編，『ビタミン学［1］，［2］』，東京化学同人(1980)．

### 3章
島田淳子・下村道子 編，『調理とおいしさの科学』，〈調理科学講座1〉，朝倉書店(1993)．
増成隆士・川端晶子 編，『美味学』，〈21世紀の調理学3〉，建帛社(1997)．
太田静行，『うま味調味料の知識』，幸書房(1992)．
岩井和夫・中谷伸二 編，『香辛料成分の食品機能』，光生館(1989)．
越智宏倫，『天然調味料』，光琳(1993)．
西島基弘 監，日本食品添加物協会 編，『よくわかる暮らしのなかの食品添加物第4版』，光生館(2007)．
日本食品衛生協会，『新訂版食品添加物の使用基準便覧(第48版)』，日本食品衛生協会発行，全国官報販売協同組合(2019)．
大澤俊彦 監，『がん予防食品の開発』，シーエムシー(1995)．
矢田純一，『免疫(第2版)──からだを護る不思議なしくみ』，東京化学同人(1997)．
上野川修一，『からだと免疫のしくみ』，日本実業出版社(1996)．
有吉ほか 編，『味とにおいの化学』，学会出版センター(1976)．
加藤　巖 編著，『生物トキシン──医学・生物学への応用』，学会出版センター(1988)．
菅野道廣・岸野泰雄 編，『食物アレルギー』，光生館(1995)．
鎌田栄基・片山　脩，『食品の色』，〈光琳全書1〉，光琳(1977)．
白木善三郎，『食品のにおい』，〈光琳全書2〉，光琳(1980)．
小原正美，『食品の味』，〈光琳全書9〉，光琳(1979)．
『食品添加物便覧〈2012年版〉──指定品目』，食品と科学社(2005)．
『天然物便覧(第15版)』，食品と科学社(2003)．

## 参考書

### 4章
星合和夫 訳,『蛋白質の品質評価』, P. L. Pellet, V. R. Young 編, 光琳(1981).
栄養機能化学研究会 編,『栄養機能化学第3版』, 朝倉書店(2015).
厚生労働省健康局総務課生活習慣病対策室栄養調査係,『国民健康・栄養の現状──平成20年厚生労働省国民健康・栄養調査報告より──』, 第一出版(2011).

### 5章
五明紀春ほか,『新訂 食品機能論』, 同文書院(2005).
城西大学薬学部医療薬学科 編著,『トクホのことがよくわかる保健機能食品・サプリメント 基礎と活用 最新版』, カザン(2007).
青柳康夫編著,『改訂食品機能学(第3版)』, 建帛社(2016).
佐藤隆一郎ほか,『わかりやすい食品機能栄養学』, 三共出版(2010).
国立健康・栄養研究所 監,『特定保健用食品データブック』, 南山堂(2008).
国立健康・栄養研究所 監,『健康・栄養食品アドバイザリースタッフ・テキストブック 第7版』, 第一出版(2010).
加藤保子・中山勉 編,『食品学Ⅰ』, 南江堂(2007).
食品表示研究会,『四訂食品表示Q&A』, 中央法規出版(2010).

### 6章
太田静行,『油脂食品の劣化とその防止』, 幸書房(1977).
並木満夫・松下雪郎 編,『食品成分の相互作用』, 講談社(1980).
日本栄養・食糧学会 監,『脂質栄養と健康』, 建帛社(2005).
西成勝好・矢野俊正 編,『食品ハイドロコロイドの化学』, 朝倉書店(1990).
A. E. ベンダー, 内藤 博・加藤博通 訳,『栄養からみた食品加工』, 講談社(1979).
木村 進・中林敏郎・加藤博通 編,『食品の変色の化学』, 光琳(1995).
林 力丸 編,『食品への高圧利用』, さんえい出版(1989).
並木満夫・松下雪郎 編,『食品の品質と成分間反応』, 講談社(1990).

### 7章
川端晶子,『食品物性学』, 建帛社(1989).
山野善正・山口静子 編,『おいしさの科学』, 朝倉書店(1994).
矢野俊正・西成勝好 編,『食品ハイドロコロイドの科学』, 朝倉書店(1990).

### 8章
石倉俊治,『食品のおいしさの科学──味・香り・色・テクスチャー』, 南山堂(1992).
佐藤昌康・小川 尚 編,『味覚の科学』, 朝倉書店(1997).
都甲 潔 編,『味覚センサ』, 朝倉書店(1993).
栗原堅三,『味覚・嗅覚』, 化学同人(1990).
高木貞敬・渋谷達明 編,『匂いの科学』, 朝倉書店(1989).
佐藤 信,『官能検査入門』, 日科技連(1978).
佐藤 信,『統計的官能検査法』, 日科技連(1985).
古川秀子,『おいしさを測る──食品官能検査の実際』, 幸書房(1994).
大越ひろ・神宮英夫 編著,『食の官能評価入門』, 光生館(2009).

### 9章
文部科学省科学技術・学術審議会資源調査分科会報告,『日本食品標準成分表2020年版(八訂)』, 蔦友印刷, 全国官報販売協同組合[発売] (2020)(文部科学省ホームページでも公開).
文部科学省科学技術・学術審議会資源調査分科会報告,『日本食品標準成分表2020年版(八訂) アミノ酸成分表編』, 蔦友印刷, 全国官報販売協同組合[発売] (2020)(文部科学省ホームページでも公開).
文部科学省科学技術・学術審議会資源調査分科会報告,『日本食品標準成分表2020年版(八訂) 脂肪酸成分表編』, 蔦友印刷, 全国官報販売協同組合[発売] (2020)(文部科学省ホームページでも公開).
文部科学省科学技術・学術審議会資源調査分科会報告,『日本食品標準成分表2020年版(八訂) 炭水化物成分表編──利用可能炭水化物, 糖アルコール及び有機酸』, 蔦友印刷, 全国官報販売協同組合[発売](2020)(文部科学省ホームページでも公開).
安井明美・渡邊智子・中里孝史・渕上賢一 編,『日本食品標準成分表2015年版(七訂) 分析マニュアル・解説』, 建帛社(2016).
菅原龍幸・前川昭男 監,『新 食品分析ハンドブック』, 建帛社(2000).
日本食品科学工学会食品分析研究会 編,『新・食品分析法〈2〉』, 光琳(2006)

# 索　引

## あ

| IMF | 22 |
| IPA | 60, 128 |
| IPP | 127 |
| 亜鉛 | 75, 220 |
| 亜塩素酸ナトリウム | 105 |
| アガロース | 53 |
| アガロペクチン | 53 |
| あく | 97 |
| アグリコン | 56 |
| アクロレイン | 160 |
| 味 | 203, 205 |
| 亜硝酸 | 103, 160 |
| ──ナトリウム | 104 |
| アシル化脂質 | 57 |
| アシルキャリヤープロテイン | 83 |
| アスコルビン酸 | 84, 162, 173, 182, 222 |
| ──オキシダーゼ | 118, 175 |
| イソ── | 85 |
| デヒドロ── | 84, 173, 183 |
| アスタキサンチン | 99 |
| アスパラギン | 25 |
| ──酸 | 25 |
| アスパルテーム | 30, 93 |
| アセスルファムカリウム | 93 |
| $N$-アセチル-D-ガラクトサミン | 44 |
| $N$-アセチル-D-グルコサミン | 44 |
| 圧縮変形 | 194 |
| 圧力変性 | 166 |
| アデニン | 85 |
| アデノシルコバラミン | 84 |
| アデノシン 5′-三リン酸 | 74, 85 |
| あと味 | 203, 206 |
| アトウォーター係数 | 112, 217 |
| アノイリナーゼ | 81, 107, 174 |
| アノマー | 42 |
| アビジン | 83, 107, 118 |
| アフラトキシン | 107 |
| 油 | 61 |
| 脂 | 61 |
| 油焼け | 182 |
| アポ酵素 | 36 |
| アマドリ転移生成物 | 180 |
| アマドリ転移反応 | 180 |
| アミグダリン | 106 |
| アミド類 | 96 |
| アミノ化合物 | 180 |
| アミノ・カルボニル反応 | 179, 180 |
| アミノ酸 | 23, 217 |
| ──価 | 112 |

| ──残基 | 30 |
| ──スコア | 112 |
| ──成分表 | 217 |
| ──の配列 | 30 |
| ──評点パターン | 112 |
| ──プール | 29 |
| α-── | 24 |
| L-── | 26 |
| 塩基性── | 28 |
| 含硫── | 74 |
| 酸性── | 28 |
| 親水性── | 27 |
| 制限── | 113 |
| 疎水性── | 27 |
| D-── | 26 |
| 中性── | 28 |
| 非タンパク質態── | 24 |
| 必須── | 24 |
| アミノ酸成分表 2015 年版 | 216 |
| アミノ酸組成によるタンパク質 | 218 |
| アミノ酸評点パターン | 113 |
| アミノ糖 | 44 |
| アミノ末端 | 30 |
| $\gamma$-アミノ酪酸 | 127 |
| アミラーゼ | 169, 183 |
| α-── | 169 |
| 液化型── | 169 |
| 糖化型── | 169 |
| β-── | 169 |
| アミログラフ | 170, 201 |
| アミロース | 48, 177 |
| アミロペクチン | 48 |
| アラキドン酸 | 60 |
| アラニン | 25 |
| L-── | 93 |
| β-── | 26 |
| デヒドロ── | 167 |
| フェニル── | 25 |
| リシノ── | 167 |
| L-アラビノース | 45, 125 |
| アリイン | 26 |
| アリシン | 98 |
| アリチアミン | 82 |
| 亜硫酸ナトリウム | 105 |
| アリルイソチオシアネート | 96, 184 |
| アリルジスルフィド | 97 |
| RNA | 85 |
| アルカリ味 | 91, 203 |
| アルカロイド | 94, 97 |
| アルギニン | 25, 95 |
| アルキルジスルフィド | 97 |

| アルキルラジカル | 157 |
| アルギン | 54 |
| アルギン酸 | 54 |
| ──ナトリウム塩 | 54 |
| ──プロピレングリコールエステル | 54 |
| アルコキシラジカル | 157 |
| アルデヒド価 | 64 |
| アルデヒド基 | 40 |
| アルドース | 40 |
| アルドン酸 | 44 |
| α化 | 170 |
| α型 | 42 |
| α炭素原子 | 24 |
| αヘリックス構造 | 31 |
| $α_1$-アンチトリプシン | 38 |
| アルベオグラフ | 201 |
| アレルギー反応 | 108 |
| アレルゲン | 108, 132 |
| アレルゲン除去食品 | 142 |
| アンギオテンシンⅠ変換酵素阻害ペプチド | 29 |
| アンセリン | 30 |
| アントシアニジン | 101 |
| アントシアニン | 101 |
| アントシアン | 72, 102 |
| アントラニル酸メチル | 97 |
| 硫黄 | 74 |
| イオウ糖 | 44 |
| イオン結合 | 31, 163 |
| イオン水和 | 17 |
| イコサノイド | 116 |
| イコサペンタエン酸 | 60, 116, 128 |
| 異性化糖 | 186 |
| イソアスコルビン酸 | 85 |
| イソアミラーゼ | 169 |
| イソオイゲノール | 96 |
| イソシアネート類 | 96 |
| イソチオシアネート | 96, 98 |
| イソチオシアン酸エステル | 96 |
| イソフムロン | 95 |
| イソフラボノイド | 97 |
| イソフラボン | 100 |
| イソペプチド結合 | 167 |
| イソマルターゼ | 169 |
| イソマルトオリゴ糖 | 125 |
| イソマルトース | 47 |
| イソロイシン | 25 |
| 位置異性体 | 58 |
| 1 カタール (ktal) | 38 |
| 一次機能 | 123 |

# 索引

| | |
|---|---|
| 一次構造 | 30 |
| 一重項酸素 | 156 |
| 1食品1標準成分値 | 215 |
| 1ユニット(U) | 38 |
| 一括表示 | 133 |
| 一価不飽和脂肪酸 | 58, 213 |
| 一対比較法 | 209 |
| 一般飲食物添加物 | 138 |
| 一般用生鮮食品 | 140 |
| EDTA | 162 |
| 遺伝子組換え作物 | 5 |
| 遺伝子組換え食品 | 140 |
| 遺伝子組換え農産物 | 140 |
| 遺伝情報 | 86 |
| イヌリン | 52 |
| イノシン | 87 |
| 5′-イノシン酸(イノシン酸 5′-一リン酸) | 87, 95, 185, 205 |
| EPA | 60 |
| イボテン酸 | 107 |
| 色戻り | 158 |
| いわゆる健康食品 | 14 |
| インスリン | 30 |
| インベルターゼ | 48 |
| ウインタリング | 65 |
| うま味 | 91, 94, 185, 203, 205 |
| ウラシル | 85 |
| ウロン酸 | 44 |
| ウーロン茶重合ポリフェノール | 129 |
| γ-ウンデカラクトン | 97 |
| エアロゾル | 193 |
| 永久流動 | 197 |
| 栄養 | 1 |
| 栄養機能 | 123 |
| 栄養機能食品 | 13, 143, 148 |
| 栄養強化 | 139 |
| 栄養成分 | 123 |
| 栄養素 | 1 |
| 栄養補助食品 | 141 |
| A.O.A.C. 公定法 | 219 |
| エキステンソグラフ | 201 |
| エクストルージョンクッキング | 187 |
| エクストルーダー | 187 |
| えぐ味 | 91, 96, 203 |
| SI単位系 | 38 |
| エステル交換 | 66 |
| エチルアルコール | 222 |
| ATP | 74, 85, 87 |
| エーテル抽出法 | 219 |
| NAD | 82 |
| NADP | 82 |
| NDGA | 162 |
| エネルギー | 87, 217 |
| ――換算係数 | 112 |
| ――換算表 | 217 |
| 破断―― | 201 |
| 高――リン酸化合物 | 87 |
| エピマー | 41 |
| FAO | 113, 217 |
| FAD | 81 |
| FMN | 81 |
| エマルシフィケーション | 193 |
| エマルション | 193 |
| MBP | 130 |
| エライジン酸 | 59 |
| エラグ酸 | 96 |
| エリトリトール | 44, 127 |
| エリトルビン酸 | 85 |
| エルゴカルシフェロール | 79, 221 |
| 塩化ナトリウム | 94 |
| 塩基 | 86 |
| えん下困難者用食品 | 142 |
| 塩析 | 34, 193 |
| 塩素 | 73 |
| エンテロトキシン | 107 |
| 塩味 | 91, 94, 203 |
| 塩溶 | 34 |
| オイゲノール | 96 |
| 応力 | 195 |
| ――緩和 | 197 |
| ――緩和曲線 | 197 |
| 破断―― | 195, 201 |
| オカダ酸 | 107 |
| オキシミオグロビン | 103 |
| 1-オクテン-3-オール | 97 |
| オボムコイド | 107 |
| オリゴ糖 | 39, 47 |
| 大豆―― | 48, 125 |
| オリゴペプチド | 30 |
| オルニチン | 26 |
| オレイン酸 | 58, 60, 156 |
| **か** | |
| 壊血病 | 84 |
| 会合 | 164 |
| ――コロイド | 192 |
| 会合体(クラスター) | 17 |
| 灰分 | 70, 219 |
| 界面活性作用 | 68 |
| 界面変性 | 166 |
| 解離 | 164 |
| 改良ケルダール法 | 218 |
| 化学価 | 112 |
| 化学スコア | 112 |
| 化学的評価法 | 112 |
| 可逆的変性 | 34 |
| 加工助剤 | 139 |
| 加工特性 | 165 |
| 過酸化水素 | 105, 156 |
| 過酸化物価 | 64 |
| カゼインホスホペプチド(CPP) | 29, 126, 127 |
| ―― - 非結晶リン酸カルシウム複合体(CPP-ACP) | 127 |
| カゼインドデカペプチド | 127 |
| かつお節オリゴペプチド | 127 |
| 脚気 | 81 |
| 活性型ビタミンD | 80 |
| 活性酸素 | 156 |
| 活性中心 | 36 |
| 活性メチレン基 | 156 |
| 褐変 | 104, 178 |
| 酵素的―― | 178 |
| 非酵素的―― | 178 |
| カテキン | 96, 102, 178 |
| 果糖 | 45 |
| カフェイン | 94 |
| カプサイシン | 96 |
| カプサンチン | 99 |
| カラギーナン | 54, 171 |
| ガラクツロン酸 | 44 |
| ガラクトオリゴ糖 | 125 |
| β-ガラクトシダーゼ | 186 |
| ガラクトース | 44 |
| D-ガラクトース | 45 |
| 辛味 | 91, 96, 203 |
| カラメル化反応 | 179, 182 |
| カリウム | 73, 215 |
| カルシウム | 73, 119, 215 |
| カルシトニン | 30 |
| カルノシン | 30 |
| カルバクロール | 96 |
| カールフィッシャー法 | 218 |
| カルボキシ末端 | 30 |
| カルボキシメチルセルロース | 52 |
| カルボニル価 | 64 |
| カルボニル化合物 | 180 |
| カロテノイド | 76, 99 |
| カロテン | 99, 221 |
| α-―― | 78, 220 |
| β-―― | 78, 99, 100, 118, 162, 220 |
| カロリーベース総合食料自給率 | 7 |
| 感覚応答機能 | 123 |
| 還元糖 | 43 |
| 還元パラチノース | 127 |
| 緩衝作用 | 71 |
| 乾性油 | 64 |
| 半―― | 64 |
| 不―― | 64 |
| 寒天 | 53, 171 |
| 官能評価 | 203 |
| 嗜好型―― | 207 |
| 分析型―― | 207 |
| 甘味 | 91, 203 |
| 含硫アミノ酸 | 74 |
| 幾可異性体 | 58 |
| 規格基準型 | 148 |
| ――特定保健用食品 | 144 |
| 期限表示 | 132 |
| キサンタンガム | 54 |
| キサンチン | 85 |
| ヒポ―― | 85, 86 |
| キサントフィル | 99 |
| キサントプロテイン反応 | 28, 33 |

# 索引

| | | | | | |
|---|---|---|---|---|---|
| 基質 | 36 | β—— | 78, 220 | ゲンチオビオース | 47 |
| ——特異性 | 36 | グリーンコンシューマー | 7 | ゴイトリン | 106 |
| キシリトール | 44, 127 | グルカゴン | 29 | 高エネルギーリン酸化合物 | 87 |
| キシロオリゴ糖 | 125 | グルカン | 48 | 光学異性 | 26 |
| キシロース | 44 | クルクリン | 97 | ——体 | 43 |
| D—— | 45 | グルクロン酸 | 44 | 硬化油 | 66 |
| キセロゲル | 194 | グルコアミラーゼ | 169 | 高級脂肪酸 | 58 |
| 擬塑性流動 | 196 | グルコシノレート | 106 | 抗酸化剤 | 161 |
| 既存添加物 | 138 | グルコース | 44 | フェノール性—— | 96, 162 |
| キチン | 52 | ——イソメラーゼ | 186 | 酵素 | 35, 36, 183 |
| キトサン | 52, 128 | D-グルコノ-δ-ラクトン | 44 | ——による酸化 | 161 |
| 機能性食品 | 124 | グルコマンナン | 54 | ——の活性単位 | 38 |
| 機能性成分 | 124 | グルコン酸 | 44 | アポ—— | 36 |
| 機能性表示食品 | 13, 143, 148 | グルタチオン | 29 | 凝乳—— | 185 |
| ギムネマ酸 | 97 | グルタミン | 25 | デンプン分解—— | 169 |
| キモシン | 185 | グルタミン酸 | 25 | 補—— | 36 |
| 逆平行型構造 | 31 | ——ナトリウム（MSG） | 95, 195 | ホロ—— | 36 |
| キャリーオーバー | 139 | L-グルタル酸ナトリウム | 95 | アンギオテンシンⅠ変換——阻害ペプチド | 29 |
| 救荒食品 | 124 | グルテリン | 35 | 非——的褐変 | 179 |
| 球状タンパク質 | 32 | グルテン | 35, 168 | 構造タンパク質 | 35 |
| 供給熱量ベース総合食料自給率 | 7 | グルテンタンパク質 | 168 | 高速液体クロマトグラフ | 220, 222 |
| 凝縮水 | 18 | くる病 | 80 | 抗チアミン因子 | 81, 173 |
| 鏡像異性体 | 26, 40 | L-グルロン酸 | 54 | 後天的要因 | 5 |
| 強調表示 | 133 | クレアチン | 26 | 高尿酸血症 | 87 |
| 凝乳酵素 | 185 | グロビンタンパク分解物 | 126 | 抗ビオチン因子 | 175 |
| 共役ジエン構造 | 158 | グロブリン | 35 | 抗ビタミン因子 | 175 |
| 共力剤 | 162 | クロロゲン酸 | 96, 182 | 降伏値 | 196 |
| 共有結合 | 16, 163 | クロロフィラーゼ | 103 | 高メトキシペクチン | 53 |
| 許可基準型病者用食品 | 142 | クロロフィリド | 103 | 糊化 | 170, 201 |
| 極性脂質 | 57 | クロロフィル | 99, 102 | ——デンプン | 170 |
| 極性分子 | 16 | 鉄—— | 102 | コク | 203 |
| キラル中心 | 40 | 銅—— | 102 | 国際単位 | 78 |
| キレート | 72 | クロロホルム・メタノール混液抽出改良法 | 219 | 国民健康・栄養調査の食品群別表 | 11 |
| 銀鏡反応 | 43 | クーロン力 | 16 | 五大栄養素 | 9 |
| 金属 | 152 | K値 | 87 | 五炭糖 | 40 |
| ——味 | 91, 203 | 血液凝固因子 | 80 | 骨軟化症 | 80 |
| ——封鎖剤 | 72 | 結合水 | 18 | コドン | 86 |
| グアーガム分解物 | 125 | 結晶部分 | 169 | コハク酸 | 95 |
| 5'-グアニル酸（グアニル酸5'-一リン酸） | 87, 95, 205 | ケトース | 40 | コバルト | 75, 84 |
| グアニン | 86 | ケトン基 | 40 | コピー食品 | 10 |
| グァバ葉ポリフェノール | 125 | ゲニポシド酸 | 127 | コーヒー豆マンノオリゴ糖 | 125, 129 |
| クエン酸 | 162 | ゲラニオール | 97 | 個別許可型 | 144 |
| クエン酸リンゴ酸カルシウム（CCN） | 126 | 下痢性貝毒 | 107 | 個別承認型 | 144 |
| ククルビタシン | 95 | ゲル | 193 | 個別評価型病者用食品 | 142, 143 |
| グリコーゲン | 51, 87 | ——化 | 72, 164, 172 | 個別表示 | 133 |
| グリコシド結合 | 56 | ——沪過 | 33 | 小麦アルブミン | 125 |
| グリコシド性ヒドロキシ基 | 43 | キセロ—— | 193 | 小麦ドウ | 168 |
| グリシン | 25, 92, 95 | ケルセチン配糖体 | 128 | 小麦ふすま | 125 |
| グリセリド | 57, 61, 63 | ケルダール法 | 33, 218 | コレカルシフェロール | 79 |
| グリセルアルデヒド | 40 | ケルビン-フォークト模型 | 198 | コレステロール | 69 |
| グリセロ糖脂質 | 68 | ケン化 | 63 | コロイド | 192 |
| グリセロリン脂質 | 67, 68 | ——価 | 63 | 会合—— | 192 |
| グリセロール | 44 | 不——物 | 68 | 親水(性)—— | 39, 193 |
| グリチルリチン | 92 | 限界デキストリン | 169 | 疎水—— | 193 |
| クリープ | 198 | 限外沪過 | 33 | ハイドロ—— | 193 |
| ——曲線 | 198 | 健康増進法 | 13 | 分散—— | 193 |
| クリプトキサンチン | 99 | 懸濁液 | 193 | 分子—— | 192 |

231

| 項目 | ページ |
|---|---|
| 保護—— | 193 |
| ミセル—— | 192 |
| コンドロイチン硫酸 | 56 |
| コンプライアンス | 195 |

## さ

| 項目 | ページ |
|---|---|
| サイカシン | 106 |
| サイズ排除 | 33 |
| 最大速度 | 37 |
| 最大氷結晶形成温度帯 | 22 |
| サイリウム種皮 | 125 |
| ——由来の食物繊維 | 128 |
| 坂口反応 | 28 |
| サキシトキシン | 107 |
| 酢酸イソアミル | 97 |
| 酢酸イソブチル | 97 |
| サスペンション | 193 |
| サッカリン | 93 |
| 雑食性動物 | 1 |
| サーデンペプチド | 127 |
| サブユニット | 32 |
| サポニン | 97 |
| 酸化 | 61, 71, 155 |
| 酵素的—— | 155 |
| 自動—— | 156 |
| タンパク質の—— | 167 |
| 熱—— | 155, 159 |
| 光増感—— | 155, 159 |
| 酸価 | 64 |
| 三次機能 | 124 |
| 三次構造 | 31 |
| 三重項酸素 | 156 |
| サンショオール | 96 |
| 三色食品群 | 11 |
| 酸素 | 155 |
| 活性—— | 155 |
| 脱——剤 | 161 |
| 三炭糖 | 40 |
| 3点識別試験法 | 208 |
| 3点嗜好試験 | 208 |
| 3点比較法 | 208 |
| 三糖類 | 48 |
| 酸分解法 | 219 |
| 酸味 | 91, 203 |
| 残味 | 206 |
| ジアセチル | 98 |
| シアノコバラミン | 84 |
| 次亜硫酸ナトリウム | 105 |
| シアン化水素 | 106 |
| シアン配糖体 | 106 |
| ジエチルエーテル抽出法 | 218 |
| $\alpha$-ジカルボニル化合物 | 180 |
| 閾値 | 205, 207 |
| ジグリセリド | 61 |
| シクロオキシゲナーゼ | 161 |
| シクロデキストリン | 48, 177 |
| ジケトグロン酸 | 85, 183 |
| 嗜好型官能評価 | 207 |

| 項目 | ページ |
|---|---|
| 嗜好試験 | |
| 3点—— | 208 |
| 2点——法 | 208, 210 |
| 嗜好食品 | 124 |
| 指向性再分布 | 66 |
| 嗜好性成分 | 124 |
| CCM | 126 |
| 脂質 | 9, 56, 218 |
| ——食品 | 10 |
| アシル化—— | 57 |
| 極性—— | 57 |
| グリセロ糖—— | 68 |
| グリセロリン—— | 67 |
| スフィンゴ糖—— | 68 |
| スフィンゴリン—— | 67 |
| 単純—— | 57 |
| 中性—— | 57 |
| 糖—— | 67 |
| 複合—— | 57 |
| 誘導—— | 57 |
| リン—— | 67 |
| シス酸 | 61 |
| システイン | 26 |
| ——スルホキシドリアーゼ | 97 |
| 3-シス-ヘキセナール | 158 |
| ジスルフィド結合 | 31, 168 |
| 疾病リスク低減表示 | 146 |
| 指定添加物 | 138 |
| 自動酸化 | 156 |
| シトシン | 85 |
| シトステロール | 69 |
| シトルリン | 26 |
| シニグリン | 184 |
| ジヒドロキシアセトン | 40 |
| CPP | 126 |
| CPP-ACP | 127 |
| シブオール | 96 |
| 渋味 | 91, 96, 203 |
| ジペプチド | 30 |
| ジベンゾイルチアミン | 82 |
| 脂肪 | 57 |
| 脂肪酸 | 58, 222 |
| ——成分表2015年版 | 216 |
| 一価不飽和—— | 222 |
| $n$-3系列—— | 116 |
| $n$-6系列—— | 117 |
| 高級—— | 58 |
| 多価不飽和—— | 59, 116, 156, 222 |
| 短鎖—— | 58 |
| 中級—— | 58 |
| 中鎖—— | 58 |
| 長鎖—— | 58 |
| 低級—— | 58 |
| 必須—— | 60, 116 |
| 不飽和—— | 58, 157 |
| 飽和—— | 58, 222 |
| ジメチルスルフィド | 98 |
| シャーマン | 199 |

| 項目 | ページ |
|---|---|
| 重合茶ポリフェノール | 126 |
| シュウ酸 | 97, 106, 119, 162 |
| 自由水 | 18 |
| シュガー | 39 |
| 主菜 | 13 |
| 主食 | 13 |
| 順位法 | 209 |
| 瞬間弾性変形 | 195 |
| 準結合水 | 18 |
| 順序効果 | 207 |
| 順応 | 207 |
| 常圧105℃乾燥法 | 218 |
| ショウガオール | 96 |
| 条件付き特定保健用食品 | 146 |
| 硝酸カリウム | 104 |
| 少糖 | 39 |
| ショ糖 | 48 |
| 消費期限 | 132 |
| 賞味期限 | 132 |
| 正味タンパク質利用効率 | 114 |
| 食塩 | 72, 94 |
| ——相当量 | 73, 133 |
| 食嗜好 | |
| 後天的要因 | 5 |
| 先天的要因 | 5 |
| 食事バランスガイド | 13 |
| 食品群 | |
| ——別分類 | 11 |
| 原料起源による—— | 10 |
| 三色—— | 11 |
| 六つの基礎—— | 12 |
| 四つの—— | 11 |
| FAOによる11——別分類 | 11 |
| 国民健康・栄養調査の——別表 | 11 |
| 食品の安全性 | 123 |
| 食品の物性 | 191 |
| 食品表示基準 | 13, 131 |
| 食品表示法 | 131 |
| 食品ロス統計調査 | 8 |
| 植物ステロール | 128 |
| 植物ステロールエステル | 128 |
| 食物 | 1 |
| 食物繊維 | 114, 125, 214 |
| ——量 | 219 |
| 寒天由来の—— | 125 |
| 水溶性—— | 115, 215, 222 |
| ビール酵母由来の—— | 125 |
| 不溶性—— | 115, 215, 222 |
| 食物連鎖 | 3 |
| 食用タール色素 | 104 |
| 食料自給率 | 7 |
| 食料需給表 | 11 |
| 食料総輸送距離 | 6 |
| ショ糖 | 39 |
| ショートニング | 62, 66 |
| ジンゲロール | 96 |
| ジンゲロン | 96 |
| 親水性アミノ酸 | 27 |

| | | | | | | |
|---|---|---|---|---|---|---|
| 親水(性)コロイド | 39, 193 | 相殺(抑制)効果 | 205 | 粘―― | 197, 200 |
| 浸透圧 | 71 | 相乗効果 | 162, 205 | 　瞬間――変形 | 195 |
| 水銀 | 120 | 束縛水 | 18 | 　ずり――率 | 195 |
| 水産食品 | 10 | 側描法 | 210 | 　体積――率 | 195 |
| 水素結合 | 17, 31, 163, 172 | 組織変敗 | 161 | 　フックの――の法則 | 194 |
| 水素添加 | 66 | 疎水結合 | 31, 163 | 単糖 | 39, 40 |
| 水中油滴型(O/W型) | 193 | 疎水コロイド | 193 | 　――当量 | 219 |
| 出納試験 | 113 | 疎水性アミノ酸 | 27, 28 | タンニン | 102, 119, 162 |
| 水分 | 9, 218 | 塑性 | 195 | タンパク質 | 9, 23, 30, 218 |
| 　――活性($Aw$) | 19, 20 | 　――変形 | 195 | 　――効率 | 113 |
| 　――含量 | 15 | 　――流動 | 196 | 　――食品 | 10 |
| 　中間――食品 | 22 | 　擬――流動 | 196 | 　――の再生 | 34 |
| 水溶性コーンファイバー | 125 | 　ビンガム――流動 | 196 | 　――の酸化 | 167 |
| スクラロース | 93 | 粗タンパク質含量 | 33 | 　――の分解 | 163 |
| スクロース | 47 | ソックスレー抽出法 | 219 | 　――の変性 | 34, 164 |
| スタキオース | 48 | ソラニジン | 106 | 　球状―― | 32 |
| スチグマステロール | 69 | ソラニン | 106 | 　構造―― | 35 |
| ステビオシド | 92 | ゾル | 193 | 　繊維状―― | 32 |
| ステロール | 68, 69 | 　エアロ―― | 193 | 　単純―― | 35 |
| ストレッカー分解 | 179, 180 | 　ヒドロ―― | 193 | 　貯蔵―― | 35 |
| スーパーオキシド | 156 | ソルビトール | 44 | 　複合―― | 35 |
| 　――アニオン | 156 | | | 　ヘム―― | 119 |
| スフィンゴ糖脂質 | 68 | **た** | | 　変性―― | 164 |
| スフィンゴリン脂質 | 67 | ダイオキシン | 4 | 　卵黄リポ―― | 176 |
| ずり弾性率 | 195 | 対掌体 | 40 | 　正味――利用率 | 114 |
| ずり変形 | 194 | 大豆イソフラボン | 130 | 窒素-――換算係数 | 33, 218 |
| ずり流動化流動 | 196 | 大豆オリゴ糖 | 48, 125 | 非――態アミノ酸 | 24 |
| スルフィド類 | 96 | 大豆タンパク質 | 128 | 単分子層吸着水 | 18 |
| スルフヒドリル基 | 168 | 体積弾性率 | 195 | チアミナーゼ | 81, 174 |
| スローフード運動 | 7 | 対比効果 | 205 | チアミン | 81, 107, 174, 221 |
| 生活習慣病 | 5, 115 | ダイラタント流動 | 196 | 　――二リン酸 | 81 |
| 青酸 | 106 | タウマチン | 92 | 　――ジスルフィド | 173 |
| 生産額ベース総合食料自給率 | 7 | タウリン | 26, 69 | 　――ピリジニラーゼ | 81, 107 |
| 生食連鎖 | 3 | 多価不飽和脂肪酸 | 58, 156, 222 | 　ジベンゾイル―― | 82 |
| 生体調節機能 | 124 | 多形現象 | 65 | 　抗――因子 | 81, 175 |
| 生物価(BV) | 114 | 脱酸素剤 | 161 | 遅延弾性 | 198 |
| 生物学的評価法 | 113 | 多糖 | 39, 48 | チオグルコシダーゼ | 184 |
| 生物濃縮 | 4 | 　――類 | 171 | チオシアン酸 | 120 |
| セサモール | 162 | 　単純―― | 48 | チオバルビツール酸価 | 64 |
| 接合領域 | 172 | 　複合―― | 52 | チオプロパナール$S$-オキシド | 97 |
| 絶対表示 | 134 | 　ホモ―― | 48 | チキソトロピー | 196 |
| セリン | 25 | 　ムコ―― | 56 | 蓄産食品 | 10 |
| 　L-―― | 92 | WHO | 113 | 地産地消 | 7 |
| セルロース | 51 | 食べ物 | 1 | チーズ | 185 |
| 　カルボキシメチル―― | 52 | 多変量解析 | 209 | 　――フレーバー | 187 |
| 　ヘミ―― | 222 | 多分子層吸着水 | 18 | 窒素基準量 | 218 |
| 　メチル―― | 52 | タール色素 | 104 | 窒素出納試験 | 113 |
| セルロプラスミン | 75 | 短鎖脂肪酸 | 58 | 窒素-タンパク質換算係数 | 33, 209 |
| セレン | 75, 120 | 単純脂質 | 57 | 窒素配糖体 | 180 |
| セロビオース | 47 | 単純多糖 | 48 | チミン | 85 |
| 遷移金属イオン | 160 | 単純タンパク質 | 35 | チモール | 96 |
| 繊維状タンパク質 | 32 | 炭水化物 | 1, 9, 39, 219 | 茶カテキン | 129 |
| 旋光性 | 43 | 　――成分表2015年版 | 216 | 着色剤 | 104 |
| 全シス型 | 58 | 弾性 | 194 | チャコニン | 106 |
| 先天的要因 | 5 | 　――限界 | 195 | 茶ポリフェノール | 127 |
| 総合栄養食品 | 142 | 　――体 | 194 | 中間水分食品 | 20, 22 |
| 双性イオン | 27 | 　――率 | 194 | 中級脂肪酸 | 58 |
| 相対表示 | 134 | 　遅延―― | 197 | 中鎖脂肪酸 | 58, 128 |

# 索引

| 項目 | ページ |
|---|---|
| ──トリグリセリド（MCT） | 62 |
| 中性脂質 | 57 |
| 長鎖脂肪酸 | 58 |
| 直接灰化法 | 219 |
| 貯蔵タンパク質 | 35 |
| チルド（氷温）保蔵 | 23 |
| チロシン | 25 |
| チンダル現象 | 193 |
| 痛風 | 87 |
| ツェスニアク | 199 |
| テアニン | 26, 95 |
| テアフラビン | 178 |
| テアルビジン | 178 |
| DHA | 60, 128 |
| DNA | 85 |
| 低温変性 | 166 |
| 低級脂肪酸 | 58 |
| TCA 回路 | 87 |
| 低タンパク質食品 | 142 |
| ディノフィシストキシン | 107 |
| TBA 価 | 64 |
| 低分子化アルギン酸ナトリウム | 125, 128 |
| 低メトキシペクチン | 53 |
| デオキシ糖 | 44, 47 |
| デオキシリボ核酸 | 85 |
| デオキシリボース | 86 |
| 2-デオキシ-D-リボース | 44 |
| テオブロミン | 94 |
| デキストリン | 171 |
| 　限界── | 169 |
| 　シクロ── | 48, 177 |
| 　焙焼── | 171 |
| テクスチャー | 191, 199 |
| 　──側描図 | 210 |
| 　──プロフィル | 199 |
| テクスチュロメーター | 200, 201 |
| 鉄 | 74, 220 |
| テトラヒドロ葉酸 | 83 |
| テトロース | 40 |
| テトロドトキシン | 107 |
| デヒドロアスコルビン酸 | 84, 173, 183 |
| デヒドロアラニン | 167 |
| デヒドロレチノール | 76 |
| テルペン | 98 |
| 転化糖 | 48 |
| 添加物 | 138 |
| 電気陰性度 | 16 |
| 電気泳動 | 33 |
| 天然香料 | 138 |
| テンパリング | 66 |
| デンプン | 48 |
| 　──の糊化 | 169 |
| 　──のヨウ素反応 | 51 |
| 　──分解酵素 | 169 |
| 　α-── | 170 |
| 　糊化── | 170 |
| 　生── | 114, 169 |
| 　β-── | 114, 169 |

| 項目 | ページ |
|---|---|
| 糖 | |
| 　──アルコール | 44, 93 |
| 　──タンパク質 | 56 |
| 　──の環状構造 | 42 |
| 　──誘導体 | 39 |
| 　──類 | 39 |
| 　アミノ── | 44 |
| 　異性化── | 186 |
| 　オリゴ── | 39 |
| 　果── | 45 |
| 　還元── | 44 |
| 　ショ── | 48 |
| 　少── | 39 |
| 　多── | 48, 52 |
| 　大豆オリゴ── | 48 |
| 　単── | 40 |
| 　デオキシ── | 44, 47 |
| 　乳── | 49, 114, 186 |
| 　麦芽── | 49 |
| 　ブドウ── | 45 |
| 　木── | 45 |
| 　誘導── | 44 |
| 銅 | 75, 120, 220 |
| 等温吸湿脱湿曲線 | 19 |
| 凍結変性 | 166 |
| 凍結保蔵 | 22 |
| 糖脂質 | 56, 67 |
| 　グリセロ── | 68 |
| 　スフィンゴ── | 68 |
| 糖質 | 9, 39, 91, 169 |
| 　──食品 | 10 |
| 透析 | 33 |
| 豆豉エキス | 125 |
| 等電点 | 28, 34 |
| 　──沈殿 | 34, 164 |
| 動物デンプン | 51 |
| ドウモイ酸 | 107 |
| 糖類 | 39, 48, 171 |
| 特定遺伝子組換え農産物 | 140 |
| 特定保健用食品 | 13, 124, 142, 143 |
| 特別用途食品 | 13, 141 |
| ドコサヘキサエン酸 | 60, 128, 157 |
| トコトリエノール | 80 |
| トコフェロール | 80, 162, 221 |
| トコレッド | 158 |
| 杜仲茶配糖体 | 127 |
| 届け出型 | 148 |
| トランス型 | 58 |
| トランス酸 | 61 |
| トランス脂肪酸 | 58, 66 |
| トリアシルグリセロール | 57 |
| 　──当量 | 219 |
| トリオース | 40 |
| トリグリセリド | 57, 61, 64 |
| トリゴネリン | 175 |
| ドリップ | 22 |
| トリプシンインヒビター | 105 |
| トリプトファン | 26 |

| 項目 | ページ |
|---|---|
| D-── | 93 |
| トリペプチド | 30 |
| トリメチルアミン | 98 |
| トルエン蒸留法 | 218 |
| トレオニン | 25 |
| トレーサビリティー | 7 |
| トレハロース | 48 |

## な

| 項目 | ページ |
|---|---|
| ナイアシン | 82, 118, 174, 175, 221 |
| 納豆菌 | 124 |
| ナトリウム | 72, 220 |
| 　塩化── | 94 |
| 　グルタミン酸── | 95, 203 |
| 生デンプン | 114, 169 |
| ナリンギン | 94, 101 |
| 難消化性デキストリン | 125, 171 |
| 苦味 | 91, 203 |
| にがり | 72 |
| ニコチンアミド | 82 |
| 　──アデニンジヌクレオチド | 82 |
| 　──アデニンジヌクレオチドリン酸 | 82 |
| ニコチン酸 | 82 |
| 二次機能 | 123 |
| 二次構造 | 31 |
| 2 点識別試験法 | 208 |
| 2 点嗜好試験法 | 208, 210 |
| 二糖類 | 47 |
| N-ニトロソアミン | 104, 168 |
| ニトロソミオグロビン | 104, 168 |
| ニトロソミオクロモーゲン | 104 |
| 日本食品標準成分表 | 10 |
| 日本食品標準成分表 2015 年版（七訂） | 213, 214 |
| 乳塩基性タンパク質 | 130 |
| 乳化 | 193 |
| 　──剤 | 68, 193 |
| 乳果オリゴ糖 | 125 |
| 乳酸 | 119 |
| 乳酸菌 | 124 |
| 乳児用調製粉乳 | 142 |
| 乳濁液 | 193 |
| 乳タンパク質分解物 | 127 |
| 乳糖　→ラクトースも参照 | 47, 114, 119 |
| 　──不耐症 | 114, 186 |
| ニュートンの粘性の法則 | 195, 196 |
| ニュートン流動 | 196 |
| 妊産婦・授乳婦用粉乳 | 141 |
| ニンヒドリン反応 | 28 |
| ヌクレオシド | 86 |
| ヌクレオチド | 86 |
| 　5'-── | 205 |
| 熱酸化 | 155, 159 |
| 熱変性 | 166 |
| 粘性 | 195 |
| 粘弾性 | 197, 200 |

| | | | | | |
|---|---|---|---|---|---|
| 粘度 | 196, 200 | ——B | 81, 175 | ファットブルーミング | 66 |
| 濃厚流動食 | 142 | ——B$_1$ | 74, 81, 173, 221 | ファリノグラフ | 201 |
| 農産食品 | 10 | ——強化米 | 82 | フィチン酸 | 74, 119 |
| ノナジエナール | 97 | ——B$_2$ | 82, 221 | フィチン態 | 74 |
| ノナジエノール | 97 | ——B$_3$ | 82 | フィードバック阻害 | 38 |
| 伸び変形 | 194 | ——B$_6$ | 83, 118, 221 | VPP | 127 |
| | | ——B$_{12}$ | 75, 84, 221 | フィロキノン | 80, 221 |
| **は** | | ——C | 84, 119, 173, 221, 222 | 風味側描図 | 210 |
| 廃棄率 | 217 | ——D | 79, 221 | フェオフォルバイト | 103 |
| 配偶法 | 208 | ——D$_2$ | 79 | フェニルアラニン | 25 |
| 焙焼デキストリン | 171 | ——D$_3$ | 79 | フェノール性抗酸化剤 | 96, 162 |
| 配糖体 | 56 | ——E | 80, 221 | フォークト模型 | 197, 198 |
| シアン—— | 120 | ——H | 83 | 不可逆的変性 | 34 |
| ハイドロコロイド | 193 | ——K | 80, 175, 221 | 複合脂質 | 57, 67 |
| バーカス模型 | 198 | ——K$_2$ | 130 | 複合多糖 | 52 |
| 麦芽糖 | 47 | ——M | 83 | 複合タンパク質 | 35 |
| バクセン酸 | 58, 60 | ——P | 101 | 副菜 | 13 |
| ハーゲン・ポアズイユの法則 | 200 | 脂溶性—— | 76 | 副食 | 13 |
| パーシャルフリージング保蔵 | 23 | 水溶性—— | 77, 81 | フクロノリ抽出物 | 127 |
| バターフレーバー | 187 | 結合型——B$_6$ | 83 | 不ケン化物 | 57, 68 |
| 破断 | 195 | 抗——因子 | 175 | L-フコース | 47 |
| ——エネルギー | 201 | プロ——A | 78, 99, 220 | 腐食連鎖 | 3 |
| ——応力 | 195, 201 | 非タンパク質態アミノ酸 | 24 | 不斉炭素 | 40 |
| 発酵・熟成 | 183 | 必須アミノ酸 | 24 | ——原子 | 26 |
| 発色剤 | 104 | 必須脂肪酸 | 60, 116 | ブタン酸 | 98 |
| バニリルケトン類 | 96 | 必須微量元素 | 70 | ブチルヒドロキシアニソール | 162 |
| バニリン | 98 | ヒドロキシアパタイト | 70 | ブチルヒドロキシトルエン | 162 |
| パネル | 207〜209 | ヒドロキシラジカル | 156 | フックの弾性の法則 | 194 |
| ——ブース法 | 207 | ヒドロキソコバラミン | 84 | 物性 | 191 |
| パラチノース | 47, 127 | ヒドロゾル | 193 | フッ素 | 75 |
| バリルチロシン | 127 | ヒドロペルオキシアルケナール | 158 | プテロイルグルタミン酸 | 83 |
| バリン | 25 | ヒドロペルオキシド | 64, 157〜161 | ブドウ糖 | 45 |
| ハワースの式 | 42 | 非ニュートン流動 | 196 | フードマイレージ | 6 |
| 半透膜 | 192 | ビフィズス菌 | 124 | フノラン | 127 |
| パントテン酸 | 83, 221 | 非ヘム鉄 | 75 | 不飽和脂肪酸 | 58, 157, 222 |
| 反応特異性 | 36 | ピペリン | 96 | ブラウン運動 | 193 |
| 非アシル化脂質 | 57 | ヒポキサンチン | 85, 87 | フラクトオリゴ糖 | 125, 126 |
| ヒアルロン酸 | 56 | 非有効性リシン | 180 | ブラッドフォード法 | 33 |
| ビウレット反応 | 33 | 氷温保蔵 | 23 | フラバノノール | 100 |
| pH | 28, 71 | 病者用食品 | 141 | フラバノール | 100, 102 |
| 最適—— | 37 | 評点法 | 209 | フラバノン | 100 |
| ——調整剤 | 71 | 漂白剤 | 105 | フラバン | 100 |
| BHA | 162 | 表面疎水性 | 176 | フラビンアデニンジヌクレオチド | 81 |
| BHT | 162 | 表面変性 | 166 | フラビンヌクレオチド | 85 |
| ビオチン | 74, 83, 118, 222 | ピラジン化合物 | 180 | フラビンモノヌクレオチド | 81 |
| 光過敏症 | 103 | ピリドキサミン | 83 | フラボノイド | 72, 100, 162 |
| 光増感酸化 | 155, 159 | ピリドキサール | 83 | イソ—— | 97 |
| 非共有結合 | 163 | ——-5′-リン酸 | 83 | フラボノール | 100 |
| 非共有電子対 | 16 | ピリドキシン | 83 | フラボン | 100 |
| 非結晶部分 | 169 | ——-β-グルコシド | 83 | ブランチング | 174, 183 |
| 非酵素的褐変 | 180 | ピリミジン | 86 | プリン | 86, 87 |
| ヒスチジン | 25 | ピルビン酸デヒドロゲナーゼ | 82 | フルクトース | 44 |
| 比旋光度 | 43 | ピロ亜硫酸ナトリウム | 105 | D—— | 45 |
| ビタミン | 9, 76 | 疲労 | 207 | フルフラール | 182 |
| ——A | 76, 220 | 疲労順応効果 | 207 | プルラン | 52 |
| ——A$_1$ | 77 | ビンガム塑性流動 | 196 | プレアー | 198 |
| ——A$_2$ | 77 | 品目別自給率 | 7 | プレバイオティクス | 124 |
| ——A 効力 | 221 | ファゼオルナチン | 106 | プロスキー変法 | 222 |

235

# 索引

| | | | | | | | |
|---|---|---|---|---|---|---|---|
| プロスタグランジン | 60, 161 | 1,4-ペンタジエン構造 | 58, 156 | 水 | 15 |
| プロテアーゼインヒビター | 38 | 変調効果 | 205 | ミセルコロイド | 192 |
| プロバイオティクス | 124 | 2-ペンチルフラン | 158 | ミネラル | 1, 9, 69 |
| プロパン酸 | 98 | ペントース | 40, 45 | 味蕾 | 203 |
| プロピオン酸 | 98 | 変敗臭 | 158 | ミラクリン | 97 |
| プロビタミンA | 76, 99 | 包接化合物 | 48, 177 | ミロシナーゼ | 96 |
| ──作用 | 221 | 飽和脂肪酸 | 58, 222 | ミロン反応 | 28 |
| プロビタミンD | 79 | 補欠分子族 | 36 | 無機酸 | 94 |
| プロビタミン$D_2$ | 79 | 保健機能食品 | 13, 143 | 無機質 | 1, 69, 118, 220 |
| プロビタミン$D_3$ | 79 | ──制度 | 143 | ──含量 | 70 |
| プロリン | 26 | 補酵素 | 36 | ムコ多糖 | 56 |
| L-── | 92 | 保護コロイド | 193 | ムスカリン | 107 |
| 分解 | 163 | 保水剤（保湿剤） | 22 | ムチン | 201 |
| 分散コロイド | 193 | 補足効果 | 113 | 六つの基礎食品群 | 12 |
| 分散分析 | 209 | 保存方法 | 132 | 無乳糖食品 | 142 |
| 分子コロイド | 192 | 没食子酸プロピル | 162 | メイラード反応 | 180 |
| 分析型官能評価 | 207 | ボツリヌス毒素 | 107 | メチオニン | 26 |
| 分別生産流通管理 | 140 | ホプキンス-コール反応 | 28 | メチルアゾキシメタノール | 106 |
| 平行型構造 | 31 | ホモゲンチジン酸 | 97 | メチルコバラミン | 84 |
| ヘキサナール | 161 | ホモ多糖 | 48 | メチルセルロース | 52 |
| ヘキセナール | 161 | ポリエン酸 | 58 | メトキシペクチン | 53 |
| 2-── | 97 | ポリグルタミン酸 | 126 | 高── | 53 |
| $n$-── | 97 | ポリデキストロース | 125 | 低── | 53 |
| 3-シス-── | 158 | ポリフェノール | 178, 179 | メトミオグロビン | 103 |
| 3-ヘキセノール | 97 | ──オキシダーゼ | 71, 102, 178 | メトミオクロモーゲン | 103 |
| ヘキソース | 40, 44 | ポリペプチド | 30 | メナキノン | 80, 221 |
| ペクチニン酸 | 53 | ポリリン酸塩 | 74 | メナジオン | 80 |
| ペクチン | 52, 171 | ポルフィリン | 72, 102 | メラノイジン | 180, 181 |
| ──酸 | 53 | ホルモン | 35 | 免疫反応 | 108 |
| ペクテノトキシン | 107 | ポレンスケ価 | 64 | メントール | 98 |
| ヘスペリジン | 101 | ホロ酵素 | 36 | 木糖 | 45 |
| ベタイン | 95 | **ま** | | 戻り | 159 |
| $\beta$型 | 42 | | | ──臭 | 158 |
| $\beta$プリーツシート構造 | 31 | マグネシウム | 74, 102, 220 | モネリン | 92 |
| ヘニング | 203 | マスキング効果 | 205 | モノグリセリド | 61 |
| ペプチド | 29, 95 | マックスウェル模型 | 197 | モリブデン | 70, 120 |
| アンギオテンシンI変換酵素阻害── | 29 | マツタケオール | 98 | **や** | |
| オリゴ── | 30 | 麻痺性貝毒 | 107 | 焼きミョウバン | 72 |
| カゼインホスホ── | 29, 126 | マビンリン | 92 | 夜盲症 | 78 |
| ──結合 | 29 | マルターゼ | 169 | ヤング率 | 195 |
| ポリ── | 30 | マルチトール | 127 | 有機酸 | 94 |
| イソ──結合 | 167 | マルトース | 47 | 有害物質 | 105 |
| ヘマチン化合物 | 160 | まろみ | 203 | 有色野菜 | 221 |
| ヘミアセタール結合 | 42 | マロンアルデヒド | 64 | 誘導期 | 159 |
| ヘム化合物 | 160 | マンガン | 75 | 誘導脂質 | 57 |
| ヘム色素 | 99, 103 | マンヌロン酸 | 44, 54 | 誘導糖 | 39, 44 |
| ヘムタンパク質 | 119 | D-マンノース | 45 | 遊離水 | 18 |
| ヘム鉄 | 74, 119, 126 | ミオ-イノシトール | 44 | 油脂 | 57 |
| ヘモグロビン | 74, 103 | ミオグロビン | 74, 103 | ──の酸化 | 155 |
| ペルオキシラジカル | 157 | オキシ── | 103 | 油中水滴型(O/W)型 | 193 |
| ベロ毒素 | 107 | 還元型── | 103 | 葉酸 | 83, 222 |
| 変形 | 194 | ニトロソ── | 104, 168 | ヨウ素 | 73, 120 |
| 偏光 | 43 | メト── | 103 | ──価 | 63 |
| 変質・変敗 | 183 | ミカエリス定数 | 37 | ──反応 | 51 |
| 変性 | 163 | 味覚 | 203, 204 | 溶質 | 17 |
| 変性タンパク質 | 163, 164 | ──修飾物質 | 97 | 溶媒 | 17 |
| 変旋光 | 43 | ──変革物質 | 97 | 溶媒沈殿法 | 34 |
| | | ──抑制物質 | 97 | | |

# 索引

| | | | | |
|---|---|---|---|---|
| 四次構造 | 32 | リノレン酸 | 116 | ルテイン 99 |
| 四つの食品群 | 11 | α― | 60 | ルミフラビン 174 |
| 四炭糖 | 40 | γ― | 60 | 冷蔵 22 |
| 四糖類 | 48 | リパーゼ | 187 | レオペクシー 197 |
| 四要素模型 | 198 | D-リビトール | 46 | レオロジー 194 |
| | | リボ核酸 | 85 | レクチン 105 |
| **ら・わ** | | リボキシゲナーゼ | 161 | レジスタントスターチ 169 |
| ライヘルト・マイスル価 | 64 | リボース | 45, 86 | レシチン 67 |
| 酪酸 | 98 | リボフラビン | 82, 174, 221 | レーゼゴットリーブ法 219 |
| ラクターゼ | 186 | リモニン | 94 | レダクトン 180 |
| ラクチュロース | 125 | リモネン | 97 | レチナール 76 |
| ラクトース →乳糖も参照 | 47, 114, 186 | 硫化鉛反応 | 28 | レチノイド 76 |
| | | 流動 | 194 | レチノイン酸 76 |
| ――不耐症 | 115 | 利用可能炭水化物 | 219 | レチノール 76, 220, 221 |
| ラクトトリペプチド | 127 | 両親媒性 | 176 | ――活性当量 78, 221 |
| ラジカル | 155 | 両性電解質 | 27 | デヒドロ―― 78 |
| ――連鎖反応 | 157 | 緑黄色野菜 | 12, 221 | レトルトパウチ食品 9 |
| ラセミ化 | 167 | 緑茶フッ素 | 127 | レンチオニン 98 |
| ラフィノース | 48, 125 | 履歴現象 | 20 | レンネット 185 |
| L-ラムノース | 44 | リン | 74, 220 | ロイコアントシアニジン 102 |
| 卵黄リポタンパク質 | 176 | リン酸 | 119 | ロイコトリエン 60, 161 |
| ランダム化 | 66 | 高エネルギー――化合物 | 87 | ロイシン 25 |
| ランダムコイル構造 | 31 | ポリ――塩 | 74 | ろう 69 |
| リコペン | 99 | リン酸一水素カルシウム | 127 | 老化 171 |
| リシノアラニン | 167 | リン酸化オリゴカルシウム | 127 | ローカストビーンガム 56 |
| 離漿 | 194 | 林産食品 | 10 | 六炭糖 40 |
| リシン | 25, 105 | リン脂質 | 67, 68 | ローリー反応 33 |
| 離水 | 194 | リン脂質結合大豆ペプチド | 128 | わかめペプチド 127 |
| リノール酸 | 60, 116 | ルチン | 101 | |

## 章末練習問題・解答

**2章**

| 1 | 2 | 3 | 4 | 5 | 6 | 7 | 8 | 9 | 10 | 11 | 12 | 13 | 14 | 15 | 16 | 17 | 18 | 19 | 20 | 21 | 22 | 23 | 24 | 25 | 26 | 27 | 28 | 29 |
|---|---|---|---|---|---|---|---|---|---|---|---|---|---|---|---|---|---|---|---|---|---|---|---|---|---|---|---|---|
| ○ | × | × | ○ | ○ | ○ | × | ○ | ○ | ○ | ○ | ○ | × | ○ | × | ○ | ○ | ○ | ○ | ○ | × | ○ | ○ | × | × | × | × | × | × |

| 30 | 31 | 32 | 33 | 34 | 35 | 36 | 37 | 38 | 39 | 40 | 41 | 42 | 43 | 44 | 45 | 46 | 47 | 48 | 49 | 50 | 51 | 52 | 53 | 54 |
|---|---|---|---|---|---|---|---|---|---|---|---|---|---|---|---|---|---|---|---|---|---|---|---|---|
| ○ | ○ | ○ | × | × | × | ○ | × | ○ | ○ | ○ | ○ | × | ○ | × | ○ | × | ○ | ○ | ○ | ○ | ○ | ○ | ○ | ○ |

**3章**

| 1 | 2 | 3 | 4 | 5 | 6 | 7 | 8 | 9 | 10 | 11 | 12 | 13 | 14 | 15 | 16 | 17 | 18 | 19 | 20 | 21 | 22 | 23 | 24 | 25 | 26 | 27 | 28 | 29 |
|---|---|---|---|---|---|---|---|---|---|---|---|---|---|---|---|---|---|---|---|---|---|---|---|---|---|---|---|---|
| ○ | ○ | ○ | ○ | ○ | ○ | ○ | ○ | ○ | ○ | ○ | ○ | ○ | ○ | ○ | ○ | ○ | ○ | ○ | ○ | ○ | ○ | ○ | ○ | ○ | ○ | ○ | ○ | ○ |

**4章**

| 1 | 2 | 3 | 4 | 5 | 6 | 7 | 8 | 9 | 10 | 11 | 12 | 13 | 14 | 15 | 16 | 17 | 18 | 19 | 20 | 21 | 22 | 23 |
|---|---|---|---|---|---|---|---|---|---|---|---|---|---|---|---|---|---|---|---|---|---|---|
| × | ○ | × | × | ○ | ○ | ○ | × | ○ | ○ | ○ | ○ | ○ | ○ | ○ | ○ | ○ | ○ | ○ | ○ | ○ | × | × |

**5章**

| 1 | 2 | 3 | 4 | 5 | 6 | 7 | 8 | 9 | 10 | 11 | 12 | 13 | 14 | 15 | 16 | 17 | 18 | 19 | 20 | 21 | 22 | 23 | 24 | 25 | 26 | 27 | 28 | 29 |
|---|---|---|---|---|---|---|---|---|---|---|---|---|---|---|---|---|---|---|---|---|---|---|---|---|---|---|---|---|
| × | ○ | ○ | ○ | ○ | ○ | ○ | ○ | ○ | ○ | × | ○ | ○ | ○ | ○ | ○ | ○ | ○ | ○ | ○ | ○ | ○ | ○ | ○ | ○ | ○ | ○ | × | ○ |

**6章**

| 1 | 2 | 3 | 4 | 5 | 6 | 7 | 8 | 9 | 10 | 11 | 12 | 13 | 14 | 15 | 16 | 17 | 18 | 19 | 20 | 21 | 22 | 23 | 24 | 25 | 26 | 27 | 28 |
|---|---|---|---|---|---|---|---|---|---|---|---|---|---|---|---|---|---|---|---|---|---|---|---|---|---|---|---|
| × | ○ | ○ | ○ | ○ | ○ | ○ | ○ | ○ | ○ | ○ | ○ | ○ | ○ | ○ | ○ | ○ | ○ | ○ | × | ○ | ○ | ○ | ○ | ○ | × | ○ | ○ |

**7章**

| 1 | 2 | 3 | 4 | 5 | 6 | 7 | 8 | 9 | 10 | 11 | 12 | 13 | 14 | 15 | 16 | 17 | 18 |
|---|---|---|---|---|---|---|---|---|---|---|---|---|---|---|---|---|---|
| × | ○ | ○ | ○ | × | ○ | ○ | ○ | × | ○ | ○ | ○ | ○ | ○ | ○ | ○ | ○ | ○ |

**8章**

| 1 | 2 | 3 | 4 | 5 | 6 | 7 | 8 | 9 | 10 | 11 | 12 | 13 | 14 | 15 | 16 | 17 | 18 | 19 |
|---|---|---|---|---|---|---|---|---|---|---|---|---|---|---|---|---|---|---|
| ○ | ○ | ○ | × | × | × | ○ | ○ | ○ | ○ | ○ | ○ | ○ | ○ | ○ | ○ | ○ | ○ | ○ |

**9章**

| 1 | 2 | 3 | 4 | 5 | 6 | 7 | 8 | 9 | 10 | 11 |
|---|---|---|---|---|---|---|---|---|---|---|
| × | × | × | × | × | ○ | ○ | × | ○ | × | ○ |

●執筆者紹介●

**森田　潤司**
1947年　大分県生まれ
1975年　京都大学大学院農学研究科修了
現　在　同志社女子大学名誉教授
農学博士

**吉田　宗弘**
1953年　京都府生まれ
1981年　京都大学大学院農学研究科修了
現　在　関西大学化学生命工学部教授
農学博士，医学博士

**池田　清和**
1947年　京都府生まれ
1972年　京都大学大学院農学研究科修了
現　在　神戸学院大学名誉教授
農学博士

**土井　裕司**
1950年　兵庫県生まれ
1976年　京都大学大学院農学研究科修了
現　在　武庫川女子大学名誉教授
農学博士

**成田　宏史**
1952年　愛知県生まれ
1980年　京都大学大学院農学研究科修了
現　在　京都栄養医療専門学校管理栄養士科教授
農学博士

**小関　泰平**
1960年　大阪府生まれ
1989年　京都大学大学院農学研究科修了
現　在　武庫川女子大学生活環境学部教授
農学博士

**衣笠　治子**
1957年　岡山県生まれ
1979年　神戸女学院大学家政学部卒業
現　在　園田学園女子大学人間健康学部教授

**山本　寿**
1960年　山口県生まれ
1988年　広島大学大学院理学研究科修了
現　在　同志社女子大学生活科学部教授
理学博士

(執筆順)

新 食品・栄養科学シリーズ

食べ物と健康1　**食品学総論**(第3版)

| | | |
|---|---|---|
| 第1版　第1刷　2003年3月20日 | 編　者 | 森田　潤司 |
| 第2版　第1刷　2012年3月31日 | | 成田　宏史 |
| 第3版　第1刷　2016年4月15日 | 発行者 | 曽根　良介 |
| 　　　　第8刷　2021年9月30日 | | |

検印廃止

JCOPY〈出版者著作権管理機構委託出版物〉
本書の無断複写は著作権法上での例外を除き禁じられています．複写される場合は，そのつど事前に，出版者著作権管理機構（電話 03-5244-5088，FAX 03-5244-5089，e-mail: info@jcopy.or.jp）の許諾を得てください．

本書のコピー，スキャン，デジタル化などの無断複製は著作権法上での例外を除き禁じられています．本書を代行業者などの第三者に依頼してスキャンやデジタル化することは，たとえ個人や家庭内の利用でも著作権法違反です．

発　行　所　(株)化学同人
〒600-8074　京都市下京区仏光寺通り柳馬場西入ル
編集部　Tel 075-352-3711　Fax 075-352-0371
営業部　Tel 075-352-3373　Fax 075-351-8301
振替　01010-7-5702
e-mail webmaster @ kagakudojin.co.jp
URL https://www.kagakudojin.co.jp
印刷・製本(株)太洋社

Printed in Japan © J. Morita *et al.*, 2016　無断転載・複製を禁ず　　ISBN978-4-7598-1640-2
乱丁・落丁本は送料小社負担にてお取りかえします．